Face aux virus, bactéries ...

Des mêmes auteurs

Les Combats de la vie. Mieux que guérir, prévenir, Pr Luc Montagnier, avec Dominique Vialard, Éditions JC Lattès, 2008.

Femmes, si vous saviez ! Des hormones de la puberté à la ménopause, François-Xavier de Guibert, 2009.

Guérir enfin du cancer. Oser dire quand et comment, Éditions du Rocher, 2010.

Le Cancer de la prostate. Enrayer l'épidémie et les récidives, avec Meng Huor Hay, Éditions du Rocher, 2011.

La Maladie bipolaire expliquée aux souffrants et aux proches, Dr Raphael Giachetti, avec Dominique Vialard, Éditions Odile Jacob, 2012.

Changez d'alimentation, Éditions du Rocher, 2013.

Comment enrayer l'« épidémie » des cancers du sein et des récidives ?, avec le Dr Bérengère Arnal, Éditions du Rocher, 2013.

La Pilule contraceptive, avec Dominique Vialard, Éditions du Rocher, 2013.

Le Thym et le chirurgien, avec Guillaume Bouguet, Éditions du Rocher, 2013.

Le Pasteur et le chirurgien. En quête du premier thérapeute, avec Henri Bauer, Desclée de Brouwer, 2014.

Les Abeilles et le chirurgien, avec Nicolas Bouguet, Éditions du Rocher, 2014.

Se soigner avec le chocolat, avec Jean-Claude Berton, Éditions du Rocher, 2015.

Tout savoir pour éviter Alzheimer et Parkinson, avec Dominique Vialard, Éditions du Rocher, 2015.

Vaccins, comment s'y retrouver ?, Éditions du Rocher, 2015.

Lutter contre le stress, un remède anti-cancer, Éditions du Rocher, 2016.

Manger mieux et meilleur de 0 à 100 ans, avec Jean Joyeux, Éditions du Rocher, 2017.

L'olivier pour votre santé, avec Franck Poirier, Éditions du Rocher, 2019.

Votre foie a besoin d'amour, avec Jean Joyeux, Éditions du Rocher, 2020.

Pr Henri Joyeux
Avec la collaboration de Dominique Vialard

Face aux virus, bactéries...

Boostez votre immunité

Illustrations de Christine Bouguet-Joyeux

éditions du
ROCHER

Éditions du Rocher
28, rue Comte Félix Gastaldi - BP 521 - 98015 Monaco

www.editionsdurocher.fr

ISBN : 978-2-268-10472-0
EAN Epub : 9782268105062

« L'immunité, c'est la science de la défense contre
le non-soi dans le respect de soi. »
Jean Dausset, prix Nobel de médecine 1980 pour sa découverte en 1958 du Complexe majeur d'histocompatibilité (CMH)

« La peur n'empêche pas de mourir, elle empêche de vivre. »
Naguib Mahfouz, écrivain égyptien (1911-2006), prix Nobel de littérature 1988

Pourquoi ce livre ?

Il y a quelques années, un député nous faisait fièrement part de son immunité. Cela lui permettait de ne pas être poursuivi pour ses trafics d'influence. Il aurait mieux fait de connaître ses défenses immunitaires et aurait évité d'être emporté par la maladie qu'il pensait faite pour les autres.

Notre système immunitaire, pour vivre un siècle en bonne santé

La Covid-19 nous a brutalement rappelé l'intérêt de notre système immunitaire, qu'elle s'acharne à attaquer comme l'a fait le sida (d'une autre façon nettement moins contaminante). En réalité, toute maladie, quelle qu'elle soit, traduit un déficit plus ou moins sérieux de nos défenses immunitaires.

Il est donc nécessaire de bien connaître ces défenses, cette capacité naturelle de notre corps à se défendre contre des substances étrangères et des agents infectieux, à « s'auto-réparer ». Ces défenses sont présentes tout au long de notre vie.

Biologiquement, il est maintenant admis que nous sommes aptes à vivre cent vingt ans, à la condition expresse de savoir protéger notre santé, et sa première ligne de défense biologique que constitue notre système immunitaire. C'est-à-dire à la condition expresse d'entretenir et de maintenir nos défenses naturelles non pas à la petite semaine, mais au jour le jour, et d'abord par notre alimentation, trois fois par jour. Notre système immunitaire s'amenuise au fil des années, c'est dans l'ordre des choses, mais c'est d'autant plus vrai si nous le connaissons mal et ne savons pas l'entretenir.

Si nous le gardons en bonne santé – et sauf anomalie –, notre système immunitaire demeure donc une merveilleuse machine de vie, de défense et de réparation. Une incroyable armada, très active, bien postée, rapide et en réserve quand il faut, capable de s'entraîner, toujours prête à contrer l'ennemi, à faire la « guerre » pour reprendre une expression présidentielle.

Une puissante source d'autoguérison au quotidien et, ce faisant, notre premier médecin !

De nos jours, hélas, ce système immunitaire, pour tout un tas de raisons que nous allons développer, est souvent très affaibli, d'où une vulnérabilité accrue face aux nouveaux microbes. À tel point que l'on peut parler de « faille immunitaire du troisième millénaire », faille dans laquelle n'importe quelle bactérie ou virus un tant soit peu agressif peut facilement s'introduire.

Cette pandémie de Covid révèle nos faiblesses et une société immuno-déprimée

Le SRAS-CoV-2, ou coronavirus 2 du Syndrome respiratoire aigu sévère (SRAS), a mis la planète entière à l'arrêt et asphyxié son poumon économique. Comment cela a-t-il été possible, si soudainement, en même temps et dans le monde entier ?

Comment, partie de l'infiniment petit, de l'invisible à nos yeux, une telle réaction en chaîne a-t-elle pu provoquer un désastre mondial ? Une question qui appelle un retour à l'humilité, à certaines valeurs oubliées, à la nature, humaine d'abord : la réalité de notre corps, de sa prodigieuse constitution et de son système de défense ou d'autoguérison sans lequel nous ne pourrions pas vivre.

Des professionnels de santé de toutes les spécialités participent au combat gigantesque mené contre cet infiniment petit viral, responsable de la maladie Covid-19.

Nous sommes inondés d'informations, souvent contradictoires, avec l'impression très désagréable qu'on ne nous a pas tout dit, avec le sentiment déplaisant que l'on exagère les chiffres, en mettant sur le dos du coronavirus des décès plus ou moins inévitables : 30 000 morts en France lors du pic du printemps 2020, alors que la majorité avaient plus de 80 ans, dont 60 % avaient déjà trois pathologies (diabète, hypertension, cancer, etc.), 25 % deux pathologies... soit 14 % à 15 % uniquement dus à la Covid, ou à une insuffisance respiratoire, ce qui est commun à cet âge. Et que dire des EHPAD où l'on a prescrit du Rivotril, médicament contre-indiqué en cas, justement, d'insuffisance respiratoire... Éthiquement, comme l'a dit publiquement un collègue réanimateur, *c'est une forme d'euthanasie*.

Retenons-le bien : ont été très majoritairement atteints les plus fragiles, ceux qui avaient des défenses immunitaires affaiblies liées à des pathologies ou à l'âge.

30 000 décès, alors que la grippe saisonnière tue en moyenne entre 10 et 15 000 personnes par an en France.

> « L'épidémie de grippe a débuté mi-décembre 2016 et a atteint son pic mi-janvier pour se terminer début février, soit une durée totale de 10 semaines. Due quasi exclusivement au virus grippal de type A (H3N2), elle a été d'intensité modérée en milieu ambulatoire mais a eu un impact important chez les personnes âgées... Cette épidémie a été marquée par un excès de mortalité estimé à 14 400 décès attribuables à la grippe, dont plus de 90 % chez les personnes de 75 ans et plus[1]. »
>
> Au total, près de 30 000 personnes décédées de la grippe pour 2017, les 14 400 en plus des 15 000 par an. Les autorités de santé et médias n'en ont pas parlé et ils n'ont pas arrêté la marche du pays pour autant !

Avec la Covid, première vague, deuxième et encore d'autres à venir, la peur s'est emparée des esprits, mais ces quelques rappels nous invitent à relativiser.

D'où vient ce coronavirus qui terrorise tant de personnes : de la nature, d'une chauve-souris, d'un pangolin, d'une manipulation, d'une arme biologique ? S'agit-il d'un secret d'État ? La vérité

1. Bulletin épidémiologique hebdomadaire, n° 22, 10 octobre 2017.

sortira. Il faut savoir, ne serait-ce que pour qu'une telle calamité, qui a officiellement tué près d'1,2 million de personnes en neuf mois dans le monde (dont 230 000 aux États-Unis, pays le plus touché en valeurs absolues), ne se renouvelle pas.

Un tel événement nous a permis de prendre conscience que nous sommes tous frères et sœurs en humanité, que nous devons prendre soin de notre environnement, de sa santé, de la nôtre, des uns des autres... Que nous devons être vigilants sur ce que l'on nous raconte, y compris officiellement.

Très vite, la question essentielle des traitements s'est posée, alors qu'on nous faisait rêver de prévention avec un vaccin imaginaire, puis des vaccins d'efficacité et de mode d'action différents. Il s'est agi d'abord de sauver des vies.

Quels traitements pour éviter la réanimation respiratoire ?

Un virus à tropisme respiratoire et cardiovasculaire

Sur le plan respiratoire, les coronavirus envahissent les cellules de la muqueuse des voies respiratoires qui tapissent l'intérieur de toutes les voies aériennes, au niveau du nez, de la trachée, des bronches et bronchioles jusqu'aux 600 millions d'alvéoles pulmonaires.

Le danger est donc la destruction rapide de la barrière alvéolo-capillaire qui atteint les alvéoles. Les pneumocytes ne se renouvellent plus de même que les capillaires sanguins destinés à capter l'oxygène et à libérer le CO_2. S'y associe une libération tempétueuse de molécules inflammatoires que nous vous expliquerons. Le système immunitaire est dépassé : cytokines et chimiokines sont responsables d'une fièvre et d'une inflammation généralisée.

Sur le plan cardiovasculaire, le coronavirus peut provoquer de graves complications allant de l'insuffisance cardiaque à la crise cardiaque en passant par la formation de caillots sanguins qui peuvent conduire à des accidents vasculaires cérébraux.

Évidemment, des médicaments antiviraux ont été prescrits chez des patients atteints, mais les spécialistes se demandent s'ils n'ont pas guéri seuls, d'autant plus que les études menées en Chine et aux USA sur l'efficacité de ces antiviraux, Remdesivir en tête, se contre disent et ne font donc pas consensus[2].

Les Chinois ont aussi rappelé les patients guéris pour utiliser les anticorps présents dans leur sang et les transfuser aux patients les plus atteints. Ils auraient observé des améliorations rapides.

L'Institut hospitalo-universitaire en maladies infectieuses de Marseille (IHU Méditerranée infection) : en première position mondiale

C'est le professeur Zhong Nanshan, l'un des plus brillants confrères chinois du Pr Didier Raoult, qui a évoqué l'efficacité de la chloroquine dans une conférence de presse dès le 17 février 2020.

Faisant confiance à des publications de collègues chinois et ayant lui-même une grande expérience des médicaments pour traiter le paludisme, Didier Raoult, universitaire de haut niveau scientifique et indépendant des groupes politiques ou pharmaceutiques, a enfin obtenu le feu vert de l'ANSM (Agence nationale de sécurité du médicament) pour tester l'efficacité de l'hydroxychloroquine ou Plaquenil® chez des patients atteints par la Covid-19. Très curieusement le feu vert est passé au rouge en octobre 2020, alors que ce traitement a sauvé beaucoup de vies humaines. Incompréhensible !

Le saviez-vous ? Six jours après le début de la prise de Plaquenil®, le virus disparaît chez 3/4 des personnes traitées.

2. Le 20 novembre 2020, l'OMS a finalement tranché en publiant une recommandation conditionnelle « contre l'administration de Remdesivir aux patients hospitalisés, quelle que soit la gravité de leurs symptômes, dans la mesure où rien ne prouve à ce jour que le Remdesivir améliore pour ces patients les chances de survie et les autres résultats sanitaires. »

Mon collègue Didier Raoult n'a pas craint d'expliquer le pourquoi de ses traitements et leurs fonctions au grand public avide, à très juste raison, de savoir et de comprendre.

Ce traitement, associé ou non à un antibiotique, doit être prescrit à tout patient qui présente des troubles respiratoires à leurs tout débuts, par des spécialistes, car les effets indésirables du Plaquenil® existent s'il est prescrit pour rien : troubles de la vision, nausées, vomissements ou diarrhée, démangeaisons, maux de tête, irrégularité cardiaque à prévenir par examen préalable avec un ECG.

Didier Raoult a su associer un antibiotique, l'Azythromycine, pour éviter la surinfection du mucus des voies respiratoires. Si ce dernier n'est pas expectoré, il peut s'infecter par des bactéries appartenant naturellement au microbiote respiratoire ou à l'environnement du patient.

Il faut bien reconnaître que ce ne sont ni l'OMS, ni en France le Haut Conseil de la santé publique (HCSP), ni l'Agence nationale de sécurité du médicament (ANSM), ni le directeur général de la Santé, ni un quelconque Conseil scientifique autour des autorités – tous trop éloignés du terrain réel des patients – qui ont donné pendant la pandémie les conseils thérapeutiques les plus efficaces.

Nous faisons totalement confiance au Pr Raoult pour fixer précisément les indications quand le diagnostic est certain, avant que n'apparaissent des troubles respiratoires inquiétants.

Se sont joints à lui d'autres éminents collègues : le Pr Christian Perronne, le prix Nobel Luc Montagnier, le Pr Jean-François Toussaint, le Dr Alexandra Caude, généticienne, le Dr Laurent Toubiana, de l'Inserm, fondateur et directeur de l'Institut de recherche pour la valorisation des données de santé, le Dr Louis Fouché, anesthésiste réanimateur au CHU de Marseille, le Dr Li Meng Yang, Hong-Kongaise réfugiée aux États-Unis, et de très nombreux médecins généralistes.

Liberté de prescrire et libre choix thérapeutique

Jamais la liberté de prescrire qui appartient au médecin n'aura été autant malmenée, jamais le libre choix thérapeutique du patient – liberté fondamentale essentielle aux droits de l'homme – n'aura été autant ignoré. Jamais la médecine n'aura été autant instrumentalisée par le pouvoir politique.

L'Institut d'infectiologie à Marseille, avec à sa tête le Pr Didier Raoult, a fait la une de tous les médias de la planète. Avec deux ou trois médicaments qui ne coûtent presque rien, il a évité beaucoup de morts. Il a dit, démontré, publié l'efficacité de son traitement.

Le président de la République a fait le déplacement à Marseille et tout le monde s'est dit : « C'est gagné ! »

Pourrions-nous enfin prescrire les médicaments proposés par Didier Raoult, mais aussi le Pr Christian Perronne, chef du service des maladies infectieuses de l'hôpital de Garches, et beaucoup de collègues à travers le monde ?

Nombre de médecins généralistes les réclamaient à cor et à cri. Malgré l'interdiction de l'hydroxychloroquine (Plaquenil®) par l'ex-ministre de la Santé Agnès Buzyn (qui l'a classée « substance vénéneuse », *sic.* !), interdiction prorogée (et durcie dans l'indication Covid) par son successeur Olivier Véran, les généralistes ont sauvé des vies avec un antibiotique, l'Azithromycine, les anticoagulants, le zinc en complément, en traitant le plus tôt possible, au moindre signe, sans attendre les tests et le moindre signe respiratoire.

Pourtant, l'hydroxychloroquine est prescrite utilement et sans danger à des millions de personnes depuis soixante-cinq ans ! Il s'agissait donc d'élargir l'indication à la Covid-19, en plus du paludisme et de certaines maladies auto-immunes. Beaucoup de pays en Afrique comme en Asie le prescrivent et ça marche : ils ont eu très peu de décès comparativement à ce qui s'est passé au plus fort de l'épidémie en Île-de-France et dans l'est de notre pays.

Soupçon de corruption planétaire

Jamais le mot « complotiste » n'aura été autant employé que durant cette pandémie, galvaudé devrait-on dire. Comme si toute interrogation légitime était désormais bannie, comme si penser devenait dangereux... Certes, des théories folles ont été diffusées sur les réseaux sociaux, mais les faits qui nous ont été donnés à voir à l'échelle planétaire posent aussi question. Citons seulement deux exemples : l'interdiction définitive en France de l'hydroxychlorquine dès le lendemain d'une étude faussée dans le *Lancet* en mai (étude vite retirée), et l'achat massif par l'Union européenne et donc l'État français de Remdesivir® en octobre (500 000 doses pour un milliard d'euros!), à rebours des conclusions des études scientifiques et moins d'un mois avant que l'OMS n'épingle ce médicament pour son inefficacité et pour d'éventuels effets indésirables graves, notamment sur les reins... Qui travaille pour Gilead avec l'argent des contribuables européens?

Le 13 novembre 2020, un éditorial du rédacteur en chef du très sérieux *British Medical Journal* (BMJ)[3], Kamaran Abbasi, a lancé un pavé dans la mare. Évidemment, aucun grand média ne s'en est fait l'écho. Le titre de cet article cinglant : « Covid-19 : politisation, corruption, et suppression de la science ».

Selon Kamran Abbasi (par ailleurs médecin et professeur au Department of Primary Care and Public Health de l'Imperial College de Londres), la pandémie aurait fait l'objet d'une malversation opportuniste au détriment de la santé publique, impliquant politiciens, industrie et experts, y compris des scientifiques, au sein d'une corruption à grande échelle.

Dans cet éditorial argumenté du *BMJ* (tout particulièrement pour ce qui s'est passé Outre-Manche et aux USA), le Dr Abbasi déplore une collusion entre politique et intérêts privés. On peut notamment y lire :

3. Voir : https://www.bmj.com/content/371/bmj.m4425

« Occulter une partie de la science ou la mettre en avant de façon parcellaire et orientée, ou encore bâillonner certains scientifiques, tout cela met la santé publique en danger, engendre des décès en exposant la population à des mesures risquées ou inefficaces, et la privant des mesures adéquates. »
« Le complexe médico-politique tend à la suppression de la science pour agrandir et enrichir ceux qui sont au pouvoir. Et, à mesure que les puissants deviennent plus performants, plus riches et plus enivrés de pouvoir, les vérités dérangeantes de la science sont supprimées. Lorsque la bonne science est supprimée, les gens meurent. »

Une veille permanente dès le début de la pandémie

Un cancérologue qui veut rester compétent dans ce très vaste domaine qu'est la cancérologie, qui peut atteindre tous les tissus et organes de notre corps, ne peut rester enfermé dans son secteur de chirurgien, radiothérapeute, chimiothérapeute ou immunothérapeute, biologiste ou chercheur.

Avec mon ami Dominique Vialard, journaliste scientifique connaissant bien les mécanismes de l'immunité et les moyens naturels de l'entretenir, nous avons travaillé en étroite collaboration, suivant la pandémie jour après jour. Établi en Asie du Sud-Est, poste d'observation avancé, proche de Wuhan d'où tout est parti, il a pu suivre de près d'autres façons de gérer l'épidémie, d'autres conceptions de la prévention, d'autres comportements, souvent plus pragmatiques (à Singapour, à Taïwan, en Corée du Sud et plus loin en Nouvelle-Zélande…), et ce bien avant que l'Occident, que je scrutais de mon côté, ne finisse par réagir tant bien que mal… et plutôt mal.

Vu d'ici ou vu d'Asie, notre constat est le même par rapport à la situation française dont les médias asiatiques ont – à juste titre – souligné la gravité. Compte tenu essentiellement d'un déni (d'abord le refus du masque, une hérésie en Asie) suivi d'une panique qui s'est traduite au printemps 2020 par un taux de létalité (rapport du nombre de décès par rapport au nombre de contaminés) record.

Garder une vision globale qui puisse être utile à tous demande un travail de mise à jour constant, une veille qui va bien au-delà d'un microcosme parisien cacophonique, stressant et anxiogène.

Le cancérologue que je suis avait déjà intégré les bases et bien plus encore les nouvelles disciplines que sont l'immunologie et la vaccinologie[4]. Empêché du fait de l'âge d'appartenir à la réserve sanitaire par le Conseil de l'ordre de mon département, j'ai cependant réussi à informer[5] et guider un très grand nombre de personnes.

> « Plus je lis sur le virus (coronavirus), sur les stratégies de lutte, sur le confinement et ses conséquences à terme, plus je trouve la controverse, et plus je suis dans l'incertitude. Alors il faut supporter toniquement l'incertitude. L'incertitude contient en elle le danger et aussi l'espoir[6]. »

Coronacircus médiatique, mascarade politique

Du « Le masque ne sert à rien » au « Le masque partout et pour tous », que n'a-t-on vu et entendu ?

Experts autoproclamés, conseil scientifique tout-puissant, politiques, journalistes… Dans ce contexte d'union sacrée d'incompétence et d'arrogance, « y a-t-il une erreur qu'ils n'ont pas commise ? », comme l'a pertinemment résumé mon collègue le Pr Perronne ?

4. *Vaccins, comment s'y retrouver ?*, Éditions du Rocher, 2015.

5. Cinq webinaires gratuits sur le sujet ont pu être visionnés par plusieurs dizaines de milliers de personnes et ont circulé sur les réseaux sociaux.
Sur mon site personnel (www.professeur-joyeux.com) et celui de l'association que j'anime (www.famillessanteprevention.org) vous pouvez lire les différentes lettres numérotées que j'ai publiées pendant tout le temps du confinement.

6. Edgar Morin (philosophe, scientifique, sociologue), tweet du 17 mars 2020.

Face à la pandémie qui nous a largement atteints, l'ANSM a maintenu le blocage, conseillée par les deux conseils scientifiques créés par le président de la République en plus de la HAS (Haute autorité de santé), du HCSP (Haut Conseil de santé publique), institutions toutes constituées de personnes fort titrées, mais qui le plus souvent ont quitté le chevet des malades depuis de nombreuses années.

Le 14 juillet 2020, ce fut le summum. Emmanuel Macron, interrogé par un journaliste, se prend pour un médecin. Au cas où il serait atteint par le CoV-2, il ne veut pas du traitement du Pr Raoult, « au nom du siècle des Lumières ». Il choisit donc lui-même son traitement ! Drôle d'exemple pour ses concitoyens.

Les grands responsables de notre santé, orientés ou désorientés par la présidence en France, ont refusé les traitements efficaces sous des prétextes fallacieux. Ils ont donné le feu vert à un médicament très cher appartenant à un laboratoire hyperpuissant financièrement, Gilead, fabricant de l'antiviral Remdesivir. En un temps record, le Remdesivir a obtenu officiellement une première Autorisation temporaire d'utilisation (ATU de cohorte octroyée le 2 juillet 2020).

On sait que cet antiviral ne réduit pas la mortalité (et provoque des effets indésirables sérieux dans 30 % des cas), mais réduirait simplement le temps d'hospitalisation de trois jours, ce qui a permis de calculer et faire accepter son prix pour une semaine de traitement. Tandis que le Rivotril, puissant psychotrope, était préconisé comme traitement dans les EHPAD, avec son effet indésirable principal qu'est l'insuffisance respiratoire !

Quant au Conseil de l'ordre des médecins, normalement indépendant de l'État, il a suivi – sans s'intéresser vraiment aux médecins sur le terrain – les ordres d'en haut, annonçant qu'il poursuivrait les médecins qui contreviendraient à ses consignes. Un gâchis inimaginable. Des incohérences, aux conséquences très graves : des morts nombreuses qui auraient pu, auraient dû, être évitées. En France, on parle de « Recherche interventionnelle impliquant une personne humaine (RIPH) sans consentement conforme ».

Le vaccin, voilà tout ce qui intéresse autorités et médias

Tout le monde a compris qu'on ne nous parle pas sérieusement des traitements pour mieux nous injecter le ou les vaccins en préparation phase I, ou II, ou déjà III : on a déjà testé des volontaires (surtout pour les vaccins russe et chinois), de préférence, évidemment, dans des pays émergeants ou en voie de développement : en Afrique du Sud, en Chine, au Brésil, au Maroc, en Russie, en Indonésie ou aux Philippines[7], autant de régions où le « consentement éclairé » des personnes-cobayes pose question...

Or, deux informations sont encore fraîches en nos mémoires :

- Il faut six à dix ans au moins pour obtenir un nouveau vaccin; dix ans pour remplacer le toxique adjuvant aluminium (qui n'a rien à faire dans une réaction biologique et a disparu des vaccins vétérinaires, mais pas humains) par du phosphate de calcium.
- Le CoV-2 est un virus à ARN comme celui du sida, le VIH. Contre ce dernier, quarante ans de recherches n'ont pas abouti au moindre vaccin efficace. On sait cependant comment éviter d'attraper ce virus qui n'est contagieux que dans des circonstances particulières. Ce qui n'est pas le cas du CoV-2.

7. Afrique du Sud : https://www.france24.com/fr/20200626-covid-19-un-vaccin-testé-en-afrique-du-sud-une-première-sur-le-continent
Chine : https://www.francetvinfo.fr/replay-radio/un-monde-d-avance/coronavirus-la-chine-teste-deja-ses-vaccins-a-grande-echelle_4092149.html
Brésil : https://www.sciencesetavenir.fr/sante/coronavirus-le-bresil-1er-pays-de-tests-en-phase-iii-d-un-vaccin-chinois_146168
Maroc : https://fr.le360.ma/politique/tests-du-vaccin-anti-covid-larmee-et-les-securitaires-mis-a-contribution-223634
Russie : https://www.capital.fr/economie-politique/la-russie-a-massivement-teste-son-vaccin-anti-coronavirus-a-moscou-1379994
Indonésie : https://www.lefigaro.fr/flash-eco/coronavirus-l-indonesie-commence-a-tester-un-vaccin-chinois-20200811
Philippines : https://asia.nikkei.com/Spotlight/Coronavirus/Philippines-starts-trials-of-Russian-Covid-19-vaccine-in-October

Tout à coup, en six, puis huit, puis douze… mois, on aurait un ou plusieurs vaccins contre la Covid-19 ? La concurrence est acharnée au niveau mondial tant la promesse de profits est juteuse[8].

Des vaccins coûte que coûte… et les politiques ont cru, *via* des conseils scientifiques très discutables – y compris sur leur domaine de prédilection –, que c'était la seule et unique solution. La panacée.

Sans rien savoir de leur efficacité et de leurs effets indésirables à court, moyen et long terme, notre président dit, pour nous rassurer, qu'il a commandé des centaines de millions de doses de vaccin. Il a même été proclamé sur les ondes que le vaccin (lequel ?) ne serait pas cher : il ne coûterait pas plus de 10 €. Nous voilà préparés !

On ne connaît que les noms des laboratoires en lice. Cela ne peut suffire à nous convaincre. Et le caractère « obligatoire » de la vaccination évoqué ici et là ne nous rassure pas, sans connaître leur composition exacte.

Une opportunité pour comprendre ce qu'est la santé

Voilà l'objet de ce premier ouvrage sur douze, dans la collection « Votre Corps vous parle, écoutez-le ! »

8. Jürg Barben et Thomas Cerny, « Un système de santé solidaire ou une industrie de la santé ? Quels sont les enseignements de la crise du coronavirus ? », *Horizons et débats*, édition française du journal *Zeit-Fragen* – 13 octobre 2020 n° 22 : « Depuis le début des années 80, le marché global de la pharmacie n'a cessé de croître pour atteindre un volume de plus de 1000 milliards de dollars US par an, dont la moitié aux États-Unis… pour les médicaments affichant des chiffres d'affaires annuels supérieurs à un milliard de dollars, les marges bénéficiaires supérieures à 20 % sont la norme… Le système de santé solidaire ne doit pas être abandonné comme c'est le cas actuellement au profit d'un marché de santé orienté vers la maximisation des profits où de grands groupes peuvent s'enrichir sans mesure sur le dos de personnes malades. »

Avec le coronavirus, vous avez tous entendu parler d'immunité, de défenses immunitaires affaiblies, de comorbidité[9], de cytokines et de tempête cytokinique, de test PCR positif ou négatif, de sérologie, d'anticorps, d'insuffisance respiratoire, cardiaque, rénale, d'embolies ou caillots dans les vaisseaux atteignant les poumons, le cœur, la peau, le cerveau, le sexe... Une avalanche d'informations médiatiquement répétées, pas entièrement comprises et digérées par les communicants eux-mêmes, y compris les médecins universitaires très spécialisés, qui se sont largement contredits.

Mais qui vous a expliqué que notre immunité naturelle, bien entretenue bien sûr, était notre meilleur rempart face à un agent étranger? Le meilleur et premier vaccin, en attendant celui qu'on nous promet.

Nous allons éclaircir toutes ces notions en restant au plus près de la science.

Nous serons tous un jour ou l'autre atteint par le coronavirus

Nous l'avons déjà été certainement par des petits cousins au style grippal du CoV-2. Mais pas d'angoisse inutile, la grande majorité d'entre nous saura se défendre ou – espérons-le – sera mise à l'abri par la médecine. Sachez déjà qu'avec un bon système immunitaire et une bonne santé, pas de quoi en faire une maladie, sauf rares exceptions!

Des milliards de milliards de microbes autour de nous, en nous, et pour notre bien

Nous, êtres humains, abritons et travaillons en étroite collaboration avec des milliards d'organismes vivants autour de nous et en nous, plus nombreux que nos propres cellules.

9. Hypertension artérielle, surpoids/obésité, diabète, maladies auto-immunes, traitements des cancers dans les suites de la chirurgie et des chimio, immunothérapies et radiothérapie...

On parle de microbes : des virus, des bactéries, des champignons, des parasites. Ils vivent, se nourrissent, se reproduisent aussi dans notre propre corps tant pour notre santé que pour la perturber quand ils sont en excès. Ils peuvent varier selon les saisons, les territoires où nous habitons, la ville, la campagne, la montagne, les bords de mer.

Ensemble, en notre corps, ils constituent le microbiome qui se décline en plusieurs microbiotes, par ordre d'importance : digestif, respiratoire, hépatique, cutané, génital, cérébral…

Mais comment cela est-il possible? Comment pouvons-nous vivre en symbiose avec tous ces vivants microbiens sans qu'ils nous fassent du mal ?

Ils vivent en colonies, en bonne entente les uns avec les autres et ne nous veulent, au fond, que du bien, sauf quand tel ou tel domine les autres. Un équilibre subtil s'avère nécessaire. Nous vivons donc ensemble en bonne intelligence, en symbiose et en commensalisme, car si notre alimentation nous nourrit, elle alimente aussi ces organismes invisibles qui eux-mêmes sont utiles à notre santé.

Pas de doute, les antibiotiques contre les bactéries ont sauvé beaucoup de vies, contre des excès de staphylocoques, streptocoques, pneumocoques, méningocoques… Tout comme les antifungiques contre des champignons comme le *candida albicans*.

Les antiviraux sont moins efficaces, bien qu'avec le virus du sida vous pouvez désormais vivre aussi longtemps que si vous ne l'aviez pas, mais avec des traitements lourds et coûteux, et en outre en stimulant naturellement vos défenses immunitaires.

Notre immunité… des défenses fonctionnelles pour la vie

Notre système immunitaire est bien plus vaste et polymorphe que vous ne pouvez l'imaginer. Il se déploie à travers des milliers de milliards de cellules circulantes et d'organismes vivants que notre corps abrite, des microbes réunis en colonies dans un microbiote.

Une organisation que nous allons voir et détailler, à la fois géniale et extrêmement efficace au jour le jour. Que ce soit pour bloquer l'assaillant dès son arrivée, ou pour lutter quand celui-ci est déjà installé, afin de rétablir notre santé.

Connaître et comprendre nos défenses immunitaires innées, qui se construisent dans notre vie *in utero* et notre petite enfance, est le premier pas de la connaissance.

Connaître et comprendre nos défenses actives capables de s'adapter (aptes à mémoriser les agresseurs pour les neutraliser), permet de savoir les entretenir et de leur donner un coup de pouce quand il le faut.

Nous verrons que l'on distingue artificiellement l'immunité humorale de l'immunité cellulaire, l'immunité innée de l'immunité adaptative ; en réalité, toutes travaillent en permanence ensemble.

Tout est fait dans notre corps pour être en bonne santé !

Évidemment les débordements sont possibles, car nous sommes des êtres fragiles à tous les niveaux de ce qui nous constitue. Reste que notre corps est extrêmement bien organisé pour se défendre face aux excès éventuels de ces invisibles vivants intracellulaires – les virus –, ou aux assaillants extérieurs toxiques pour tel ou tel organe.

L'immunité fait l'objet de recherches intenses, devient une spécialité à part entière et appartient même aux traitements les plus complexes, les plus coûteux, sans qu'ils soient pour le moment les plus efficaces. C'est le cas de l'immunothérapie en cancérologie, encore balbutiante, ou dans les maladies auto-immunes. Nous n'en sommes qu'au début d'une nouvelle ère, porteuse de grands espoirs.

Ces micro-organismes seraient invisibles, car ils se cacheraient, se camoufleraient... En réalité, ils sont invisibles car extrêmement nombreux : ils doivent être très petits pour garder leur place et leurs fonctions dans des endroits qui ne sont pas très vastes.

Chaque jour, selon les spécialistes, plus de 800 millions de virus sont soulevés sur chaque m^2 de la surface de la Terre et s'élèvent jusqu'à 3 km au-dessus de nos têtes pour retomber dans des poussières ou des gouttes de pluie. Dans certaines régions, exposées aux brumes de la mer et aux sables venant du Sahara, on trouve sur les sols près de cinq cents fois plus de virus que de bactéries.

L'immense réservoir marin contient douze fois plus d'espèces de virus que ce que l'on pensait encore hier, portant leur nombre à près de 200 000. Et les espèces virales océaniques participent à la reproduction des poissons, des planctons, des algues…

> « Le virus (coronavirus) nous rappelle à notre humanité et à notre condition d'êtres profondément sociaux, inséparables les uns des autres[10]. »

Il est donc important et temps que vous connaissiez bien vos défenses. Il est essentiel de bien saisir nos relations étroites avec ces milliards de milliards de microbes qui ne veulent *a priori* que notre bien si nous nous entendons bien avec eux.

Nous allons vous présenter tout cela dans cet ouvrage.

Ce que vous trouverez dans ce livre

Le premier chapitre de ce livre va vous permettre de comprendre quelles sont les quatre familles d'agresseurs auxquelles notre organisme doit faire face.

Le deuxième chapitre vous éclairera tout spécifiquement sur le coronavirus.

Le troisième chapitre présentera la magnifique organisation et le fonctionnement de nos défenses qui nous maintiennent en bonne santé.

Nous verrons que l'on peut distinguer l'immunité innée (de naissance), qui est complétée par l'immunité adaptative ou acquise qui s'adapte à tout notre environnement, qu'il soit positif ou négatif. Nous verrons les « routes de la soie » (le réseau sanguin et lymphatique) de notre immunité.

10. Edgar Morin, tweet du 13 juillet 2020.

Le quatrième chapitre développera les défenses immunitaires en action, l'importance de la science vaccinologique et de l'immunité de groupe.

Prévention vaccinale et prévention comportementale (prendre soin de ses défenses, voir chapitre 8) ne sont pas exclusives l'une de l'autre. Au contraire, ces deux voies peuvent se compléter. Du moins, si la première respecte des protocoles rigoureux et bannit définitivement les adjuvants et composants dangereux.

Le cinquième chapitre ciblera les cellules immunocompétentes et leur insuffisance à l'origine du développement des cancers.

Les premières, par leur compétence, sont capables d'en supporter d'autres venant d'autres organismes pour transfusion et/ou transplantation d'organes.

Les insuffisances par déficience immunitaire sont à la source des cancers. Il est certain que la chirurgie contre les cancers, que j'ai pratiquée pendant plus de quarante ans, reste de très loin, avec la radiothérapie de mieux en mieux ciblée, le traitement le plus efficace. Elles guérissent 50 % des patients sans chimio-immunothérapies associées.

À un stade avancé de la maladie, face à la faible efficacité des nombreuses chimiothérapies parfois encore abusives, cancérologues et chercheurs ont décidé enfin de prendre en considération en priorité l'hôte, la personne dans son intégralité, plus que la tumeur.

L'orientation actuelle vers la *médecine intégrative* que je soutiens activement est évidente, associant de manière complémentaire les traitements qui ont fait leur preuve, aux compléments les plus naturels destinés à soutenir les défenses immunologiques.

Le développement actuel et à venir de l'immunothérapie (encore associée à la chimiothérapie) en cancérologie est très prometteur. Il finira surtout par faire comprendre que la *Prévention immunologique comportementale*, parent très pauvre de la cancérologie, est l'approche qui a le plus de chance de nous aider à voir progressivement disparaître le fléau social du cancer… au siècle prochain.

Le sixième chapitre démontrera l'importance de ces organismes invisibles qui sont à la base de notre santé et se résument à un mot : le *microbiome*, et donc *les microbiotes* qui réunissent partout dans notre corps des milliards de microbes (leur nombre est dix fois supérieur à celui de toutes nos cellules). C'est la soldatesque alliée de nos défenses et son terrain d'entraînement.

Le septième chapitre traitera des maladies de l'immunité, qui nous envahissent aujourd'hui.

Nous essayerons de n'en oublier aucune, mais, surtout, nous démontrerons que si tous leurs traitements se ressemblent, leur prévention suit le même chemin : comprendre, stimuler et entretenir nos défenses immunitaires tout au long de nos jours.

Le huitième chapitre : nos défenses immunitaires au jour le jour deviennent notre premier vaccin naturel, sans lequel les vaccins ne « prennent » pas ou mal.

Le neuvième chapitre vous aidera à discerner et choisir parmi les vaccins contre le Cov-2.

La prévention comportementale pour tous est simple, ne coûte presque rien, demande simplement à être diffusée, non plus de bouche à oreille, mais de portable à portable.

Nonobstant, la prévention comportementale peut atteindre la planète entière, elle demande du bon sens et de la vraie générosité. Et peu d'argent !

Que retenir ? Vous allez faire connaissance avec vos magnifiques défenses immunitaires innées et acquises, et leurs extraordinaires capacités.

Vous saurez comment les stimuler, les maintenir tout au long de votre vie, au jour le jour. Rien de plus facile que de suivre les bonnes habitudes et rien de plus difficile que de quitter les mauvaises.

Ainsi, vous n'aurez peut-être pas besoin d'un vaccin, ou, si absolument nécessaire (un vaccin sûr à court et long terme), vous le supporterez très bien.

L'objectif est que votre organisme soit capable de sélectionner tous ces microbes qui nous veulent plus de bien que de mal.

Vous n'aurez plus peur !

Ne vous laissez pas contaminer par cette peur que l'on vous distille à longueur de journée et qui se propage plus vite que le virus (on devrait parler aussi de « pandémie de la peur » !). Le taux de mortalité du coronavirus CoV-2 n'est que de 0,3 à 0,5 %. On nous annonce plus d'1 million de morts dans le monde – chiffre sûrement gonflé pour les raisons déjà données –, plus de 50 000 en France, alors que dans le même temps les maladies cardiovasculaires tuent près de 18 millions de personnes chaque année dans le monde, le cancer près de 10 millions (comme la faim), la pollution de l'air 8 millions, les pneumonies 7 millions de personnes, essentiellement dans les pays les plus démunis. Et la grippe saisonnière en France voit disparaître près de 15 000 personnes par an en moyenne. Une fois de plus, relativisons...

La peur, avec l'anxiété, l'angoisse, les dépressions qu'elles génèrent, et leurs traitements souvent abusifs, sont le plus grand ennemi de votre système immunitaire. Votre santé mentale et physique en dépend. On peut mourir de la peur de mourir. Éteignez donc vos télévisions et vos radios, renforcez vos défenses immunitaires, en attendant que cette pandémie soit jugulée et le virus à son tour bâillonné !

Écoutons ce sage conte soufi du XIIe siècle :

> « Un chef de caravane en plein milieu du désert croisa sur sa route le nuage de la peste.
> – Où vas-tu comme ça, lui demanda le chef ?
> – À Bagdad ! J'ai mille vies à prendre, lui répondit la peste sans s'arrêter !
> Quelques semaines plus tard, le chef de la caravane croisa à nouveau le nuage de la peste.

– Dis donc, lui lança le chef caravanier, je reviens de Bagdad ! Ce n'est pas mille mais trente-deux mille personnes que tu as emportées !
– Moi je n'ai tué que mille personnes comme il me l'a été ordonné, rétorqua la peste ! Les autres sont mortes de peur ! »

Des économies énormes pour nos États… et des merveilles qui vous attendent pour votre santé et celles de vos familles.

Bonne lecture à vous tous !
Pr Henri Joyeux
Janvier 2021

Chapitre 1

Les quatre familles d'agresseurs

« La primauté de l'expérience sur le raisonnement...
La nature est le médecin des maladies. »

Hippocrate
(vers 460-vers 370 avant J.-C.)

« Par-dessus tout,
le médecin devra connaître les limites de son pouvoir ;
car celui-là seul qui sait distinguer le possible de l'impossible
est un médecin parfait. »

Hérophile de Chalcédoine
(330/320-265/250 avant J.-C.)

Des bactéries aux corona...

Tous ces microbes seront d'autant plus agressifs et toxiques que les défenses immunitaires sont perturbées, affaiblies, quelles qu'en soient les raisons.

Les bactéries : bacilles ou coques de la taille du micron (1/1 000 mm)

L'agent infectieux peut agir directement, tel le bacille de la coqueluche ou de la tuberculose, ou agir par ses toxines qui sont en général des molécules complexes : des glyco- ou des lipo-protéines. C'est le cas de la diphtérie, du tétanos…

Ces toxines peuvent être atténuées. On les nomme alors anatoxines car elles ne sont pas toxiques, mais jouent le rôle d'antigènes. Elles créent la formation d'anticorps et elles sont utilisées dans un cadre vaccinal.

Les bactéries (sphériques, en bâtonnets ou bacilles, en spirale…) se reproduisent toutes seules dans des milieux organiques (tissus vivants) ou dans des milieux de culture appropriés. La plupart des espèces bactériennes vivent en communautés organisées (rassemblées, elles forment un biofilm au sein d'un gel muqueux).

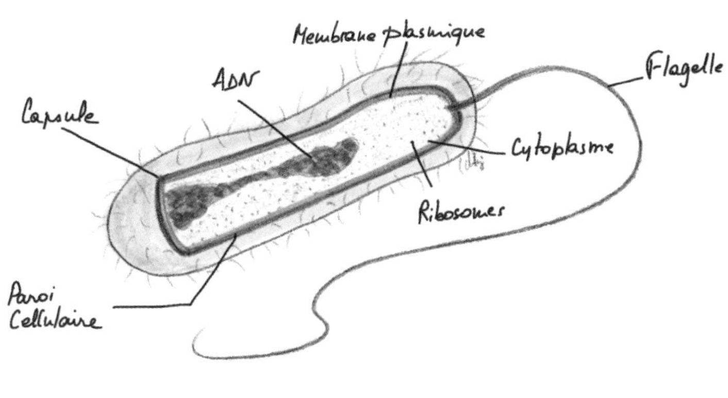

Les bactéries les plus grosses mesurent plus de 2 µm.

Le retour de la tuberculose

Le bacille de la tuberculose, découvert par Robert Koch[1] en 1882, possède près de 4 000 gènes. La vaccination BCG mise au point par Calmette et Guérin voit le jour en 1921, avant la découverte des antibiotiques, dont la streptomycine en 1944. Pour que cet antibiotique fonctionne, associé à deux autres antibiotiques spécifiques, il faut que le système immunitaire soit suffisamment fort.

On comprend que, lorsque le système immunitaire est au plus bas, comme avec le sida dû au virus de l'immuno-déficience humaine (VIH), les antibiotiques fonctionnent mal ou pas. Cela signifie que le bacille de Koch (BK) devient résistant aux antibiotiques. D'où la réapparition de la maladie. En l'an 2000, il y avait 10 millions de nouveaux cas et plus de 3 millions de morts de la tuberculose chaque année dans le monde.

Comme le disent épidémiologistes et infectiologues : l'épidémiologie et la gravité de la maladie sont aggravées par l'épidémie de sida. Le BK est en effet très contagieux, un malade pouvant infecter dix à vingt personnes.

Chez les sujets infectés par le virus du sida (VIH), l'infection par le BK mène très fréquemment à la tuberculose, qui est souvent généralisée et se traduit dans près de 50 % des cas par des localisations multiples, pulmonaires et extrapulmonaires.

Nous verrons donc que le vieillissement et les pathologies en tout genre (comorbidités) sont aussi des réducteurs d'immunité, démontrant en creux que le meilleur moyen de ne pas développer des maladies est d'avoir un bon système immunitaire.

Pour cela il y a nécessité à le connaître, le comprendre pour savoir le stimuler et le maintenir au top de ses fonctions. Et nous verrons que cela doit se faire jour après jour.

---

1. Robert Koch (1843-1910) a reçu le prix Nobel de médecine en 1905 pour ses travaux concernant la tuberculose.

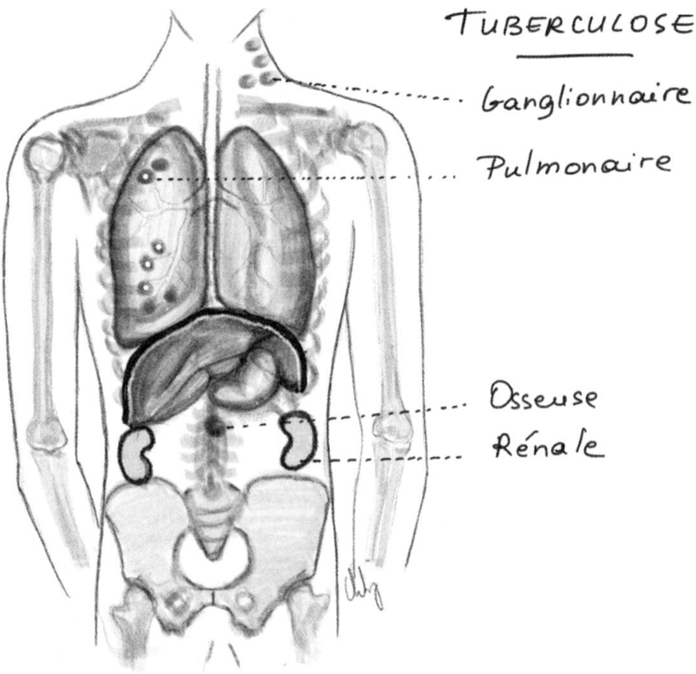

Le retour de la brucellose, ancienne fièvre de Malte ou fièvre méditerranéenne

Fin septembre 2020, on apprenait qu'en Chine (encore une fois!), à Lanzhou, la capitale de la province du Gansu, 3 245 personnes étaient atteintes de la brucellose après la fuite d'une bactérie d'un laboratoire préparant des vaccins pour animaux :

> « Un laboratoire public implanté dans la ville a utilisé en juillet-août 2019 un désinfectant périmé lors de la production de vaccins anti-brucellose destinés aux animaux, ont indiqué mardi les autorités. Conséquence : la stérilisation était incomplète et la bactérie était toujours présente dans les rejets de gaz de l'entreprise – l'usine biopharmaceutique de Lanzhou pour l'élevage d'animaux[2]. »

2. *La Voix du Nord*, 18 septembre 2020.

La brucellose est une infection par une bactérie du genre brucella[3] présente dans le lait cru de chèvres infectées. Chez l'humain consommateur de ce lait, ou de fromages insuffisamment vieillis, la brucellose se caractérise par une fièvre ondulante chronique et des douleurs articulaires. Il n'y a pas de contagion entre humains mais sachez que les bactéries du genre brucella sont inscrites sur la liste des agents potentiels de bioterrorisme (groupe B, agents de seconde priorité).

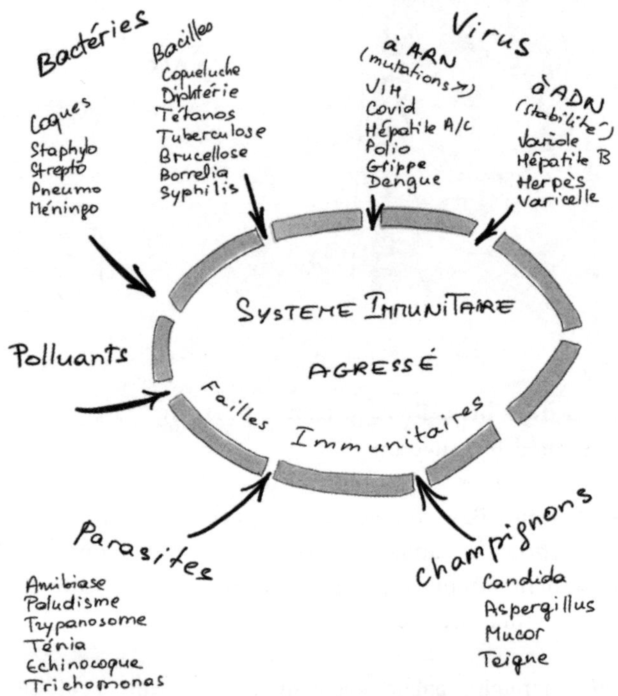

3. Son nom provient de ses découvreurs, Mary Élisabeth Bruce (1849-1931), microbiologiste, et David Bruce (1855-1931), médecin militaire, tous deux biologistes britanniques, qui ont identifié le germe. Ils ont aussi découvert le germe trypanosome responsable de la maladie du sommeil.

Les virus et leurs toxines, 1 000 fois plus petits que les bactéries

Les virus dans notre environnement et dans notre corps

Un virus ne peut pas vivre longtemps tout seul. Il a besoin pour se développer et se reproduire d'entrer dans une cellule où il trouvera le gîte et le couvert.

Les virus cherchent donc à pénétrer dans des cellules où ils libèrent des ARN et ADN spécifiques. Le virus « squatte » donc la cellule où il se reproduit. Il détourne la machinerie cellulaire à son profit. Il a donc besoin d'une cellule hôte pour se reproduire. Et la cellule elle-même a besoin d'un milieu « environnemental », en particulier nutritionnel, pour vivre. Le virus pénètre une cellule où il prolifère et infecte d'autres cellules.

Le saviez-vous ? L'eau de mer contiendrait 10^{30} particules virales par mm^3, soit un chiffre plus élevé que le nombre estimé d'étoiles dans l'univers visible (10^{24}). Chaque jour, elles tuent 40 % des bactéries des océans. Les virus régulent ainsi le vivant. Il existe des virus de plantes (*phytovirus*), des virus d'insectes, des virus de bactéries... Tous les êtres vivants peuvent être touchés par les virus... On a même récemment découvert des virus de virus !

Les virus sont donc des organismes ultramicroscopiques, très utiles dans la nature, en particulier dans les océans. Ce sont des micro-organismes contaminants faits d'une molécule d'acide nucléique entourée d'une coque protéique. Ils s'expriment dans des cellules vivantes. Ils ont donc besoin de pénétrer une cellule pour se répliquer et se multiplier.

Parmi près de 4 000 espèces de virus, une centaine seraient toxiques pour l'homme, chacun de ces virus ayant son tropisme propre, c'est-à-dire en quelque sorte ses attirances pour des cellules particulières.

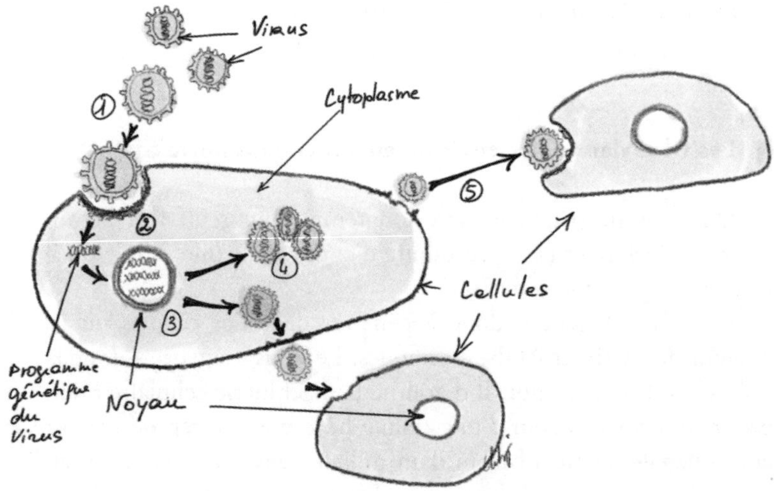

INFECTION DE CELLULES PAR UN VIRUS

1 : le virus se fixe sur le récepteur de la cellule
2 : le virus libère son programme génétique dans la cellule
3 : le programme génétique du virus se reproduit dans le noyau de la cellule
4 : le noyau cellulaire libère des particules virales
5 : les particules, en tuant la cellule, en infectent une nouvelle

Les virus du sida (VIH, Virus de l'immuno-déficencie humaine) destructeur des cellules du système immunitaire. Une particule unique de virus VIH est appelée « virion ».

Il possède une enveloppe protectrice faite de deux couches, et un corps viral nommé « nucléocapside », qui contient des informations génétiques : c'est son « génome », fait de deux molécules identiques d'ARN qui permettent au virus de se répliquer.

Trois enzymes sont nécessaires pour qu'il se réplique : la transcriptase inverse, l'intégrase et la protéase. Le VIH est un rétrovirus qui, grâce à la première enzyme, transcrit son ARN en ADN. C'est cet ADN qui s'incorpore grâce à l'intégrase dans l'ADN des cellules hôtes, immunes, que nous vous ferons connaître en détail : les lymphocytes T (voir p. 99).

L'entrée dans cette cellule se fait en trois étapes : *l'attachement* à la cellule hôte, *les fixations aux récepteurs de la cellule hôte* et *la fusion*, grâce à une perforation de la capsule de la cellule qui permet au génome d'entrer. Là, le virus se multiplie très vite par mutations.

Selon les spécialistes, une personne séropositive qui n'est pas traitée produirait jusqu'à 10 milliards de copies du VIH par jour.

Les différents médicaments antirétroviraux agissent sur les trois enzymes pour, finalement, bloquer la réplication virale. Le premier virus dit « sauvage » est celui qui a le plus fort potentiel pathogène, par rapport aux virus mutés; en effet, le virus du sida mute très facilement, d'où les immenses difficultés depuis bientôt quarante ans à trouver le vaccin vraiment efficace.

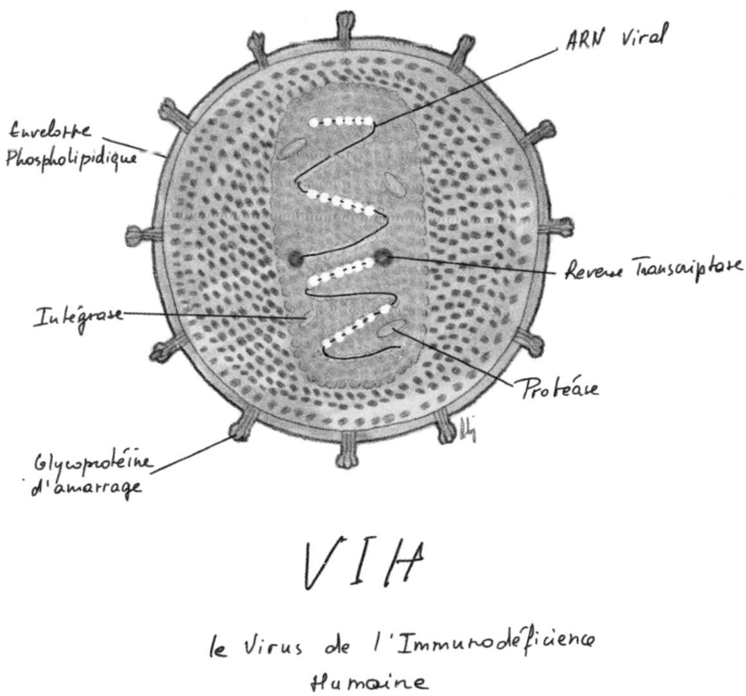

Les *papillomavirus* pour les cellules du col de l'utérus et de la zone ORL chez l'homme comme chez la femme.

L'*entérovirus* de la polio pour le système nerveux.

Le *morbillivirus* de la rougeole pour la peau, les poumons et le système nerveux central.

Le *rubivirus* de la rubéole pour le cerveau.

Le *paramyxovirus* des oreillons pour les glandes salivaires et hormonales (testicules et ovaires).

Les *myxovirus* de la grippe[4] pour les voies respiratoires hautes.

Le *coronavirus* CoV-2 pour toutes les voies respiratoires, le cœur et le système vasculaire.

Le saviez-vous ? Parmi les 3 600 espèces virales qui nous entourent et directement connues en ce début de troisième millénaire, seulement 129 sont pathogènes donc dangereuses pour l'humain. Toutes les autres nous protègent.

Quand ils sont pathogènes, les virus favorisent les infections dites « opportunistes ». C'est ce qui se passe pour le virus du sida, lorsque les défenses immunitaires sont au plus bas : ce virus a pour caractéristique d'entrer dans les cellules du système immunitaire pour s'y reproduire, de détruire la cellule qu'il a envahie, et de pénétrer dans d'autres cellules immunes pour les détruire à leur tour.

Une distinction entre les virus à ARN et les virus à ADN

La différence entre ces deux types de virus est liée à leur capacité de mutation très élevée pour les virus à ARN, contrairement aux

4. Le 27 octobre 2020, RFI annonçait : « Les décès suspects de 59 personnes en Corée du Sud quelques jours après avoir été vaccinées contre la grippe inquiètent. Le gouvernement affirme qu'il n'existe, à l'heure actuelle, aucun lien établi entre le vaccin et les décès mais cela augmente tout de même la méfiance de la population. Pourtant, les autorités sud-coréennes souhaitaient immuniser une grande partie de la population. La campagne de vaccin contre la grippe devait être gratuite et massive cette année en Corée du Sud. Dix-neuf millions de personnes immunisées, un objectif ambitieux, mais qui pourrait être remis en cause par ces décès suspects. »

virus à ADN, beaucoup plus stables, donc *a priori* plus faciles à neutraliser par un vaccin.

Le cycle viral n'est pas très long : quatre à huit heures pour le poliovirus, plus de quarante heures pour les herpesvirus.

Les nouveaux virus sortent de la cellule par éclatement ou par bourgeonnement. Une seule cellule peut produire 100 à 1 000 virus. Les virus fabriquent des toxines, qui sont de superantigènes viraux que le système immunitaire devra combattre et neutraliser tant bien que mal grâce à la formation des anticorps.

Les virus à ARN : les ribovirus, et parmi eux le CoV-2 responsable de la Covid-19

Ces virus ont dans leur génome de l'ARN (Acide RiboNucléique), polymère formé de nucléotides dont le sucre est le ribose. Il transporte le code génétique à partir de l'ADN.

Les virus de la grippe (encore appelé *influenza virus* ou *myxovirus influenzae*), de l'hépatite C, de la poliomyélite, de la rougeole, de la fièvre du Nil, le VIH du sida (considéré comme un rétrovirus), et les coronavirus sont des virus à ARN. Dans le virus de la grippe, le génome contient huit fragments d'ARN différents.

Parmi les coronavirus, trois d'entre eux sont les plus dangereux. Ils sont ceux responsables de maladies spécifiques, surtout à tropisme respiratoire chez l'humain :

- **Le SRAS[5]-CoV-1**, qui a tué 10 % des contaminés en Chine et au Canada en 2003.
- **Le MERS[6]-CoV** au Moyen-Orient, qui a tué 37 % des contaminés en 2012.
- **La Covid-19 ou SRAS-CoV-2** dans le monde entier, qui en 2019-2020 a bloqué la planète entière avec un taux de mortalité maximum de 2 %.

5. SRAS = Syndrome respiratoire aigu sévère.
6. *Middle East Respiratory Syndrome* : syndrome respiratoire du Moyen-Orient.

En janvier 2020, le génome entier de ce nouveau coronavirus[7] a pu être établi. C'est une molécule d'ARN de 30 000 bases contenant une quinzaine de gènes. L'ARN du virion de CoV-2 contient entre sept à dix gènes fonctionnels, dont quatre ou cinq codent pour les protéines structurales principales :

- La protéine (glycoprotéine) S, ou Spike, forme une couronne autour du virus, d'où le terme de coronavirus, indispensable à l'entrée du virus dans les cellules hôtes.
- La protéine M membranaire.
- La protéine E d'enveloppe du virus.
- La protéine N de nucléocapside.

Le cycle viral du CoV-2 vers les cellules respiratoires et nerveuses

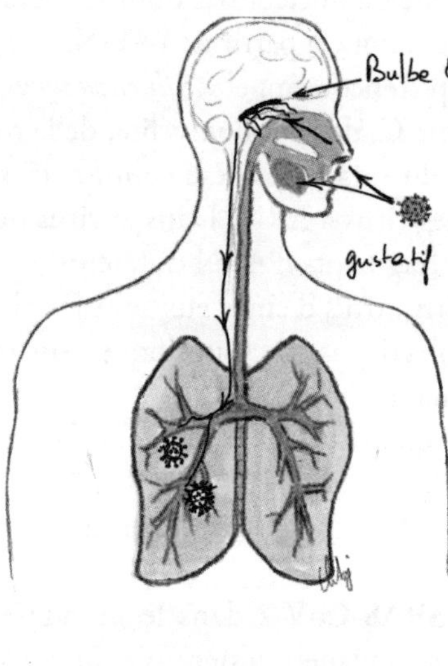

Contamination au Cov2
De la zone ORL au Poumon

7. Notre génome est une double hélice d'ADN d'environ 3 milliards de bases et il contient près de 30 000 gènes.

Le SRAS-CoV cible les cellules respiratoires possédant des cils, les pneumocytes, surtout de type II, en se fixant notamment sur une enzyme très particulière dite « de conversion de l'angiotensine[8] 2 (ACE2) » présente à la surface de ces cellules.

Les virus produits sont ensuite libérés de la cellule hôte *via* des vésicules sécrétoires.

La neuro-invasion par le virus se fait à partir des voies respiratoires hautes, vers les systèmes gustatif des papilles de la langue (que nous refaisons tous les dix jours) et olfactif (que nous refaisons normalement tous les trois mois). Le virus peut donc être responsable temporairement d'*anosmie* (perte de l'odorat) et d'*agueusie* (perte du goût).

Les trois coronavirus vus plus haut ont un génome de plus grande longueur et sont très pathogènes. Il existe quatre autres souches bénignes de coronavirus, très répandues chez les mammifères et les oiseaux, responsables de syndrome grippal que nous avons tous développé sans le savoir.

Le CoV-2, comme les précédents, a passé la barrière des espèces et circule aujourd'hui de façon pandémique par transmission entre humains.

Son origine n'est curieusement pas encore éclaircie :

- Par transmission de la chauve-souris avec ou sans intermédiaire à l'homme… Le pangolin semble éliminé, bien qu'il soit l'hôte d'un coronavirus proche génétiquement à 99 %.
- Par manipulation virale à des fins de recherche (vaccinale contre le virus VIH du sida ou autre). Le virus, c'est une autre hypothèse, se serait échappé du laboratoire P4 de haute sécurité de Wuhan.

8. La succession de molécules de peptides (réunion d'acides aminés) *angiotensinogène*, *angiotensine I* et *angiotensine II*, est indispensable au maintien du volume sanguin circulant et de la tension artérielle. Les spécialistes parlent du système rénine-angiotensine-aldostérone. L'enzyme de conversion participe donc à la régulation de la pression artérielle et de la répartition des liquides et du sel dans l'organisme.

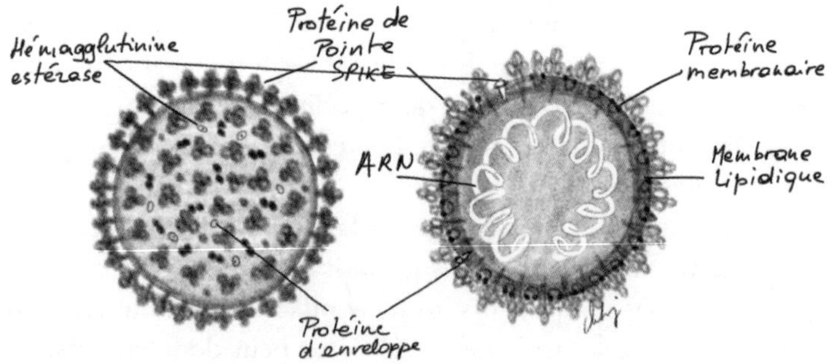

Le Coronavirus
Cov-2

Les virus à ADN (adénovirus) : de la polio, de l'hépatite B...

Ces virus ont dans leur génome de l'ADN (Acide DésoxyriboNucléique), constituant essentiel des chromosomes, support de l'information génétique.

Il s'agit du virus de l'herpès, celui de l'hépatite B (mais considéré comme rétrovirus, car il se réplique grâce à un ARN).

Les *poxvirus* de la variole se multiplient seulement dans le cytoplasme des cellules. Ils possèdent donc la plupart des facteurs nécessaires à leur réplication et sont indépendants de la machinerie cellulaire qu'ils perturbent au lieu de s'y adapter.

Les *papillomavirus*, *poliovirus*, *adenovirus* et *herpesvirus* se multiplient dans le noyau des cellules envahies.

Les 6 étapes de la multiplication virale :

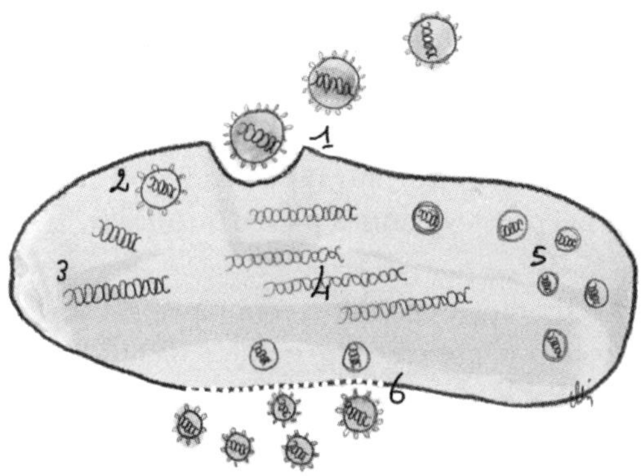

LES ETAPES DE LA MULTIPLICATION VIRALE DANS UNE CELLULE

1. Attachement
2. Pénétration
3. Décapsidation
4. Réplication
5. Assemblage
6. Libération

Les mutations et recombinaisons virales

La mutation est une modification du génome du virus et elle peut être minime ou multiple et avoir un effet négatif pour la santé plus ou moins grand.

Tous les virus sont capables de muter. Dans les cellules, ils peuvent se multiplier, fabriquant de nombreuses et nouvelles particules virales en un temps court. Les virus à ARN mutent plus souvent que ceux à ADN. C'est une façon pour eux de survivre dans la cellule hôte.

La modification virale est observée pour les virus de la grippe et permet de comprendre que chaque année le virus en cause est différent de celui de l'année précédente, mais « proche parent ». On parle d'une adaptation à un milieu différent, selon le climat, la température, les cellules qu'il pénètre ? Évidemment, la contagiosité est ainsi variable en plus ou en moins et le vaccin ne peut que s'adapter au virus de l'année précédente avec une efficacité très moyenne.

La ou les mutations sont difficiles à prévoir. Dans la revue *Cell Host & Microbe*[9] est présenté un modèle d'épidémie de Chikungunya. Il est capable de prédire les mutations virales susceptibles d'émerger à court terme et présentant un fort potentiel épidémique. En effet, une population virale d'une même espèce est faite d'un nuage de virus, aux mutations variées.

La surveillance des populations virales est donc possible en routine au cours d'épisodes épidémiques. Avec des souches virales potentielles, la mise au point de vaccins et la lutte contre ces virus deviennent possibles.

Le virus de la vague 2 avec le Cov-2 serait plus agressif que le premier et heureusement les traitements seraient mieux ciblés. En particulier les réanimateurs se sont rendu compte que la mise sous respirateur des personnes très âgées peut être plus dangereuse en risques de mortalité que de soutenir les patients par une oxygénothérapie adaptée. Surtout, c'est la précocité des traitements au moindre signe, qui certainement donne les meilleures chances de guérison rapide et sans séquelles.

La mutation du virus CoV-2, selon le virologue Pierre Charneau[10],

---

9. Kenneth A. Stapleford et al., « Emergence and Transmission of Arbovirus Evolutionary Intermediates with Epidemic Potential », *Cell Host & Microbe*, 11 juin 2014.

10. Virologue, responsable de l'Unité virologie moléculaire et vaccinologie de Pasteur, directeur du laboratoire commun Pasteur-Théravectys qui travaille à la mise au point d'un vaccin ; émission *L'heure des Pros*, Cnews, 8 octobre 2020.

> « c'est la grande crainte [...]. Je suis un spécialiste du virus du sida et là je peux vous dire qu'on n'a pas un virus qui mute autant que le VIH, moins que celui de la grippe aussi. Mais on commence à détecter sur le coronavirus des mutations dont on se demande si elles ne vont pas, comment dire, échapper à l'immunité collective que l'infection elle-même crée (immunité collective très sous-estimée dans les chiffres officiels selon nos données).
> C'est débattu, il y a actuellement une mutation qui s'appelle D614V qui divise les experts. Certains disent qu'elle n'a pas d'influence sur la neutralisation avec les vaccins en cours de développement, d'autres disent qu'il y a une petite influence. Nous allons vérifier cela en interne.
> La grande crainte, c'est qu'on ait un virus muté, c'est-à-dire qui a évolué, qui a changé pour le dire en termes simples, et qui échappe soit aux vaccins, soit à l'immunité collective générée par la première épidémie du printemps, et on se retrouverait alors au pied du mur avec des phases III qui finalement ne serviraient à rien. »

Les recombinaisons traduisent des échanges entre virus.

Le nouveau virus est ainsi « réassorti » par le mélange de deux programmes génétiques. Pour cela deux virus infectent en même temps une même cellule.

La cellule infectée synthétise alors un nouveau virus issu du brassage du génome des deux virus.

Cette recombinaison peut produire des particules plus ou moins dangereuses. Une nouvelle immunisation sera nécessaire.

Parfois la recombinaison fait qu'un virus passe d'une espèce à une autre. L'hôte est porteur d'un virus inactif pour son espèce, tandis qu'il est actif pour une autre.

Les champignons ou mycobactéries : notre écosystème fungique

Le *candida albicans* est le plus connu : c'est une levure – sorte de champignon microscopique –, habituellement inoffensive quand elle est en équilibre dans l'organisme. Cette levure est essentiellement présente dans le microbiote intestinal et ne nous veut aucun mal. Il existe 200 espèces de *candidas*, dont 20 sont responsables d'infections, survenant surtout après ou en cours de traitements antibiotiques inadaptés ou abusifs, souvent en milieu hospitalier.

La présence de *candida* dans les selles n'a pas en soi de signification pathologique. Le développement des *candidas* est lié à un déséquilibre de la flore digestive tel qu'on peut le voir chez les patients diabétiques, immunodéprimés, dénutris, ou encore en cours de traitement contre les cancers. On parle alors de *candidose*.

De nombreux autres parasites de type *Fungi* ont été isolés par les chercheurs dans les zones de notre corps où ils se développent le plus : il s'agit de la peau, c'est-à-dire du microbiote cutané.

Sur les ongles des pieds, on parle d'« onchomycose ». La culture de ces parasites est lente en laboratoire. Par des techniques de biologie moléculaire, on est parvenu à identifier 80 genres fungiques.

Parmi les ascomycètes, on trouve le *candida*, l'*aspergillus* à tropisme respiratoire, le *penicillium* (sur les fromages type Roquefort) et *saccharomyces* (*saccharomyces cerevisiae*, une levure jouant le rôle de ferments, levains...).

Le *mucor* est à part, observé chez les personnes fortement immunodéprimées. Il peut créer des mucormycoses pulmonaires ou rhinoencéphaliques de grande gravité.

Parmi les basidiomycètes, le *malassezia* serait à l'origine des pellicules et de la dermite séborrhéique des peaux grasses sur les pieds au niveau des ongles, les talons et dans les interstices entre les orteils.

Autre champignon : la teigne ou mycose des cheveux, familièrement appelée la « gale ».

Les parasites suivent des voies différentes

Les parasites par la voie digestive

On en compte une dizaine, depuis le ténia du porc ou du bœuf, l'échinocoque responsable des kystes hydatiques, les ascaris, le parasite amibien, la grande douve du foie d'origine ovine ou bovine (suite à l'ingestion de cresson de fontaine cueilli dans les pâturages)...

Les parasites par la peau ou les muqueuses

Ils sont responsables du paludisme, de la maladie du sommeil avec le trypanosome transmis par la mouche tsé-tsé, de la schistosomiase des eaux stagnantes, la leishmaniose transmise par le phlébotome, petit moustique, de la maladie de Lyme transmise par la tique, de la trichomonase...

Le trichomonas est un parasite (protozoaire[11]) qui s'implante sur les muqueuses digestives et peut être responsable de trichomonase intestinale (colite chronique) ou urogénitale. Sa transmission est surtout vénérienne, chez les personnes aux défenses immunitaires affaiblies.

Les réservoirs ou sanctuaires à microbes

Chez l'humain, on distingue les réservoirs physiologiques normaux, présents sur la peau, dans le tube digestif (énorme réservoir), la filière génitale, la sphère ORL, pulmonaire, mais aussi la salive, les poumons et, quand il y a maladie, le sang (bactériémie ou septicémie), les urines (cystites, néphrites), le sperme ou les expectorations. Ils sont plus bactériens que viraux et on doit les considérer comme protecteurs quand ils ne sont pas en excès.

Il y a aussi les porteurs sains de bactéries, de bacilles (diphtérique, etc.), ou de virus de l'hépatite B ou C et du virus du sida – résistants ou immunisés, vaccinés ou non – qui, même s'ils ne sont pas malades, restent contagieux. Cela est confirmé avec les coronavirus.

Les scientifiques parlent aussi de « sanctuaires viraux » : par exemple, le virus du sida se sanctuarise dans un ou plusieurs ganglions

11. *Protozoa*, du grec ancien *proto-* « premier » et du suffixe *-zoa* « animal ».

lymphatiques[12] ou ailleurs dans des cellules des muqueuses, celui du zona (*herpesvirus*) dans un ganglion nerveux. Le virus est donc présent, mais silencieux. Il s'exprime si les défenses immunitaires sont affaiblies quelles qu'en soient les raisons.

Ainsi le virus, avec son génome, contient l'information nécessaire pour fabriquer de nouvelles particules virales. Pour cela, il est hébergé dans des cellules qui constituent un réservoir viral pendant toute la vie de l'hôte.

Chez l'animal, ce sont les réservoirs dangereux pour l'homme qu'il faut prendre en considération : virus de la rage pour le renard, le chien et le chat; plasmodium du paludisme pour les moustiques; leptospires pour les rats; maladie de Lyme transmise par les tiques; coronavirus transmis par les chauves-souris (un grand réservoir de virus), les chameaux et peut-être le pangolin; les grands singes pour le virus Ebola; les porcs pour la grippe ou les virus aviaires, entre autres...

Nul doute que les élevages intensifs de l'agriculture productiviste, les antibiotiques et les facteurs de croissance hormonaux injectés aux animaux n'apportent rien de bon en matière de santé alimentaire pour nous humains.

Dans l'environnement, c'est le bacille du tétanos dans la terre, le vibrion du choléra ou le virus de l'hépatite A, de la polio dans les eaux souillées... On conçoit alors l'importance de l'hygiène personnelle et publique.

12. Le virus est prêt à sortir de son « sanctuaire » soit suite à une chute de l'observance thérapeutique, soit du fait d'une rechute de l'immunodépression. On a retrouvé des réservoirs du VIH chez des patients sous traitement, dans les globules blancs macrophages de la muqueuse de l'intérieur du pénis (Y. Ganor et al., « HIV-1 Reservoirs in Urethral Macrophages of Patients under Suppressive Antiretroviral Therapy », *Nature Microbiologie*, 2019, http//doi.org 10.1038/s41564-018-0335-z).

Les transmetteurs et la contagiosité avec le marqueur RO (reproduction)

Dans *La Peste,* Albert Camus décrit parfaitement la contagiosité : « Les formes pulmonaires de l'infection qui s'étaient déjà manifestées se multipliaient maintenant aux quatre coins de la ville, comme si le vent allumait et activait des incendies dans les poitrines [...]. La contagiosité risquait maintenant d'être plus grande, avec cette nouvelle forme de l'épidémie. » Le mot provient de « contage », correspondant au potentiel de transmission d'une maladie d'un individu à l'autre.

Scientifiquement, on a établi un marqueur avec le sigle RO ou « taux de *reproduction* de la maladie transmise d'un individu à l'autre ». Le RO à 10 signifie qu'une personne peut en infecter dix. C'est par exemple vrai pour la tuberculose. Si le RO est supérieur à un, un malade peut contaminer plus d'une personne. S'il est inférieur à un, les malades contaminent moins d'une personne et donc l'épidémie peut s'atténuer, jusqu'à disparaître.

Concernant le coronavirus CoV-2, les enfants peuvent être atteints, mais sans symptômes, du fait de leurs excellentes défenses immunitaires quand ils sont en bonne santé. Ils ont en effet dans leur organisme des taux élevés d'antioxydants, dont l'un des plus puissants est la mélatonine. Cette hormone est, après le neurotransmetteur qu'est la sérotonine, la première d'une cascade biochimique qui régule la veille et le sommeil dans la glande pinéale.

La courbe qui suit démontre bien l'évolution des taux de mélatonine dans la circulation sanguine durant notre vie et en particulier les taux élevés chez l'enfant jusque vers douze ans. On sait désormais que le sommeil réparateur, bien meilleur chez l'enfant, est un élément essentiel, scientifiquement démontré, pour maintenir nos défenses immunitaires au meilleur niveau.

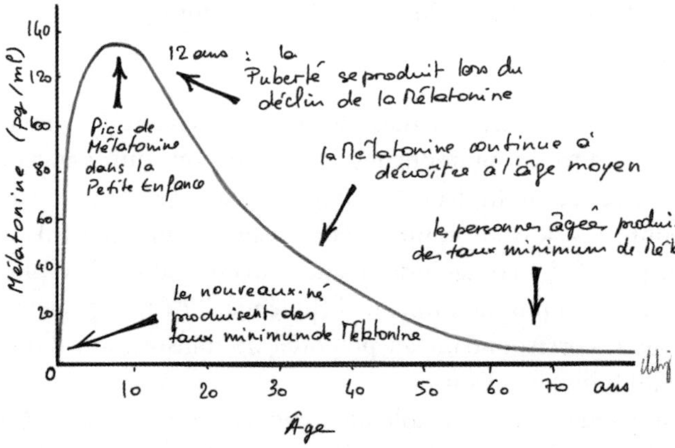

EVOLUTION DE L'HORMONE MÉLATONINE
A partir de la naissance
chez l'Homme

Les enfants en bonne santé peuvent donc transmettre le CoV-2 aux adultes sans être malade. On parle alors de « porteurs sains », de sujets « contacts ».

Au total, ce sont ces contacts qui sont à l'origine de nombreuses maladies contagieuses. La personne atteinte, porteur sain ou malade, transmet la maladie à celui qui est fragilisé immunologiquement. La transmission peut être directe par la peau, l'intimité sexuelle, les éternuements, les déchets… Cela est vrai aussi des animaux.

Dans des cas très particuliers, la transmission peut se faire de l'animal à l'homme, comme dans la maladie de Lyme avec la tique.

Le RO ou taux de reproduction avec le coronavirus de 2019 a été évalué à 2,3 comme pour la grippe espagnole de 1918-1919. Ainsi, une personne atteinte peut transmettre le virus à pas loin de trois personnes, alors que pour la tuberculose il est de 10, et pour la rougeole, il oscille entre 12 et 18.

Le temps d'incubation du coronavirus chez une personne atteinte est de cinq à six jours et la contagiosité est aussi rapide en quatre à sept jours. Dans les formes graves, la durée d'hospitalisation moyenne est de onze jours (plus ou moins quatre).

Et demain ? Les risques épidémiques émergents

> « Si la civilisation humaine se maintient, si elle continue de s'étendre, les maladies infectieuses augmenteront de nombre dans toutes les régions du globe. [...] Les échanges, les migrations importeront en tous pays les maladies humaines et animales de chaque région. L'œuvre est déjà très avancée : elle est assurée d'avenir[13]. »

Plus que le CoV-2, deux grands dangers nous menacent en ce troisième millénaire. À côté des maladies chroniques principalement liées au vieillissement naturel (notamment du système immunitaire), une autre menace aussi sournoise mais plus inquiétante nous guette : les risques d'épidémies – et surtout de nouvelles épidémies – qui sont bien réels. Plus que jamais, l'environnement que nous avons façonné est particulièrement favorable à l'émergence de nouveaux agents viraux ou bactériens prêts à s'engouffrer dans la faille immunitaire actuelle de l'humanité. Et le bioterrorisme nous guette également.

Nouvelles épidémies : les défis de demain

Les maladies infectieuses sont toujours là, tuant bien plus que les guerres ou les catastrophes naturelles : 15 millions de personnes par an dans le monde, un décès sur quatre ! Et à l'exception du sida, ce chiffre est surtout le fait de maladies connues depuis longtemps. Selon l'OMS, 80 % de ces décès sont dus à des infections respiratoires (pneumonies, grippe), au sida, à la tuberculose, au paludisme et aux maladies digestives responsables de diarrhées (choléra, salmonellose, typhoïde, etc.).

Remarquons que ces maladies sont malheureusement présentes dans les pays en voie de développement, où l'hygiène personnelle, familiale, publique n'a pas suivi celle de nos pays. Nos pays ont

13. Charles Nicolle, médecin et microbiologiste français, ancien directeur de l'institut Pasteur de Tunis (1866-1936), prix Nobel de médecine en 1928 pour sa découverte du mode de transmission du typhus exanthématique par les poux.

préféré s'octroyer de nombreux avantages et mettre en place des responsables politiques corrompus que d'aider ces pays à un vrai développement, avec le minimum vital pour tous : l'eau courante, l'électricité, et une habitation décente. Les choix ont été de leur vendre du tabac, de la bière, du Coca-Cola, des alcools forts... et les voitures polluantes que nous abandonnons. Et c'est chez eux que sont testés les nouveaux médicaments, dont les vaccins.

De nombreux nouveaux agents ont émergé ou ont été identifiés dans la deuxième moitié du XXe siècle : fièvres hémorragiques, SRAS, grippe aviaire, West Nile, Chikungunya... Une alerte en chasse une autre, développant le sentiment pesant qu'un jour ou l'autre l'épée de Damoclès s'abattra sur nos têtes.

Sur les vingt-cinq dernières années, l'OMS a suivi l'émergence d'une trentaine de nouveaux agents pathogènes. Plus d'un par an ! Le coronavirus nous a douloureusement rappelé ce que les progrès de la science nous avaient fait oublier : nous ne sommes pas à l'abri de virus surgis de nulle part, et cela de moins en moins.

Selon un rapport prospectif de l'Union européenne[14] publié fin 2006 et établi à partir de centaines de sources internationales, l'émergence de maladies (ou leur réémergence) constituera l'un des dix défis auxquels le monde aura à faire face en 2025.

Ce rapport sur les grands enjeux du futur proche met le doigt entre autres sur la tuberculose, dont les cas ont augmenté de 20 % au cours des dernières années dans les pays pauvres, mais dont on note aussi un retour, *via* de nouvelles souches résistantes et l'arrivée massive de réfugiés dans les pays riches[15]. Selon certaines projections, plus de 35 millions de personnes pourraient mourir de cette

14. « Le nouveau puzzle mondial. Quel monde pour l'Union européenne en 2020 ? », ce rapport de l'Institut d'études de sécurité (IES) de l'Union européenne a été établi à la demande de l'Agence de défense européenne (ADE). Ce document est le fruit d'une synthèse de 700 études réalisées par des agences spécialisées, des centres de recherches et d'autres organismes à travers le monde.

15. Essentiellement due au sida, qui perturbe si fortement le système immunitaire que les antibiotiques antituberculeux ne fonctionnent plus. Ainsi, le bacille de Koch devient résistant, reste très contagieux, y compris pour des personnes sans pathologie. Il faut trouver de nouvelles molécules plus puissantes et nous n'y sommes pas encore...

maladie d'ici à 2025. Un exemple parmi d'autres… Saurons-nous écarter ces dangers ? Rien n'est moins sûr.

Une évolution anti-écologique sans précédent

Ces nouveaux risques ne sont pas circonscrits aux pays pauvres, la rapide progression du virus de West Nile au sein de la population américaine à partir des années 2000 l'a montré. Plus sûrement, ils émanent des changements de l'écosystème dont nous sommes collectivement responsables.

Échanges accrus et accélérés, voyages multipliés à l'infini, dépression immunitaire générale (ou « faille immunitaire ») liée à l'environnement, à la malnutrition ou à la pollution alimentaire, atmosphérique, climat urbain propice au stress… Nos maux sont inscrits dans nos progrès, y compris médicaux.

> « Chaque progrès donne un nouvel espoir suspendu à la solution d'une nouvelle difficulté[16]. »

Le temps des zoonoses et des grippes H? N?[17]

Parmi les nouvelles épidémies en augmentation depuis la fin du siècle dernier, les zoonoses, autrement dit les maladies transmises de l'animal à l'homme, occupent une place croissante. La Terre est de plus en plus peuplée, mal organisée, ce qui mène à des concentrations humaines jamais atteintes jusqu'alors, en particulier en Asie, principalement en Chine.

16. Claude Lévi-Strauss (1908-2009), *Le cru et le cuit*, 1964.

17. H signifie hémagglutinine : il s'agit d'une glycoprotéine antigénique à la surface du virus. On en compte actuellement 16, donc de H1 à H16.
N signifie neuramidases, ce sont des enzymes antigéniques, on en compte 9, donc N1 à N9.
H1N1 est celui de la grippe espagnole de 1918, et aussi de la grippe de 2009. H2N2 est celui de la grippe asiatique de 1957. H3N2 est celui de la grippe de Hong Kong de 1968. H5N1 est celui de la grippe aviaire.

Cette promiscuité à la fois humaine et animale – *via* l'élevage concomitant de plusieurs espèces – explique que beaucoup d'épidémies partent de grands pays. La deuxième raison résulte de la globalisation des échanges. Nous consommons tous des aliments qui ont été produits à des milliers de kilomètres de chez nous. Tout nous parvient très vite par bateau ou par avion. N'a-t-on pas découvert que l'épidémie de fièvre aphteuse, dont fut victime l'Angleterre il y a quelques années, était probablement arrivée par des plats servis dans un avion venu d'Asie du Sud-Est ?

L'extension mondiale de l'industrie agroalimentaire, sous-tendue par une « fièvre acheteuse » généralisée, les pratiques d'élevage intensif autant que la circulation incontrôlée des animaux, nous exposent, de fait, à de nouvelles zoonoses. Nous en sommes tous responsables et les dirigeants plus encore.

Le danger des germes infectieux transmis par voie respiratoire est évident : leur contagiosité par les aérosols, les mains souillées, est importante, d'autant que les virus en cause ont trouvé le moyen d'échapper aux réactions immunitaires plus ou moins fortes en utilisant un extraordinaire potentiel de variabilité. C'est le cas des rhinovirus, causant les rhumes, et de la grippe, dont la souche dominante varie d'année en année. C'est le cas, aujourd'hui, des coronavirus. Alors, que faire ? Devons-nous envisager de vivre masqués, à distance, avec la peur permanente de tomber malade, agressés inconsciemment par nos voisins, nos parents, nos collègues de travail ?

En général, les souches grippales arrivent d'Asie et voyagent d'est en ouest, le climat hivernal favorisant sa propagation. Nos organismes tentent toujours d'y échapper par une réaction immunitaire que le virus tente à son tour de contourner. Pour cela, il doit muter, c'est ce qu'il fait aisément d'une année à l'autre ; mais à l'intervalle de quelques années, il peut subir un changement plus profond.

En effet, ses gènes sont répartis sur huit morceaux d'ARN différents. Certains d'entre eux peuvent être remplacés par une pièce équivalente d'ARN provenant d'un virus d'animal, notamment d'oiseau.

En général, cette diabolique « tambouille virale » se fait chez le porc, un animal sensible à la fois aux virus aviaires et humains : par exemple, dans la cour d'une ferme chinoise où pataugent des porcs et des canards. Parfois même, le porc n'est pas nécessaire, c'est ce qui est arrivé en 1918 avec le virus de la grippe dite espagnole[18].

Au sujet de la grippe espagnole, il faut ajouter les effets néfastes des énormes doses d'aspirine[19] prescrites (8 à 30 grammes par jour) à des sujets jeunes pour réduire les maux de tête et autres symptômes grippaux. Ces surdosages furent à l'origine de « poumons humides et hémorragiques », causes de la mort liée aussi à des surinfections bactériennes majeures alors que les antibiotiques n'existaient pas encore.

Le saviez-vous? La grippe de 1968, ou grippe de Hong Kong, est une pandémie de grippe qui s'est répandue dans le monde entier à partir de l'été 1968 et jusqu'au milieu de l'année 1970. Elle a tué environ 1 million de personnes (contre 2 millions pour la grippe asiatique de 1957, selon l'OMS). En cause : une souche réassortie H3N2 du virus H2N2 de la grippe A (datée de 1957).

Bien que probablement apparue en Asie centrale ou dans le centre de la Chine vers février 1968, la pandémie a été reconnue à Hong Kong où elle a touché un demi-million d'habitants, soit 15 % de la population. Ce virus A (H3N2) est toujours actif et circulant en 2020.

---

18. Elle a fait 25 à 50 millions de morts. L'Espagne, non concernée par le secret militaire, fut le premier pays à la mentionner publiquement, d'où son nom trompeur. Son taux de mortalité fut de 2 à 4 % avec 165 000 victimes en France, surtout dans la tranche d'âge allant de 20 à 40 ans, avec des morts par surinfections bactériennes alors qu'on n'avait pas d'antibiotiques. Elle est apparue d'abord au Kansas, touchant de jeunes militaires américains qui prirent la mer pour l'Europe à la fin de la Première Guerre mondiale (avril 1918). Cette grippe, qui va durer deux ans, serait née de la combinaison d'une souche humaine (H1), provenant de la grippe saisonnière H1N8, en circulation entre 1900 et 1917, et des gènes aviaires de type N1. De ce croisement aurait émergé une souche H1N1 entre 1917 et 1918, variante lointaine de celle qui fit encore trembler le monde en 2009.

19. F. Chast, « Histoire de l'Aspirine », *feuillets de Biologie*, n° 337, juillet 2017 : « Le laboratoire Bayer avait breveté la synthèse industrielle, déposé le nom (Aspirin®), et les premiers comprimés estampillés du nom de la firme sortirent des ateliers en 1901. Le codex allemand adopta officiellement "aspirin", pour la première fois, en 1910… Parmi les dommages de guerre que l'Allemagne dut payer en 1919, figuraient aussi les droits d'usage du mot "aspirine" qui entra bien vite dans la Bristish Pharmacopoeia. C'est dire combien, dès cette époque, les "politiques" avaient déjà conféré au médicament une importance "stratégique". »

Grippe aviaire, fièvre porcine, Covid-21, Covid-22... ? Soyons prêts !

Depuis 2004, les responsables de l'OMS ne cessent de nous mettre en garde en affirmant que la question n'est plus de savoir si cela peut se produire, mais quand... ?

Cette année-là déjà, le coordinateur du programme contre la grippe, Klaus Stöhr, lançait un cri d'alarme : « Chaque siècle, il y a eu trois ou quatre pandémies et il n'y a aucune raison de penser que nous serons épargnés. Il n'y a pas de date, mais il va y avoir une nouvelle pandémie. » Pour l'OMS, à l'époque, le H5N1 était le virus « le plus à même de provoquer la prochaine pandémie ».

Le saviez-vous ? Une modélisation[20] basée sur l'épisode de la grippe espagnole nous annonce qu'une pandémie H5N1 provoquerait entre 51 et 81 millions de morts, dont 96 % dans les pays pauvres ! Le pire n'est jamais sûr, mais il faut s'y préparer. D'autant que le H5N1 nous menace toujours. Le CoV-2 (et sûrement un jour le CoV-3), dont nous ne savons pas s'il va s'installer durablement, muter et provoquer des Covid-21, 22, 23... n'est peut-être qu'une répétition générale.

Le cas de l'homme contaminé par l'animal est réputé le plus fréquent, tout en restant rare. Il est apparu que l'épizootie due au virus H5N1 a, de 2004 à 2007, durement frappé les oiseaux, et surtout des volailles, mais seulement quelques centaines d'humains. Cependant, compte tenu de la dangerosité élevée de ce virus (contagiosité, létalité), l'OMS estimait qu'une telle pandémie provoquerait plusieurs millions de morts et que le nombre de personnes contaminées dépasserait le milliard.

Ces humains avaient dans la plupart des cas été en contact étroit ou prolongé avec des volailles touchées par une épizootie qui évolua en « panzootie » (fin juillet 2006, 58 pays ou territoires ont notifié des infections d'oiseaux sauvages ou d'élevage par le virus H5N1 sur trois continents).

20. Étude menée par l'équipe de Christopher Murray de l'université de Harvard et publiée dans *The Lancet* en décembre 2006.

Les virus de la grippe ne sont pas les seuls à causer des problèmes respiratoires sérieux. Les épisodes du SRAS et surtout du coronavirus en sont de bons exemples, et bien que provisoirement en sommeil, tel un volcan, le CoV-2 pourrait encore se manifester ou être remplacé par d'autres, aussi funestes.

Le saviez-vous? Plusieurs nouveaux virus avec risque d'épidémie humaine sont régulièrement repérés en Chine. Dernier en date, au début de l'été 2020 : une nouvelle souche de grippe susceptible de devenir une pandémie véhiculée par les porcs et pouvant infecter les humains (comme la grippe porcine, H1N1, de 2009).
Reste un autre grand danger : la peste porcine africaine (PPA), une maladie virale hémorragique qui touche les porcs domestiques et les sangliers et n'est pas contagieuse pour l'homme... jusqu'à présent. Or cette peste « africaine » est omniprésente en Chine, grande exportatrice de viande de porc, et se répand actuellement en Asie du Sud-Est. Une question pertinente se pose : faut-il continuer à consommer du porc[21] ?

En dehors de ce type de virus, les pneumonies sont causées par des agents bactériens. Le plus connu est le pneumocoque[22], mais un certain nombre sont dus à d'autres bactéries telles *Mycoplasma pneumoniae* ou *Chlamydia pneumoniae*. Le laboratoire d'analyses est souvent défaillant pour le diagnostic de ces agents. La pneumonie est alors classée « pneumonie atypique » et le médecin préconise en aveugle un traitement aux antibiotiques, qui marchera ou pas ! Combien de vieillards meurent ainsi de pneumonies mal soignées ?

Ces pneumonies des vieillards conduisant à des insuffisances respiratoires mortelles ont plusieurs origines qui ne sont pas assez dites aux personnes âgées dans un but préventif. D'abord la petite

21. Ni les juifs (Lévitique 11,7) ni les musulmans (Coran sourate 5,3) n'en consomment.

22. Pour ces raisons, la vaccination contre les pneumocoques est indispensable pendant l'épidémie de Covid-19. Chez l'adulte avec Pneumovax® 23 qui ne contient pas d'aluminium. Une seule injection suffit, de la même façon qu'après une splénectomie (ablation de la rate quelles qu'en soient les raisons).

insuffisance cardiaque progressive par la réduction de la masse sanguine circulante, du fait d'une insuffisance d'activité physique (le sang stagne trop dans les jambes et le bas du corps) et ne revient pas assez au cœur, d'où une moindre oxygénation pulmonaire et de tout le corps. Les défenses immunitaires sont aussi affaiblies par l'âge et la moindre surinfection bactérienne ou virale peut être mortelle.

Le virus Ebola, les autres souches de variole, virus de Lassa, de Marburg, de la peste...

Identifié au milieu des années 1970 au Zaïre, le virus Ebola[23] s'est manifesté de nombreuses fois depuis, y compris ces dernières années. Les victimes de cette fièvre hémorragique saignent diffusément et agonisent en quelques heures. L'Ebola est le virus terrifiant par excellence, mortel dans 90 % des cas, terriblement contagieux puisqu'il s'attrape par simple contact avec la peau, même saine. Cette virulence et cette capacité meurtrière font frémir mais, paradoxalement, elles limitent l'épidémie. Sa rapidité foudroyante permet de l'identifier rapidement. Les équipes de l'OMS arrivent sur place, isolent les malades, désinfectent les cadavres, bouclent la zone.

L'agent responsable est bien connu. Il appartient à la famille des *filovirus*, ainsi désignés en raison de leur forme en filament. Il n'en est pas moins extrêmement difficile de mener des recherches sur l'Ebola et aucun traitement sérieux n'a été trouvé à ce jour. Un vaccin est en cours de test.

Avant de se transmettre d'homme à homme, il s'observe généralement chez les gorilles, les chimpanzés et les antilopes. Mais le mystère de l'espèce constituant son réservoir originel n'a pas (encore) été élucidé. Certains ont impliqué des chauves-souris, d'autres des singes vivants sur la canopée des forêts tropicales, des anticorps ont été découverts récemment sur des chiens domestiques. En réalité, le passage du virus Ebola chez l'homme est accidentel. Il se produit

23. Ebola est le nom de la rivière en République démocratique du Congo, proche de l'endroit où le premier cas de la maladie a été identifié, en 1976, chez une religieuse qui en est décédée avec 280 autres personnes.

à la rencontre du réservoir, tous les cas relevés concernant des forestiers travaillant dans les forêts tropicales ou des mangeurs de viande de singe.

Le système de vigilance sanitaire actuel est tel que les risques de grande épidémie de cette envergure sont très faibles, d'autant que l'Ebola reste localisé aux régions tropicales d'Afrique peu fréquentées. Pour l'instant… car dans un futur proche, sous l'effet des changements climatiques accélérés, il pourrait bien se déplacer par une extension de ses réservoirs.

Et si ce virus se retrouvait par accident, par une conjonction de circonstances ou encore par intention criminelle, au cœur d'une grande ville ? On imagine facilement le désastre après avoir vécu la gestion chaotique de la Covid-19 partout dans le monde, et en particulier en France.

Si Ebola fait figure d'ultime référence, il n'est pas seul dans la famille des virus causant des fièvres hémorragiques. Les virus de Lassa[24] ou de Marburg sévissent également en Afrique.

En matière de manipulation, la triste histoire de Marburg[25] est instructive. Ce virus vit chez des primates, mais ceux-ci ne développent apparemment aucune maladie ; il a été découvert accidentellement en 1967, dans un laboratoire de Marburg, en Allemagne, où une compagnie fabriquait un vaccin anti-polio à partir de reins de singes. Une vingtaine de techniciens tombèrent malades, sept périrent après avoir manipulé sans le savoir des reins contaminés. Évidemment, on a vite écarté cette espèce de singes en laboratoire ! Des départs d'épidémie ont été signalés depuis sur le continent africain. La plus meurtrière, au Mozambique, a fait en 2005 plus de 200 victimes. Comme dans le cas de l'Ebola, nous n'avons d'autres moyens de lutte que la mise en quarantaine, en attendant un vaccin également en test.

Moins meurtrière, la fièvre de Lassa a fait surface au Nigeria en 1969. Véhiculé par des rongeurs, le virus circule fortement en

24. La fièvre de Lassa est aussi une fièvre hémorragique due à un *arénavirus*, le virus Lassa. Elle fut observée dans la ville de Lassa, dans l'État de Borno du Nigéria.
25. *Filoviridae* proche du virus Ebola.

Afrique, et des cas (d'importation) ont été recensés en Europe et aux États-Unis. Il peut être combattu par une arme antivirale assez efficace déjà utilisée contre l'hépatite C : la Ribavirine[26].

L'histoire de Marburg illustre le risque que les zoonoses font courir à l'homme. Elles nous prennent en traîtres : nous vivons sans le savoir avec des espèces animales chez lesquelles le virus se multiplie sans causer de maladies, du fait probablement d'une longue adaptation sélective, et puis soudain, le contact avec une espèce nouvelle telle que la nôtre entraîne une maladie mortelle.

Cette maladie sera localisée si la transmission d'homme à homme est inexistante ou faible, mais, nous le savons depuis la grippe espagnole, quelques mutations du virus et maintenant le CoV-2 peuvent aussi rendre la transmission hautement efficace. Citons encore deux exemples : en 1998, le virus Hendra, transmis aux porcs par l'urine de chauves-souris, avait atteint l'homme autour d'élevages en Malaisie et provoqué une centaine de décès.

Parlons également de la variole du singe causée par un virus de la même famille que celui de la variole humaine, cependant beaucoup moins virulent. Lorsque nous étions tous vaccinés contre la variole humaine, nous étions aussi protégés contre cette maladie. Ce n'est plus le cas depuis l'éradication de la variole proclamée par l'OMS en 1978[27]. La variole du singe, elle, n'a pas disparu : elle peut donc maintenant nous contaminer.

Des cas ont déjà été relevés chez l'homme en Afrique, mais également aux États-Unis. La contamination se fait au contact du singe infecté, d'une pustule ou parfois simplement de la peau de l'animal.

Aux États-Unis, l'infection a débuté dans une animalerie exotique. Cette variole n'est pas transmissible, semble-t-il, d'homme à homme, mais le risque d'émergence d'une variante humaine existe. Ce fut peut-être une erreur d'arrêter la vaccination contre la variole...

26. Ce médicament a une activité antivirale contre de nombreux virus à ADN ou à ARN comme respectivement : les *herpesvirus*, les *adénovirus*, les *poxvirus*, les *paramyxovirus*.

27. On ne vaccine plus contre la variole en France depuis 1979, et 1984 pour les rappels.

Si la variole réapparaissait en raison d'un acte de bioterrorisme, nous serions obligés de reprendre ces anciens vaccins. Le risque est réel, car des manipulations génétiques ont pu engendrer des souches plus virulentes dont nous ne savons pas entre quelles mains elles sont tombées.

Face à une épidémie, la décision de vacciner s'appuie toujours sur la réponse à cette question : quel est le rapport « coût en vie humaine/efficacité » ? Pour la variole, on ne pouvait admettre que des gens meurent de conséquences vaccinales que si l'on protégeait efficacement des populations entières. Or, cette notion, l'opinion publique l'accepte de moins en moins. En situation de panique, cela passerait sans doute, mais pas en temps de paix : nos sociétés ne supportent plus l'idée qu'un vaccin puisse tuer ou handicaper ne serait-ce qu'une seule personne.

Les germes de la peste et du choléra sont toujours là : dès que l'on baisse la garde – et cela se constate dans de nombreuses régions du globe –, ils réapparaissent et parfois se développent. Le bacille de la peste, découvert par le pastorien Alexandre Yersin en 1894 à Hong Kong, est toujours arrivé par les rats, par l'intermédiaire de leurs puces.

Autour des grandes villes, où se réfugient les migrants[28] se développent des bidonvilles où le manque d'eau et d'hygiène favorise toutes les proliférations possibles. Le réchauffement climatique fait déjà monter certaines espèces de moustiques du sud vers le nord, espèces qui peuvent être porteuses de certains virus comme le Chikungunya.

Des épidémies de la forme hémorragique de la dengue, actuellement récurrentes dans le sud-est asiatique et en Inde, sont remontées jusqu'à nos latitudes grâce aux moustiques *Aedes Egypti* ou à d'autres espèces vectrices.

28. Nous avons proposé dès 2015 dans les médias et dans notre livre sur les vaccins que les étudiants des professions de santé, donnent six mois de leur formation à des consultations gratuites des migrants afin de les contrôler médicalement et les vacciner selon les besoins contre la tuberculose, les pneumocoques et méningocoques, au minimum.

Nos égouts sont occupés par d'énormes populations de rats de plus en plus intelligents, sachant échapper aux poisons et aux pièges les plus habiles. Nous ne sommes pas totalement démunis grâce aux antibiotiques, dont certains sont très efficaces aussi bien pour le choléra que pour la peste. Le risque est faible, mais il pourrait effectivement augmenter du fait de la démographie et de la dégradation économique autour des grandes mégapoles, concentrations propices à de nouvelles « pestes » respiratoires...

Le spectre bien réel du bioterrorisme

Nous n'avons pas de raison de craindre une propagation naturelle de virus tels que Ebola ou celui de la variole du singe. Mais le danger majeur réside dans le bioterrorisme. Quelques manipulations génétiques relativement simples – réalisables dans une cuisine ou une cave ! –, associant par exemple des gènes du virus du sida aux gènes de l'Ebola (ou d'un coronavirus !) pourraient créer un sida extrêmement contagieux, utilisant toutes les voies de transmission possibles, ou un virus totalement immunosuppresseur.

Sans jouer les Cassandre, il faut bien envisager toutes les hypothèses épidémiques. Des millions de personnes immunodéprimées vivent dans le monde, soit autant de bouillons de culture pour divers germes. N'oublions pas que le sida est toujours là, et que même si l'on sait maintenir en vie les malades, le virus continue de muter.

Qu'en serait-il du virus de la vallée du Nil[29], le *West Nile*, déjà très répandu aux États-Unis (une part non négligeable des donneurs de sang sont déjà porteurs d'anticorps), s'il infectait des personnes immunodéprimées par le VIH ? Il est à craindre alors que les

29. Selon le ministère des Solidarités et de la Santé (24 mai 2019) : « Le virus *West Nile* est un *arbovirus*, de la famille des *flaviviridae*, transporté par des oiseaux migrateurs. Son cycle de vie implique un insecte vecteur, le moustique, un réservoir animal, l'oiseau, et des hôtes accidentels, le cheval et l'homme, "culs-de-sac épidémiologiques", qui sont des impasses pour son développement. » Pour la sérologie à la recherche des anticorps : « Les IgG apparaissent deux à trois semaines après le début de l'infection et persistent des années. »

quelques cas mortels d'encéphalites produits par cet agent ne se transforment en plusieurs centaines, sinon milliers.

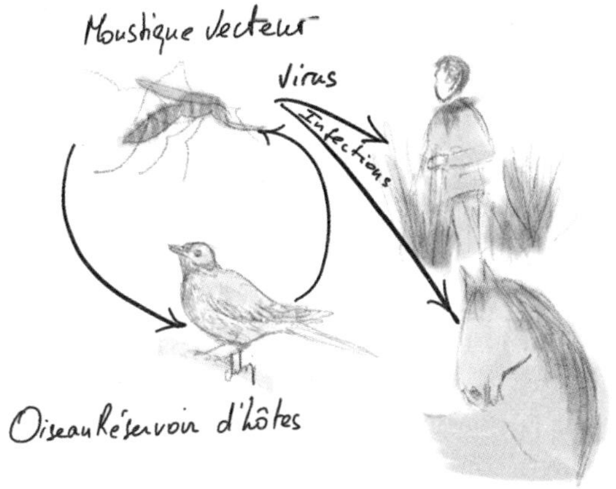

Cycle de Transmission du Virus du Nil Occidental

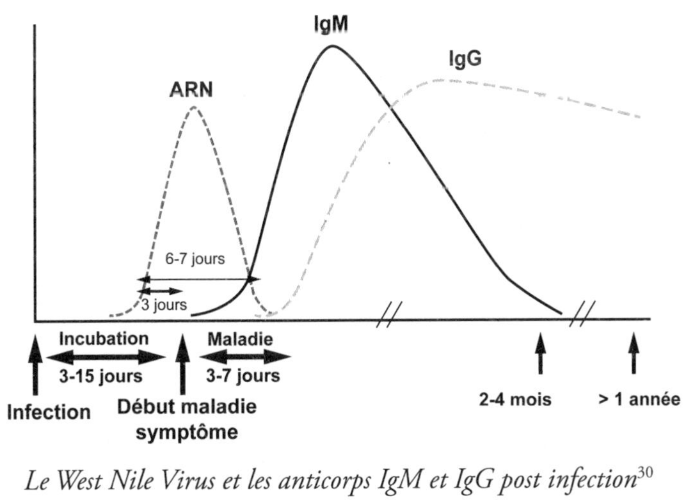

Le West Nile Virus et les anticorps IgM et IgG post infection[30]

30. Source Santé publique France, 27 juin 2019.

Les syndromes de guerre transmissibles

Rappelons-nous du syndrome de la guerre du Golfe[31] (vu également après la guerre en Irak). Une maladie bien réelle, mais longtemps niée aux États-Unis (aussi bien qu'en France). Et pourtant, certains vétérans en sont morts, d'autres restent handicapés à vie ou l'ont parfois transmis à leurs épouses comme s'il y avait un agent transmissible... Ce syndrome se manifeste par des signes variés, une fatigue chronique, des douleurs articulaires et musculaires, des problèmes neurologiques, ou encore des cancers.

On peut penser que c'est une maladie multifactorielle. Au début du conflit, les soldats furent vaccinés en masse avec des vaccins non dénués d'effets secondaires comme celui contre l'Anthrax (le charbon). Par la suite, beaucoup furent exposés aux particules d'uranium appauvri, constituant des obus anti-chars, probablement aussi aux neurotoxiques fabriqués par les Irakiens, et évidemment au stress psychologique de la guerre.

On peut penser qu'entre en compte également un agent infectieux, qui expliquerait, entre autres, la transmissibilité du syndrome. Des traitements antibiotiques ont été administrés à certains de ces soldats, qui ont montré à la longue des effets favorables. Quelques-uns même ont presque été guéris. Ceci renforce l'idée que l'infection bactérienne est surajoutée à la cause.

Le même syndrome, qui a surtout été observé chez les soldats en première ligne (Américains et Britanniques), a également été relevé chez des militaires français durant la guerre de Bosnie.

31. Il s'agit d'une maladie auto-immune dénommée ASIA (*Autoimmune/inflammatory Syndrome Induced by Adjuvants*), liée aux adjuvants (en particulier dérivés du mercure et aluminium) présents dans les compositions vaccinales injectées systématiquement à tous les soldats. Elle est responsable de troubles très différents réunis dans la rubrique « fatigue chronique ». Y. Shoenfeld, N. Agmon-Levin, *Journal of autoimmunity*, 2011, Elsevier.

Le saviez-vous ? Les virus (connus...) les plus dangereux du monde :
Ebola *(filovirus)*: il tue jusqu'à 90 % des cas selon sa souche. La dernière épidémie de 2014 à 2015 en Afrique de l'Ouest a fait près de 11 400 morts. Aucun traitement homologué n'existe.
Rage *(lyssavirus)*: mortelle, elle continue à tuer près de 55 000 personnes par an dans le monde. Heureusement – merci Pasteur –, il existe un vaccin.
Marburg *(filovirus)*: proche du virus de Ebola, il est mortel dans près de 80 % des cas.
Dengue : il provoque la « grippe tropicale » *via* les moustiques du type Aedes. Même s'il est moins dangereux que les précédents, il peut provoquer des hémorragies et tuer ; il contamine 50 millions de personnes chaque année dans le monde, France désormais comprise.
VIH : près de 80 millions de personnes ont été infectées par le VIH depuis le début de l'épidémie. Entre 30 et 40 millions en sont mortes. Des traitements, mais toujours pas de vaccin. Et un virus en mutation permanente...
H5N1 modifié : c'est le moins rassurant de tous, même s'il est confiné depuis sa création en laboratoire par un virologue néerlandais (Ron Fouchier). C'est un « mutant » basé sur le virus de la grippe aviaire et modifié de façon à pouvoir se transmettre d'humain à humain. Aucun risque de fuite nous dit-on... auquel cas le monde vivrait un cauchemar !

Le pire des scénarios

Divers agents infectieux, virus ou bactéries actuellement en circulation (ou en labo) pourraient être à l'origine d'affections non seulement neurodégénératives, mais aussi psychiatriques. Le virus du sida (dont on a découvert pour la première fois fin 2020 une souche multi-résistante !), le prion de la maladie de Creutzfeldt-Jakob, le virus *Borna* du cheval (ou « virus du cheval fou », devrait-on dire), les toxoplasmes, les neurotoxines, l'origine possible d'Alzheimer... Tous ces agents, par des mécanismes divers, peuvent affecter le cerveau et induire des démences. Notre organe supérieur est en effet peu accessible aux médicaments antiviraux.

Nous ne pouvons pas exclure que, dans l'avenir, des virus présentant une plus grande affinité pour les cellules cérébrales, et plus transmissibles, causent des épidémies de démence. Espérons que cette fiction ne se transforme pas en réalité cauchemardesque.

Les résistances aux antimicrobiens : une inquiétude grandissante

En septembre 2016, à la 71e session de l'ONU, ce sujet est devenu « une menace fondamentale à long terme pour la santé humaine, la production durable de nourriture et le développement ». La directrice de l'OMS parlait « d'un tsunami au ralenti ». Plus de 200 000 enfants meurent chaque année d'infections qui résistent aux antibiotiques disponibles : épidémie de typhoïde multi-résistante transmise par l'eau polluée dans plusieurs régions d'Afrique, résistance aux médicaments anti-VIH, anti-bacille de la tuberculose, contre les urétrites gonorrhéiques...

En cause, les mauvaises pratiques de prescriptions humaines et vétérinaires (poussées par des fabricants obsédés par les rapports financiers). Un plan d'action mondial est nécessaire. Arrêtons de faire passer la santé financière des entreprises de Big Pharma avant la santé humaine !

Chapitre 2

Votre corps vous parle du coronavirus : écoutez-le !

Moi qui suis constitué de milliards de cellules et qui abrite, plus nombreux encore, des milliards et milliards de microbes, je dois être parfaitement organisé pour qu'ensemble toutes mes cellules vivantes et tous mes microbes vivent en bonne entente. On parle de *microbiome* en général et de *microbiotes* selon leur localisation (tube digestif, foie, cerveau, poumons, peau, voie génitale...).

Évidemment, tous ces micro-organismes communiquent entre eux. Tous ne me veulent pas de mal. Les microbes ont joué un rôle essentiel dans l'apparition de la vie sur Terre. On considère même qu'ils pourraient aller créer la vie sur d'autres planètes.

Chaque minute, près d'un demi-million de virus (le double quand je cours) entrent dans mes poumons. Les cellules spécialisées et autres micro-organismes de mes poumons vont sélectionner ceux qui me sont utiles et ceux qui doivent être combattus et éliminés. Mon organisme sait faire. La vie n'a rien laissé au hasard.

De l'immunité aux immunodépressions acquises

Très longtemps, le mot « immunité » fut synonyme de protection et a profité surtout aux hommes politiques. L'immunité a changé de registre : elle est devenue synonyme de santé ou d'absence de santé.

Le sida (Syndrome d'immuno-déficience acquise – ou active)

Cette maladie nous a beaucoup appris dans le domaine de l'immunité. Un virus infiniment petit, le VIH, est capable de détruire tous nos systèmes de défense et de nous laisser être envahis par des bactéries ou des virus qui se multiplient jusqu'à nous tuer.

Le VIH pénètre au cœur de notre système immunitaire en s'introduisant dans des cellules particulières, les lymphocytes de la famille des CD4. Dans ces cellules, on assiste à la réplication du virus en fabriquant des copies virales qui vont infecter par continuité d'autres lymphocytes. Les CD4 infectés s'épuisent et meurent.

Comme nous le verrons, le rapport CD4/CD8 normalement supérieur à 1, devient inférieur. Et plus il est bas, plus les défenses immunitaires sont faibles. L'organisme risque alors d'être envahi de microbes, surtout des bactéries et champignons, qu'il n'est plus capable de neutraliser, ne contrôle plus, d'où les risques d'infections localisées ou généralisées. Les défenses immunitaires étant effondrées, aucun vaccin ne peut être accepté au risque de développer la maladie que l'on veut éviter. Retenons déjà que pour qu'un vaccin soit efficace, il faut avoir un bon système immunitaire.

Les sida-a, un concept très concret

Arrêtons-nous sur ce concept génial du prix Nobel Luc Montagnier. À partir de sa découverte du virus du sida et de ses conséquences, le virologue a conçu le parallélisme avec ce qu'il nomme le « sida-a » ou « Syndrome d'immunodépression associé à l'âge »[1], c'est-à-dire au vieillissement naturel.

Il est très étonnant de prendre conscience aussi tardivement en notre humanité de ce qui constitue les bases de notre santé corporelle : nos défenses immunitaires, notre patrimoine de santé.

Elles se déclinent comme une grande armée très pacifique, très organisée, parfaitement conçue.

La première des précautions à prendre est donc de préserver son système immunitaire, avec toutes ses capacités, en parfait état. Or, beaucoup de personnes, au premier rang desquelles les personnes âgées, sont en stress oxydant, un facteur de dépression des défenses immunitaires.

Cet état, lié à une alimentation industrielle pour le plus grand nombre et pauvre en antioxydants, ou à l'effet du vieillissement, peut être compensé par l'absorption de fruits et légumes frais et également par la prise d'antioxydants : voilà un premier message facile à appliquer, les premières armes, simples, à mettre en œuvre contre les pandémies annoncées.

1. Pour en savoir plus : Luc Montagnier, avec la collaboration de Dominique Vialard, *Les combats de la vie. Mieux que guérir, prévenir*, éditions JC Lattès, 2008, et éditions du Livre de Poche, 2009.

Notre patrimoine immuno-logique : actif et permanent

Nos défenses sont partout dans notre corps, très bien organisées, à première vue complexes, même très complexes car très actives et mouvantes. Elles circulent à la vitesse de nos circulations sanguine et lymphatique selon les besoins et selon les agressions.

Elles ont été conçues pour nous protéger, on peut dire, de façon naturelle. Et elles reposent notamment sur nos capacités d'auto-guérison.

Toute personne intéressée par sa santé est capable de comprendre ce système et surtout d'en tenir compte pour son présent et son avenir, ainsi que pour sa famille.

Notre immunité fonctionne grâce, d'abord, à nos cellules circulantes, celles présentes dans le sang, qui se diffusent partout et ont un rôle protecteur. S'y ajoutent des organes spécialisés au service de toutes nos défenses immunitaires.

Le patrimoine de résistance que nous ont transmis nos ancêtres est malheureusement en train de s'amoindrir, du fait des changements d'environnement, de nos comportements, et peut-être aussi, paradoxalement, des progrès de la médecine qui veut tout gérer et ne cherche pas assez à tenir compte de la nature. Regardez les piluliers, remplis de comprimés à consommer, dans les EHPAD[2] et autres maisons de retraite qui font vivre beaucoup de pharmacies. Sans compter les iatrogénies[3], responsables d'un nombre non négligeable de décès dans ces maisons. Toutes populations confondues, l'iatrogénie médicamenteuse serait responsable chaque année en France de plus de 10 000 décès (trois fois plus que les accidents de la route) et de plus de 130 000 hospitalisations…

Une véritable écologie scientifique doit nous permettre de prendre conscience des abus thérapeutiques. « Science sans conscience n'est que ruine de l'âme », disait Rabelais… En premier lieu, douloureusement, de notre corps.

---

2. Un pharmacien ami nous disait récemment qu'il passait plus de la moitié de ses journées à remplir les piluliers des maisons de retraite et que cela le faisait vivre…

3. La iatrogénie médicamenteuse correspond aux effets indésirables des médicaments, d'autant plus nombreux que les personnes âgées reçoivent énormément de médicaments inutiles.

Toutes les nouvelles maladies chroniques se sont engouffrées dans nos fragilités, liées plus à l'épigénétique qu'à la génétique, donc à nos comportements conscients ou inconscients, et à notre environnement.

Ainsi, nos défenses naturelles ne sont plus à la hauteur des attaques qu'elles subissent. Lorsque notre immunité vacille, et si le phénomène apparaît généralisé, c'est notre santé qui trinque.

Le concept « antigènes - anticorps », un combat à notre portée

Les combattants, nous le verrons, sont nos bataillons de globules blancs. Ils sont capables de se spécialiser, de mémoriser les intrus, d'en tolérer certains pour en anéantir d'autres. On peut donc distinguer ce qui appartient au corps, le « soi », du « non-soi » qui lui est étranger. Quand les antigènes se retournent contre soi, on parle d'auto-antigènes et alors de maladie auto-immune.

Retenez déjà que tout corps étranger incompatible avec l'organisme est, au sens immuno-logique, un antigène qui déclenche la formation d'anticorps par le système immunitaire. Les antigènes qui déclenchent une réponse immunitaire sont dits « immunogènes ».

Les anticorps sont soit des protéines spéciales nommées immuno-globulines fabriquées par des cellules spécialisées, soit des cellules elles-mêmes, le plus souvent des lymphocytes, qui ciblent spécifiquement les intrus pour les détruire.

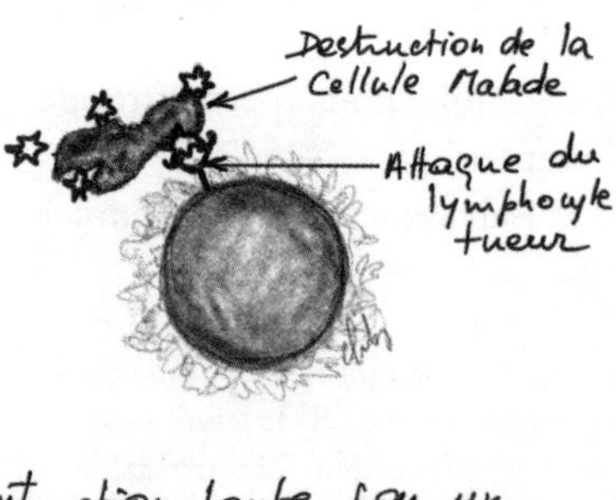

Destruction lente par un lymphocyte

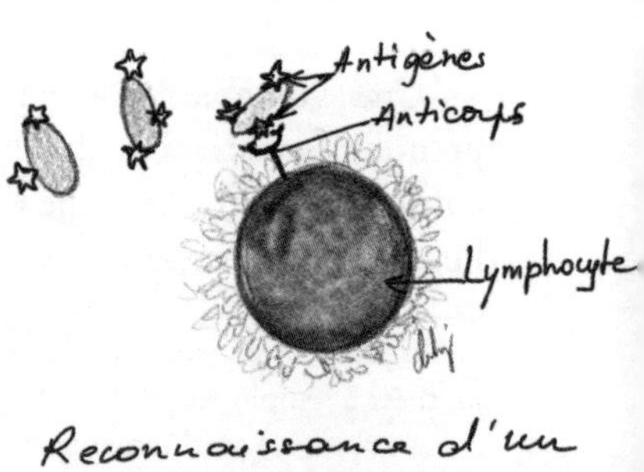

Reconnaissance d'un Antigène

Les allo-antigènes sont importants dans les greffes, où ils cherchent à être tolérés. Il faut associer cependant presque toujours un traitement immunosuppresseur pour qu'ils le soient.

L'organisme peut aussi produire des auto-antigènes dans les maladies auto-immunes avec auto-anticorps qui peuvent détruire ou ralentir le fonctionnement d'un organe tel la thyroïde, mais aussi les reins, le système nerveux central ou périphérique, l'intestin…

On peut donc distinguer ce qui appartient au corps le « soi », du « non-soi » qui lui est étranger. Quand les antigènes se retournent contre soi, on parle d'auto-antigènes.

La lutte antigène-anticorps, c'est la mission du système de défense. Évidemment, c'est l'anticorps qui doit gagner la partie pour notre santé.

Ce concept est la base de la vaccination. L'apport d'un antigène bactérien ou viral, d'un parasite dont l'organisme n'a pas besoin, crée en réaction la fabrication, par des cellules immunocompétentes, d'anticorps destinés à détruire la bactérie, le virus, les champignons ou le parasite.

Le saviez-vous ? Au début de la vie, les cellules immunitaires, les lymphocytes, sont naïfs mais capables de se spécialiser face aux agresseurs. Parmi les cellules du sang, ce sont les familles de globules blancs ou des organes spécialisés qui sont capables de repérer les dangers et de les mémoriser sur leurs récepteurs et donc de les reconnaître. Elles réagissent contre les antigènes du non-soi en fabriquant des anticorps.

À partir de la conception, on compte environ 1 000 jours pour que le système immunitaire du nourrisson ait acquis naturellement sa maturité, soit à l'âge de deux ans.

Les déficits immunitaires se multiplient : des batailles perdues

Les déficits immunitaires sont de plus en plus nombreux aujourd'hui, à la source de toutes les maladies, qu'il s'agisse des infections, des nombreuses allergies, des maladies auto-immunes[4], des cancers et de la maladie la plus symbolique de l'atteinte majeure de l'immunité : le sida.

Beaucoup de questions se posent, tant au niveau des habitudes alimentaires que des pollutions environnementales et l'on peut ajouter aujourd'hui des pollutions médicales du fait des énormes abus de prescriptions. Ces pollutions perturbent l'immunité plus qu'elles ne la stimulent.

Le patient, même non malade, est devenu un client-acteur inconscient qui fait vivre Big Pharma car il est réduit à être un consommateur de cachets et pilules prescrits inutilement dès le plus jeune âge, et trop souvent à vie.

La bataille mondiale contre le coronavirus CoV-2

« On croit difficilement au fléau quand il vous tombe sur la tête[5]. »

Nous avons vécu l'urgence sanitaire de décembre 2019 à 2021. Du jamais vu ! Un virus invisible a menacé notre humanité.

4. Elles peuvent atteindre par susceptibilité génétique et influences épigénétiques : le système nerveux (sclérose en plaques, Alzheimer, Parkinson, démences fronto-temporales) ; la peau (lupus érythémateux, sclérodermie) ; les muscles (fibromyalgie, polymyosite, myofasciite à macrophages...) ; les articulations (spondylarthrite, polyarthrite...) ; le tube digestif et ses annexes (maladies de Sjögren des glandes salivaires, de Crohn, maladie cœliaque, rectocolite hémorragique, hépatite, pancréatite) ; la thyroïde (thyroïdite de Hashimoto). Toutes peuvent s'expliquer selon les susceptibilités génétiques et les fragilités épigénétiques de chacun.

5. Albert Camus, *La Peste*.

Il a surtout atteint nos voies respiratoires, à tel point que notre pays n'avait pas assez de lits de réanimation, à tel point aussi que seulement 30 % de ceux qui ont été mis sous assistance respiratoire en sont sortis vivants.

Les cinq continents ont été confinés. Tous les jours, les statistiques mondiales tombaient : des morts et encore des morts… Et ceux qui mouraient « naturellement » dans les EHPAD ont été comptabilisés « décès dus au Covid » sans la moindre preuve. Pourquoi ?

Après la Chine et les pays asiatiques, l'Europe a reçu la tempête, puis les Amériques, l'Afrique et l'Australie… Une « guerre biologique », contre un invisible virus devenu réalité.

Un seul mot d'ordre a été donné : la distanciation sociale avec l'isolement, le masque, et se laver les mains avec un produit très vite introuvable… il n'y avait rien d'autre.

À aucun moment les représentants de l'État n'ont donné des conseils thérapeutiques : ils ont terrorisé la population à tous les âges de la vie, surtout ceux atteints de comorbidités…

Les ennemis coronavirus : CoV-1, MERS-CoV et actuellement CoV-2 (responsable de la Covid-19)

Les premiers coronavirus ont été identifiés dès 1937 chez les oiseaux, en 1946 chez les chauves-souris (réservoirs naturels de ces virus), et chez l'humain venant des animaux (chauves-souris) vers 1965 et plus récemment, et officiellement, du pangolin en 2019 (hypothèse de plus en plus abandonnée).

Ce sont de grands virus à ARN en forme de couronne munie d'aspérités en périphérie, avec à leur pourtour, pour l'actuel CoV-2, différentes protéines à leur surface, S de Spike, M, E et N destinées à pénétrer – surtout la S – les cellules du système respiratoire, les pneumocytes.

Ces virus sont entourés d'une capsule lipidique protectrice, ce qui explique que le savon, dont il est conseillé de faire grand usage, les détruise en désintégrant cette couche grasse. Tout comme l'alcool, présent au moins à 60°.

Chez nous les humains, ces virus ont un tropisme essentiellement respiratoire qui les rend très dangereux. On peut parler de pneumo-virus, atteignant le haut ou le bas des voies respiratoires.

Le saviez-vous ? Les coronavirus tirent leur nom des pointes en forme de couronne tapissant leur surface. Les coronavirus humains ont été identifiés pour la première fois au milieu des années 1960.
Sept coronavirus peuvent infecter les hommes.
D'abord quatre coronavirus assez communs et peu dangereux :
- Le 229E.
- Le NL63.
- Le OC43.
- Le HKU1.

Les affections qu'ils provoquent se manifestent principalement par des symptômes de types grippaux. Ils seraient la cause de 15 à 30 % des rhumes courants.
Trois autres coronavirus humains, plus virulents, sont apparus dès le début des années 2000 :
- SRAS (SARS en anglais)-CoV (le coronavirus qui cause le Syndrome respiratoire aigu sévère, ou SRAS, qui s'est répandu en 2003). Il a causé la mort de 10 % des personnes atteintes.
- MERS-CoV (le coronavirus qui cause le syndrome respiratoire du Moyen-Orient, ou MERS, apparu en 2012). Il a causé la mort de 37 % des personnes atteintes.
- SRAS-CoV-2, le nouveau coronavirus qui cause la maladie à coronavirus 2019, ou Covid-19. Il a causé la mort d'au grand maximum 2 % des personnes atteintes.

La chronologie des corona dangereux

Une première alerte au coronavirus très sérieuse a eu lieu en Chine fin 2002-2003

Elle a atteint 8 000 personnes et 800, soit 10 %, sont décédées de troubles respiratoires gravissimes. On a étiqueté le virus et la maladie : SDRAS = Syndrome de détresse respiratoire aiguë sévère due au coronavirus nommé aujourd'hui CoV-1.

Selon le directeur scientifique de l'institut Pasteur, le Pr Olivier Schwartz, un candidat vaccin aurait été mis au point dans cette prestigieuse maison à cette période. Une déclaration d'invention et un brevet auraient même été déposés en 2004, mais trop tard ! Ce candidat vaccin n'aura pas eu le temps d'être expérimenté chez l'humain, car l'épidémie fut maîtrisée en Asie et au Canada.

Les recherches se sont-elles arrêtées ? Quels résultats chez l'animal, car un vaccin est un produit de santé qui doit être testé préalablement dans des modèles animaux ? Il y a seize ans, il n'y avait pas d'urgence. Aucune nouvelle officielle, même le Collège de France s'en est étonné en avril 2020…

Olivier Schwartz a refusé les théories complotistes qui circulaient sur Internet, traduisant une grande inquiétude. Il affirmait, sans la moindre preuve, que le coronavirus n'a pas été créé par l'homme. Il affirmait aussi que le laboratoire P4 à Wuhan – construction franco-chinoise débutée en 2011 et inaugurée en février 2017 avec notre Premier ministre et le directeur de l'INSERM, époux de la ministre de la Santé Agnès Buzyn – travaillait avec des virus très dangereux.

Un laboratoire « ultrasécurisé inscrit dans le contexte d'un accord franco-chinois en matière de prévention et de lutte contre les maladies infectieuses émergentes, signé à Pékin le 9 octobre 2004, placé sous l'autorité d'un comité de pilotage franco-chinois, sous la responsabilité d'un directeur chinois[6] ».

Une seconde alerte au coronavirus, plus grave, a eu lieu en Arabie saoudite, en 2014

Elle a tué au moins 35 % des 2 500 personnes atteintes. Le virus en cause a été dénommé MERS-CoV, venant des chauves-souris, transmis au dromadaire et de son lait cru à l'homme.

Ces deux alertes n'ont pas servi de leçon ni à la Chine, ni à l'Europe où siège l'institut Pasteur, grand spécialiste des vaccins, ni, plus grave encore, à l'OMS.

6. https://twitter.com/MinSoliSante/status/1240239777925881856

On peut s'interroger quant à la pertinence de laboratoires ultra-sécurisés entre des mains humaines? Est-ce bien sage quand on connaît les risques de fuites, volontaires ou non, et aussi la folie des hommes?

La Covid-19 ou CoV-2 vient de Chine

Ce virus est mille fois plus contagieux que les précédents CoV et aussi dangereux pour nos voies respiratoires.

Une immense ville comme Wuhan, qui compte pas moins de 12 millions d'habitants, une province, Hubei, de 58,5 millions d'habitants, ont été confinées tardivement mais efficacement si l'on nous a dit la vérité. Tout a commencé, nous dit-on, au marché aux animaux sauvages de Wuhan le 8 décembre, et l'épidémie semble avoir été contenue le 19 mars, soit en trois mois et demi.

Le virus pourrait atteindre la moitié de la population mondiale, être responsable de troubles respiratoires hauts, de type grippal, ou bas, avec risques de pneumonies très graves dans 15 % des cas. Fin 2020, on sait que le taux de mortalité ne dépasse pas 2 % des personnes atteintes.

On a parlé d'emblée de forme S bénigne qui atteint les voies respiratoires hautes chez 30 % des personnes, et de forme L qui peut en toucher 70 % et être beaucoup plus grave.

Trois pays en Asie ont su prévenir la catastrophe (et éviter une deuxième vague en fin d'année)

La République de Chine, Taïwan, a réagi en premier. Elle avait eu, en 2014-2015, 37 morts du SRAS-CoV-1 parmi ses 23 millions d'habitants.

À 200 km de la Chine, ce pays peu confiant dans son grand voisin ni, ce qui est plus grave, dans l'OMS, n'a pas attendu pour prendre des mesures de confinement exceptionnelles. Ainsi, Taïwan a détecté officiellement 553 cas à la Covid-19 avec 7 décès au 30 octobre 2020[7].

La Corée du Sud, avec ses 51,5 millions d'habitants, méfiante face à la Chine et à la Corée du Nord, a su elle aussi anticiper et protéger sa population malgré une reprise tardive de l'épidémie : avec 250 000 tests, 26 385 cas détectés et 463 décès au 30 octobre 2020. Et ce pays n'a pas confiné sa population !

La République de Singapour, avec 5,6 millions d'habitants : au 24 mars 2020, 155 personnes étaient désormais guéries sur les 558 cas de coronavirus Covid-19 confirmés dans la ville-État. Seulement 2 décès étaient alors à déplorer. Au 30 octobre 2020, après un regain, 58 003 cas étaient recensés, pour « seulement » 28 décès.

Le saviez-vous? Notons qu'avec la Nouvelle-Zélande en Océanie voisine, qui elle aussi a su se protéger (25 décès pour 1 950 cas au 30 octobre 2020), trois de ses quatre pays (avec Taïwan et Singapour) sont dirigés par des femmes ! Ajoutons que la présidente de Taïwan, madame Tsai Ing-wen, a pour vice-Premier ministre un épidémiologiste, Chen Chien-jen, qui l'a remarquablement épaulée. On pourrait ajouter à cette liste un autre pays dirigé par une femme qui s'en est relativement bien sorti comparé à ses voisins européens : l'Allemagne, avec 10 359 morts sur un peu plus de 506 381 cas au 30 octobre 2020, contre 36 058 morts en France sur 1 327 853 cas à la même date.

Le retard européen et de l'OMS

L'Europe et l'OMS se sont réveillés malheureusement au dernier moment face à ce qui est devenu une pandémie extrêmement grave, le 11 mars 2020, quand beaucoup de pays se sont confinés.

La cause de ce retard vient de la divergence des avis scientifiques pourtant hyperspécialisés, mais loin du terrain des malades :

7. Source des chiffres cités : site Covid-19 Dashboard by the Center for Systems Science and Engineering (CSSE) at Johns Hopkins University (JHU). https://gisanddata.maps.arcgis.com/apps/opsdashboard/index.html#/bda7594740fd40299423467b48e9ecf6

immunologistes, virologues, infectiologues, pneumologues, santé publique-épidémiologie, en France surtout concentrés sur Paris à deux pas des studios médiatiques, et pour beaucoup d'entre eux avec des liens d'intérêt avec les laboratoires fabricants de vaccins.

Ils ont envahi les plateaux de télévision, se sont lamentablement disputés, et ont fait fortement hésiter et retarder les justes décisions politiques en France et une bonne partie de l'Europe. Ajoutez à cela deux conseils scientifiques pas vraiment en phase auprès de la présidence de la République et vous comprenez le chaos.

Le grand public a pu ainsi se rendre compte des suffisances et insuffisances de nombreux scientifiques, fort titrés et que leur parole médiatisée à outrance pouvait être dépendante de lobbies financiers d'une extrême puissance.

Un documentaire présenté sur la chaîne de télévision d'Arte en septembre 2020 en dit long sur le sujet[8].

Confinement, déconfinement et reconfinement...

Le confinement de la planète entière a-t-il été utile? Certainement pour contenir la pandémie, parce que nous n'avions ni assez de masques (jetés par des ministres irresponsables) ni assez de lits de réanimation pour les patients les plus graves. Ce fut surtout vrai pour la France.

Mais chaque hiver, chaque prochain coronavirus nous poussera-t-il de nouveau à nous calfeutrer, fermer les restaurants et les bars au prix de casser l'économie et de faire plus de mal qu'avec un virus qui ne nous veut pas tant de mal que cela?

Le Pr Jean-François Toussaint souligne que les pays qui n'ont pas confiné ont eu dix fois moins de morts que ceux qui ont confiné (6 000 décès en Suède alors qu'annoncé publiquement 70 000, donc une erreur de 90 %!).

Les médias confondent allègrement les cas et le nombre de tests positifs. Plus on teste, plus on a évidemment de tests positifs, sans compter les faux positifs ou négatifs qui existent également.

8. https://www.arte.tv/fr/videos/085428-000-A/big-pharma-labos-tout-puissants/

Fin septembre 2020, le ministre allemand de la Coopération économique et du Développement, Gerd Müller, a dit que : « Les mesures de confinement dans le monde entier finiraient par tuer plus de personnes que le coronavirus lui-même[9]... » et que la réponse à la pandémie mondiale avait entraîné « l'une des plus grandes » crises de la faim et de la pauvreté de l'histoire.

En France, outre le doublement estimé du nombre de pauvres en 2020 (plus de 10 millions), au moins 20 % de Français souffraient de troubles dépressifs fin novembre à la fin du deuxième confinement, selon Santé Publique France, soit deux fois plus qu'en septembre de la même année. Et l'on recensait une explosion des addictions, une hausse inquiétante du nombre de suicides et un grand nombre de cas de stress post-traumatique chez les patients touchés aussi bien que chez les soignants (Cf. l'émission « Ce virus qui rend fou » sur BFMTV le 1er décembre 2020).

Un exemple criant parmi bien d'autres : aux Philippines, pays qui a subi l'un des plus longs et des plus stricts confinements à compter de la mi-mars (toujours pas levé en décembre 2020), plus de 5 millions de personnes se sont retrouvées démunies et affamées à Manille (1 000 fois plus que les 5 000 morts de la Covid en septembre).

De nombreuses personnes errant dans les rues de la mégapole, sans aucun moyen de subsistance, sans aucune aide, et plus de 10 millions, toujours dans la seule capitale (le pays compte 120 millions d'habitants), ont perdu leur emploi. « Je n'ai pas peur du coronavirus, j'ai peur que ma famille meure de faim », lançait

9. Interview au journal allemand *Handelsblatt* : « Nous prévoyons 400 000 décès supplémentaires dus au paludisme et au VIH cette année sur le seul continent africain », a souligné Müller, ajoutant que « un demi-million d'autres personnes mourront de la tuberculose ». Et : « L'Europe a décidé de soutenir sa propre économie avec des programmes d'une valeur d'environ deux mille milliards d'euros. Aucune aide supplémentaire n'est prévue pour l'Afrique. Cela nous rattrapera. »

une mère éplorée dans un documentaire télévisuel d'une chaîne singapourienne[10].

En Angleterre, le professeur Richard Sullivan a averti « qu'il y aurait plus de décès par cancer au Royaume-Uni que de décès par coronavirus totaux en raison de la restriction de l'accès des personnes aux dépistages et aux traitements à cause du confinement ». De même pour le professeur Karol Sikora, un cancérologue consultant du National Institute of Health : « Il pourrait y avoir 50 000 décès supplémentaires dus au cancer en raison de la suspension des dépistages de routine pendant le confinement. » Pour des analystes en Afrique du Sud, « les conséquences économiques du confinement du pays entraîneraient la mort de vingt-neuf fois plus de personnes que le coronavirus lui-même ».

Retenons qu'il n'est pas démontré scientifiquement que le confinement est efficace. On se demande même si masques et confinement ne sont pas des freins pour l'acquisition de l'immunité générale qui est toujours l'objectif à atteindre en cas d'épidémie, quelle que soit son importance.

Que retenir ?

Notre soi, notre corps, est suffisamment bien organisé pour se défendre contre des éléments qui ne lui appartiennent pas, le non-soi, car nous ne vivons pas dans une atmosphère stérile.

Le non-soi est constitué d'une multitude de germes, bactéries, virus, champignons, parasites et de particules environnementales plus ou moins toxiques. Ce sont des antigènes auxquels nous devons nous adapter tant bien que mal.

---

10. « Covid-19 In Philippines : The Starving Urban Poor. What Went Wrong? » (« Les pauvres urbains affamés. Qu'est-ce qui ne s'est pas bien passé ? »), « *Insight* », *CNA TV*, visible sur YouTube en anglais.

L'adaptation au non-soi, c'est le rôle des cellules du système immunitaire, qui fabriquent des anticorps généralistes (les immunoglobulines) ou spécifiques contre l'agresseur.

Face aux coronavirus, ce sont les personnes les plus fragilisées sur le plan immunologique qui ont développé les formes les plus graves de la Covid-19.

La bataille mondiale contre les coronavirus, présents et à venir, exige de bien connaître et comprendre le fonctionnement des défenses immunitaires qui appartiennent à chacun d'entre nous. Celles de l'enfant sont naturellement les meilleures et, après la conception, mettent 1 000 jours à devenir matures, soit le temps de la grossesse et en plus deux années entières.

La deuxième vague est une réalité qui démontre que nous serons tous touchés par le CoV-2 et qu'il faut éviter la Covid-19.

À partir de septembre 2020, les autorités françaises puis européennes ont véritablement préparé le grand public à une deuxième vague aussi dure que la précédente. Les masques obligatoires, le lavage des mains très fréquent, la distanciation, le couvre-feu à 21 heures sur les deux tiers du territoire, le télétravail le plus large et, si vous ne suivez pas les consignes, des amendes très fortes et, surtout, des perspectives mortelles pour le maximum de personnes âgées et même de plus jeunes qui n'auraient aucune comorbidité évidente.

Tandis que la France atteignait 35 000 décès dus à la Covid-19 (bien qu'on se demande si les morts dans les EHPAD n'ont pas toutes été comptées systématiquement comme liées au CoV-2), sur la même période l'Allemagne en comptait 5 fois moins.

Pourtant elle franchissait la barre des 10 000 morts liées à la Covid-19 le 25 octobre 2020[11]. « Je dois avouer qu'un reconfinement n'est plus exclu… Nous n'avons plus beaucoup de marge et d'options », admettait ainsi le maire de Berlin, Michael Müller, le 22 octobre. On ne peut se déplacer d'une région à l'autre que si on est testé négatif au CoV-2.

11. 10 359 décès le 30 octobre 2020.

Comme au printemps dernier, l'affolement a gagné la France. Le 21 octobre, 41 593 contaminations dans une seule journée (ce qui ne veut pas dire maladie Covid-19), 1 754 nouvelles hospitalisations, 284 nouvelles admissions en réanimation, 138 nouveaux décès. Ces chiffres dessinaient une nouvelle vague épidémique.

Toutes les régions françaises étaient en tension à la fin octobre. 25 % des interventions chirurgicales étaient déprogrammées. 50 à 60 % des lits de réanimation étaient occupés par des lits covid. La deuxième vague serait moins haute (moins de morts), mais plus étalée dans le temps.

À noter avec nos collègues : « 70 % ont moins de 65 ans, ils sont plus jeunes que lors de la première vague. On a toujours autant d'hommes, à 80 % », détaille le professeur Lionel Velly, numéro deux du service de réanimation polyvalente de la Timone à Marseille. « Lors de la première vague, 50 % des patients avaient besoin de la réanimation, actuellement on en est à 35 % et la réanimation est encore de plusieurs semaines, ce qui bloque les lits de réanimation. On compte 60 formes graves de Covid-19… »

Booster son système immunitaire sera le meilleur moyen d'éviter la Covid-19 et si elle survient, il faut être traité dès les premiers signes pour éviter la réanimation respiratoire.

Chapitre 3

Les positions anatomiques de nos défenses

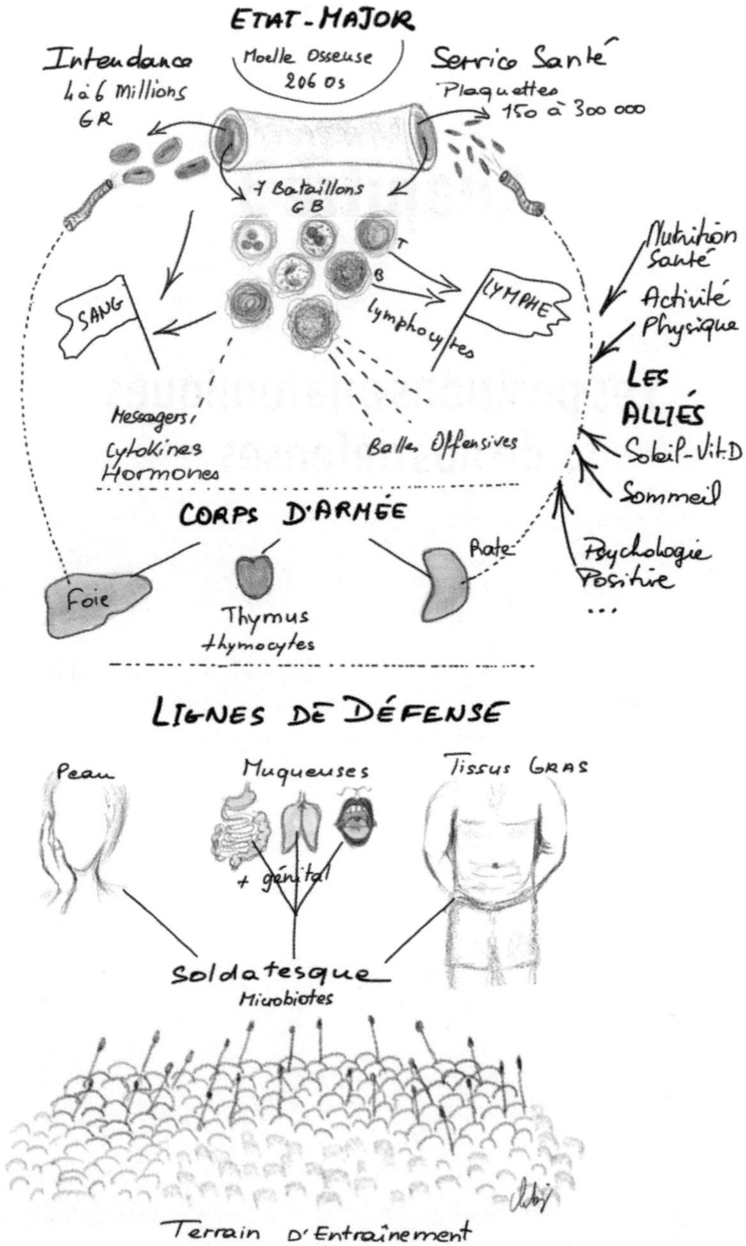
ETAT-MAJOR
Moelle Osseuse
206 Os
Intendance
4 à 6 Millions
GR
Service Santé
Plaquettes
150 à 300 000
7 Bataillons
GB
T
B
SANG
LYMPHE
lymphocytes
Messagers :
Cytokines
Hormones
Balles Offensives
Nutrition Santé
Activité Physique
LES ALLIÉS
Soleil-Vit.D
Sommeil
Psychologie Positive
...
CORPS D'ARMÉE
Foie
Thymus
thymocytes
Rate
LIGNES DE DÉFENSE
Peau
Muqueuses
+ génital
Tissus GRAS
Soldatesque
Microbiotes
Terrain D'Entraînement

« Le pneuma, la force vitale [...] est la plus grande force
de cohésion et d'action de tout ce qui existe.
L'espace est formé d'énergie vitale éthérée [...],
qui donne la vie aux hommes et
établit les défenses naturelles dans les maladies[1]. »

Dr Paul CARTON,
médecin français (1875-1947)

Passons en revue l'armada de nos défenses immunitaires

Nos défenses sont une armée de l'ombre en ordre de marche :

- L'état-major ordonnateur dans la moelle osseuse.
- L'intendance des globules rouges qui circulent à grande vitesse.
- Les gardiens, les sept bataillons de globules blancs avec leurs spécialistes.
  1. Les tireurs d'élite de la famille des polynucléaires (ou granulophiles).
  2. Les lance-flammes de la famille des basophiles.
  3. Les artilleurs de la famille des éosinophiles.
  4. Les sous-officiers et officiers de la famille des lymphocytes B (sous-officiers) et les lymphocytes T (officiers).
  5. Les légionnaires de la famille des monocytes et macrophages
  6. Les cavaliers blindé-tireurs de la famille des cellules « dendritiques » (*dendritic cells*).
  7. Les chars d'assaut de la famille des mastocytes.
- Le service Santé avec les plaquettes.
- Les fantassins dans la lymphe qui prend son temps.
- Les trois corps d'armée dans le foie, le thymus et la rate.

1. *L'essentiel de la doctrine d'Hippocrate*, Extrait de ses œuvres, éd. Le François, 1933.

- Les sentinelles avec les 600 ganglions bien positionnés.
- Les messagers avec les immunoglobulines informatrices.
- Les trois lignes de défense : la peau, le tissu gras, les muqueuses.
- Les balles offensives avec les nombreuses cytokines (Interferons et Interleukines) et 47 familles de chimiokines, recruteurs de cellules défensives et offensives.
- Les alliés dans toute guerre potentielle ou réelle : les défenses hormonales, antioxydantes et psychologiques.
- La soldatesque des microbes et leur terrain d'entraînement.

Pour la construction et le fonctionnement des défenses immunitaires, il faut distinguer cinq grandes périodes dans notre vie : avant la naissance, les deux premières années de vie, l'enfance et l'adolescence (jusqu'à 15 ans), l'âge adulte et la vieillesse.

Avant la naissance

Dans l'utérus maternel, dans l'environnement stérile du liquide amniotique, nos cellules sont encore naïves immunologiquement : cela veut dire qu'elles n'ont pas encore rencontré d'antigène. Vivant dans un milieu stérile, elles ne « verront » des antigènes (très nombreux) qu'après la naissance.

Toutes nos cellules circulantes apparaissent le premier mois de la vie. Ce sont les cellules-souches ou en anglais « *stem cells* », issues de la première cellule multipotente, ou totipotente dite zygote, qui est l'union du spermatozoïde paternel et de l'ovule maternel (l'œuf humain). Cette première cellule-souche possède en son génome toutes les potentialités pour un siècle de vie humaine.

Cette première cellule est capable de se différencier d'abord en cellules dites immunologiquement « naïves », car l'embryon est parfaitement protégé par sa mère, dont les protections immunologiques traversent le placenta.

Selon les besoins du petit organisme qui se développe vite, se forment en permanence les cellules sanguines – c'est ce que l'on nomme l'hématopoïèse[2] – et les cellules des autres organes.

C'est la santé de la mère qui transfère ses propres défenses, oxygène et anticorps protecteurs tout au long de la grossesse, à l'enfant à naître, puis pendant tout le temps de l'allaitement.

Pendant ces 270 jours de grossesse en moyenne, tous les organes se mettent en place, irrigués par la circulation sanguine venue du placenta, entretenue par la mère, mais indépendante d'elle. Le filtre actif, le placenta, construit par le nouvel être en formation est l'interface entre eux.

La première « fabrique » des globules du sang se situe dans le foie et la rate.

En effet, tandis que votre cœur primitif est en place au 22e jour de votre vie embryonnaire, le sang provient d'abord du foie et de la rate dès la fin de la troisième semaine de vie *in utero,* bien avant la moelle osseuse qui va se former un peu plus tard avec le système osseux.

Après la naissance, des cellules de moins en moins naïves, dans l'environnement naturel

Finie la naïveté des cellules, en route pour l'immunocompétence !

Les cellules deviennent immunocompétentes pour nous protéger tout au long de notre vie. Elles vont commencer à mémoriser les éventuels agresseurs qui nous entourent. Nous ne vivons pas dans une atmosphère stérile, comme les patients atteints de cancer, enfermés en bulle ou chambre stérile pour recevoir, après des chimiothérapies massives, une greffe de moelle osseuse.

Face aux agresseurs éventuels, nos cellules vont fabriquer leurs propres défenses sous forme d'anticorps nombreux et puissants.

2. Du grec ancien *haíma, haímatos*, « sang », et *poïesis*, « création ».

Elles seront capables de les libérer tout au long de la vie, car elles ont acquis mémoire et compétence.

Pour cela, le thymus (comme nous le verrons), surtout au début de la vie, peut être considéré comme un corps d'armée capable de donner aux lymphocytes T la mémoire dont ils ont besoin pour être immunologiquement efficaces.

Les cellules du sang, très nombreuses, seront chargées de fonctions immunologiques particulières. Dès la naissance, le fragile système osseux est en place : l'hématopoïèse se développe alors dans la moelle osseuse, qui remplace totalement foie et rate pour fabriquer tous les globules du sang.

Heureusement, si la moelle osseuse est un jour ou l'autre défaillante, la rate et le foie peuvent partiellement la remplacer : c'est *l'hématopoïèse hépato-splénique.*

Nous verrons que nos cellules sont exigeantes, chacune avec son rôle particulier.

La source des cellules du sang est dans la moelle osseuse

Là est le chef d'état-major de nos défenses. Dans la cavité intérieure de l'os, nommée canal médullaire, la moelle osseuse se forme lentement dès la huitième semaine de vie, sans être active. Elle ne prend le relais du foie que partiellement et progressivement à partir du quatrième mois de vie intra-utérine, recevant les cellules issues du foie et de la rate.

La moelle osseuse est un tissu semi-osseux, ressemblant à une éponge, c'est pourquoi il est dit spongieux. C'est le berceau de naissance de tous les globules du sang.

Comme cet intérieur de l'os est riche en graisse, on distingue la moelle jaune[3] protectrice de la moelle rouge, qui fabrique les

3. Lors des fractures des os longs et des os du bassin surtout, la sortie du tissu graisseux de l'intérieur de l'os risque de migrer dans la circulation sanguine et peut être responsable d'*embolie graisseuse*, par obstruction des vaisseaux. Elle peut être dangereuse quand il s'agit des gros vaisseaux, à l'origine d'embolie par passage de fragment(s) de tissu gras dans la circulation, ce qui impose un traitement anti-coagulant préventif.

globules du sang. Elle en fabrique sans cesse, jour et nuit, tout au long de notre vie.

Dès l'âge de quatre ans, tous les os ont une activité *hématopoïétique* capable de fabriquer non-stop les globules du sang. Cette capacité est fortement présente dans les os longs, les os plats du sternum, des omoplates, du bassin, les côtes, les vertèbres et même les plus petits os des doigts des mains et des pieds.

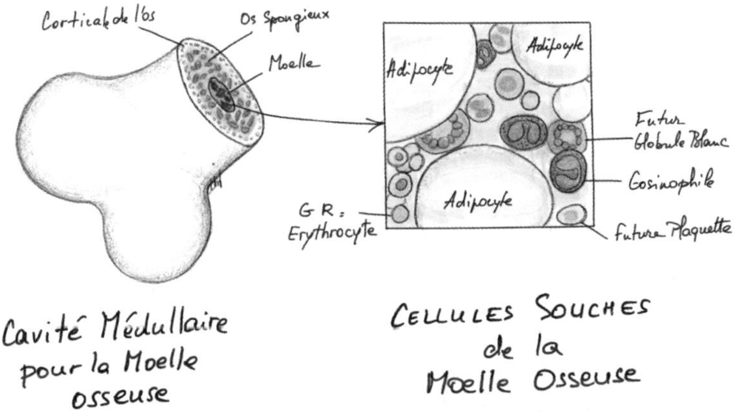

On doit distinguer les cellules circulantes, des cellules appartenant ou issues d'organes spécialisés.

Deux circulations sont essentielles : celle du sang, qui a un débit très rapide de 5 à 6 litres par minute, et celle de la lymphe, beaucoup plus lente, de 2 à 4 litres par 24 heures.

L'état-major ordonnateur est dans la moelle osseuse

Le saviez-vous? À l'âge adulte, la moelle osseuse fabrique 350 à 1 000 milliards de cellules sanguines par jour, qui viennent remplacer les cellules qui ont fini leur vie. Leur durée de vie varie selon leur rôle : les globules rouges vivent 120 jours, les globules blancs 1 à 2 semaines, parfois plus, les plaquettes une dizaine de jours.

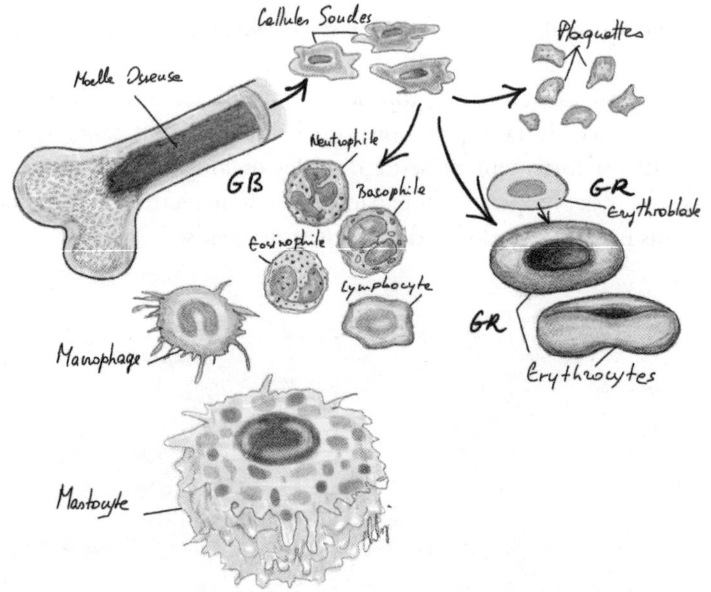

L'ETAT-MAJOR de la MOELLE OSSEUSE

Une discipline : l'hématologie – et sa suite logique, l'immunologie

La moelle osseuse fabrique donc, tout au long de la vie, toutes les cellules du sang. Ainsi, toute pathologie de la moelle osseuse retentit sur ces cellules. Ces pathologies sont regroupées en une seule spécialité médicale : l'*hématologie.*

Les maladies du sang ont donc, pour la plupart d'entre elles, une origine dans la moelle osseuse qui ne fabrique pas assez ou trop de globules du sang ou des globules pathologiques. Il est donc logique que les greffes de moelle osseuse fassent partie des moyens thérapeutiques en hématologie[4].

4. Le don de moelle osseuse pour la greffe de moelle osseuse consiste à transfuser à un malade une quantité donnée de cellules-souches hématopoïétiques prélevées sur un donneur compatible. Plus de 50 % des greffes de moelle sont réalisées dans le traitement des leucémies aiguës et 3 % dans les récidives de leucémies chroniques. Le donneur doit avoir moins de 50 ans et être en parfaite santé.

L'intendance : des milliards de globules rouges (GR) oxygènent tout notre organisme – le minimum immum

On les appelle aussi hématies ou érythrocytes, ce sont les transporteurs de l'oxygène vers tous les tissus et organes.

Ils sont tous les mêmes, cellules sans noyau[5], et sont porteurs de l'oxygène à tous les tissus qui nous constituent. On compte des milliards de globules rouges à raison de 3 à 5 millions par mm^3 de sang. Ils représentent 40 à 50 % des cellules du sang et ont une couleur rouge dans le sang artériel parce qu'ils contiennent une protéine appelée hémoglobine.

L'oxygène se lie à l'hémoglobine dans les globules rouges, au niveau des poumons : c'est l'oxyhémoglobine distribuée par la circulation sanguine à tout l'organisme.

Les tissus qui se sont servis de l'oxygène, l'ont capté pour leur fonctionnement, libèrent en retour du CO_2 qui se fixe lui-même à l'hémoglobine sous forme de carboxyhémoglobine. Elle revient aux poumons pour réoxygénation.

Le saviez-vous ? L'intoxication à l'oxyde de carbone est très dangereuse car c'est un gaz incolore et inodore[6]. Son taux normal dans le sang est entre 1 et 4 %. Chez le tabagique, il atteint 5 à 10 % ; dans l'intoxication chronique plus de 10 % et plus de 15 % dans l'intoxication aiguë.

---

5. Dans la drépanocytose – du mot grec *drepanon* qui signifie « faucille » –, les globules rouges ont une forme de faucille ou de croissant. Le globule rouge sain est circulaire, alors qu'un globule rouge caractéristique de la maladie « drépanocytose » est déformé. Cette maladie héréditaire est responsable d'une anémie dite « falciforme » (forme de faucille des globules rouges) avec fatigue, gêne respiratoire par anémie, mais aussi d'obstruction des vaisseaux par la formation de caillots. C'est la *thrombose*.

6. Selon le taux d'oxyde de carbone dans le sang circulant : supérieur à 20-30 %, on observe des céphalées, nausées, vertiges et, au-delà, syncope et arrêt respiratoire, convulsions et mort, si un traitement d'urgence n'est pas réalisé, oxygénothérapie normobare ou si nécessaire hyperbare.

La durée de vie des globules rouges ne dépasse pas 120 jours. Ils se reproduisent à partir de cellules-souches spécifiques fabriquées en permanence par la moelle osseuse : les érythroblastes.

Les érythroblastes possèdent un noyau. Ils se transforment, en expulsant leur noyau, en réticulocytes qui sont les pré-globules rouges. Les globules rouges, ou hématies, n'ont pas de noyau : ils n'en ont pas besoin, nul besoin de se reproduire sur place. Ils ont 120 jours de vie devant eux.

En effet, ils ont besoin de place pour transporter la protéine qu'est l'hémoglobine (Hb) qui fixe oxygène ou gaz carbonique. Chaque seconde se reproduisent 2,5 millions de globules rouges (GR).

Le saviez-vous ? Pour être au top, nos défenses immunitaires ont besoin d'une excellente oxygénation de tout le corps, donc du bon nombre de globules rouges, soit 3,5 à 5 millions de GR par mm^3 de sang. C'est ce que nous appelons le « minimum immun ».

Les gardiens en sept bataillons de globules blancs (GB ou leucocytes[7])

Il existe sept familles de globules blancs (GB), qui sont les gardiens de nos défenses actives.

Ce sont les cellules qui ont acquis l'immunocompétence face aux agresseurs, et s'en souviennent.

Ces cellules, qui ne vivent pas plus d'une semaine pour la plupart, ont toutes un noyau, sont constituées en familles qui ont chacune un rôle spécifique.

On compte au total pas plus de 4 000 à 7 000 globules blancs à l'état normal par mm^3 de sang. Ce sont eux qui sont en éveil et en action face à toute agression, qu'elle soit infectieuse (bactéries, virus, champignons, parasites...) ou même environnementale face aux pollutions multiples (industrielles, agricoles ou domestiques).

---

7. Leucocytes : du grec, *leukos*, « blanc », et *kutos*, « cellule ».

Ces cellules en ordre de défense sont armées de différents moyens d'action : certaines sont capables de libérer des anticorps d'activité générale ou des anticorps spécifiques, les *immunoglobulines*, ou même des substances léthales (tueuses) pour l'intrus.

La plupart envoient des informations-missiles sous la forme de *cytokines,* parfois délivrées sous forme de « tempête cytokinique ». On parle de protéines « signaux ». D'autres de ces cellules sont équipées comme des commandos de forces spéciales, notamment les cellules NK (*Natural Killers*), lymphocytes chargés de neutraliser les agents étrangers...

Parmi les globules blancs, on distingue plusieurs groupes de familles différents, les sept bataillons.

1 - Les tireurs d'élite de la famille : des polynucléaires (ou granulophiles)

Leur noyau est polylobé. Ce sont les plus nombreux, soit 70 à 75 % du total des GB. Ils contiennent des centaines d'enzymes actives selon les besoins face aux infections bactériennes.

On parle d'hyperleucocytose lors des infections appendiculaires (appendicite), des infections de la vésicule biliaire (cholécystite), du côlon sigmoïde (sigmoïdite), comme pour toutes les autres infections bactériennes localisées ou généralisées.

Les taux des globules blancs polynucléaires dans le sang montent face à une suspicion d'inflammation-infection lors de l'appendicite, du côlon sigmoïde (boucle du côlon gauche) sigmoïdite ou de la vésicule biliaire cholécystite, et plus encore dans les infections péritonéales, les péritonites.

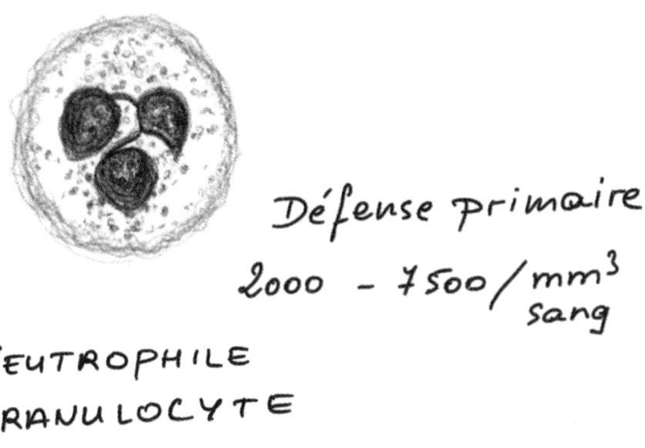

2 - Les lance-flammes de la famille des basophiles

Ils représentent 0,3 % du total des globules blancs, fabriquent deux neurotransmetteurs, l'histamine et la sérotonine. Le premier est libéré dans les syndromes allergiques. On le neutralise avec les antihistaminiques. Le second est présent dans toutes les articulations entre les neurones et joue un rôle essentiel pour la transmission de l'influx nerveux.

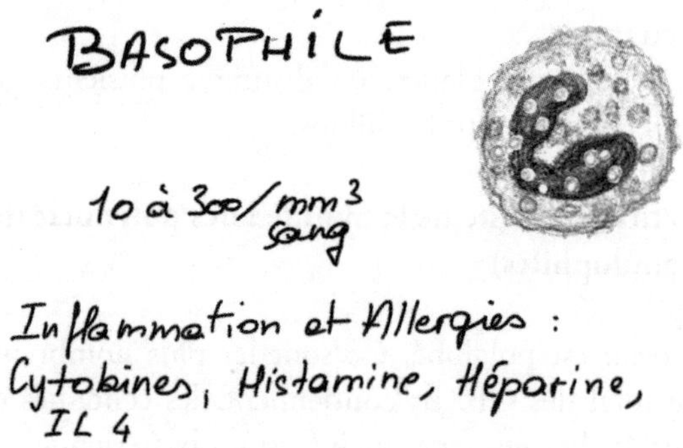

3 - Les artilleurs de la famille des éosinophiles

Ils représentent 2 à 5 % du total des globules blancs, sont spécialisés pour lutter contre les parasites et les allergies. Parmi les antigènes parasitaires, le plus fréquent parasite intestinal est l'helminthe, responsable d'helminthiase qui infecterait jusqu'à 2 milliards de personnes dans le monde.

Ces globules blancs *in vitro* ont une affinité avec un pigment rouge vif, l'éosine, qui permet de les identifier, d'où leur nom.

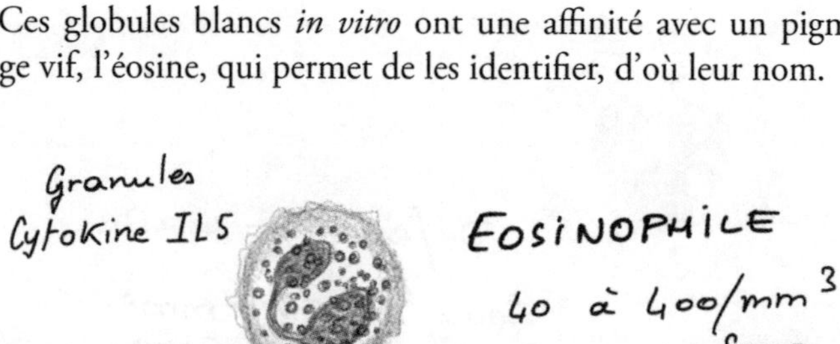

4 - Les sous-officiers et officiers de la famille des lymphocytes B (sous-officiers) et les lymphocytes T (officiers)

Les lymphocytes B, sous-officiers

Les lymphocytes, sont des familles de globules blancs (GB) présents dans la circulation sanguine, possédant de fortes capacités d'immunocompétence.

Le système immunitaire de chaque individu produit un très grand nombre de lymphocytes : leur nombre est supérieur à 10^8 chez l'être humain.

Le saviez-vous? On compte 369 familles de cellules dénommées CD[8], qui signifie « Cluster de Différenciation ». Ils différencient les nombreuses familles de globules blancs ou leucocytes dont on ne connaît pas encore toutes les fonctions. Ces cellules ont toutes une raison d'exister. Parmi elles, de très nombreux lymphocytes.
Cette classification permet d'obtenir un grand nombre d'anticorps monoclonaux spécifiques vis-à-vis des molécules de la surface cellulaire des leucocytes.
Les lymphocytes représentent 25 à 30 % du total des GB et vont jouer un rôle immunologique très particulier à partir des organes dont ils sont issus ou auxquels ils sont destinés.
À l'intérieur des os, dans la moelle osseuse, ils prendront alors le nom de lymphocytes B (B pour *bone* = « os » en anglais) ou, s'ils vont traverser le thymus, ils deviendront lymphocytes T (ou thymocytes).

8. La liste des CD a été développée en 1982 par le groupe de travail HLDA (*Human Leukocyte Differentiation Antigens*), qui a permis le typage des antigènes des leucocytes humains.

Le saviez-vous ? Les lymphocytes ont tous des capacités immunologiques. Ils sont naïfs à notre naissance. Ils acquièrent des capacités de mémorisation particulières, exceptionnelles au fur et à mesure de leur exposition à des antigènes différents. Ils vont les conserver au fur et à mesure de leur renouvellement puisqu'ils ne vivent que 8 à 10 jours. Ils sont donc capables de fabriquer des anticorps, ce sont les « immunoglobulines », et de discriminer jusqu'à 10^7 à 10^9 d'antigènes différents et armés pour les combattre !

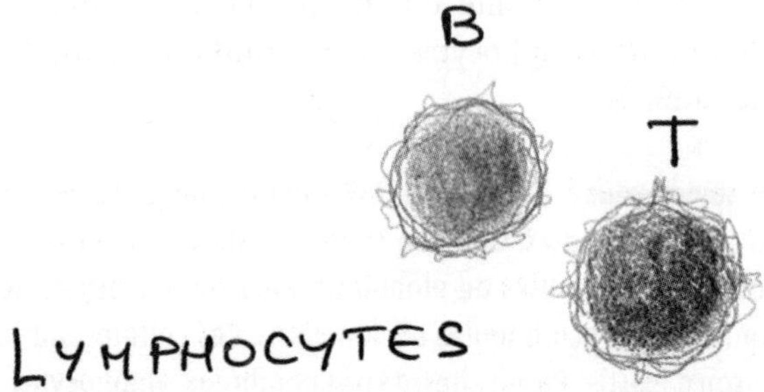

Les lymphocytes libèrent donc des protéines messagères, immunes – qui sont des anticorps ou *immunoglobulines* –, plus ou moins spécialisées selon les besoins. Elles sont nommées par ordre d'importance en quantité dans le plasma : G, A, M, D ou E. Elles font partie de l'immunité humorale, présente en permanence dans la circulation sanguine.

Le saviez-vous ? L'immunité humorale s'appuie sur la sécrétion d'anticorps libérés dans la circulation sanguine. En complément des anticorps naturels toujours présents dans la circulation mais peu puissants, l'organisme dispose d'un système de modification génétique afin que certains globules blancs puissent sécréter un anticorps dirigé contre un antigène donné, contre une protéine d'un agent bactérien ou viral. Et ce qui est génial, c'est qu'il peuvent les mémoriser pour les combattre à nouveau.

Ces cellules, les lymphocytes B, circulent essentiellement dans les ganglions lymphatiques et sécrètent des anticorps eux-mêmes circulant sous forme de protéines du sérum sanguin : l'immunoglobuline et ses différentes sous-classes. Les messagers sont donc les gammaglobulines destinées à stimuler les défenses immunitaires globales affaiblies.

Le saviez-vous ? L'immunité cellulaire repose sur une autre catégorie de globules blancs : les lymphocytes T, (T comme « thymus », l'organe dont ils dépendent). Ceux-ci sont, si nécessaire, capables d'exprimer à leur surface une molécule baptisée CD8 que nous retrouverons dans la maladie sida[9]. Ces lymphocytes, comme les cellules NK (Natural Killer = tueur naturel), présentent un pouvoir cytotoxique : ils tuent de façon spécifique les cellules infectées par un agent pathogène.

Le rôle des immunoglobulines (Ig)

Leur rôle est de se fixer sur un intrus agresseur pour le neutraliser et le mémoriser dans le but de le détruire dès qu'il apparaît puis réapparaît. Elles le rendent « appétissant » pour la cellule tueuse ou qui va le phagocyter, c'est à dire le capter, le digérer et le détruire.

En thérapeutique, les gammaglobulines (IgG, les plus nombreuses) sont destinées à renforcer une immunité insuffisante. Elles sont présentes dans la partie plasmatique du sang des donneurs.

Voici les différentes immunoglobulines (Ig) selon leurs spécialités et leurs fonctions :

- Immunoglobulines G : 75 % des Ig du sang (environ 12 g/l) avec quatre sous-classes ; traversent le placenta et protègent l'embryon. Elles patrouillent en permanence dans la circulation sanguine et sont actives à la moindre agression.

9. Il faut bien distinguer la séropositivité qui est la présence d'anticorps spécifiques antivirus du sida dans le sang, de la maladie sida quand le virus lui-même, le VIH, détruit le système immunitaire. Ce qui manque dans la Covid 19, c'est la capacité à détecter l'anticorps spécifique du Cov-2. D'où la faible fiabilité des tests et la nécessité de faire des recherches spécifiques qui pourraient permettre de savoir quelles sont les personnes naturellement immunisées et qui n'ont pas besoin de vaccin.

- Immunoglobulines A : 10 à 15 % des Ig circulantes (environ 2 g/l chez l'adulte) au niveau bronchique, digestif (salive), génito-urinaire, dans les larmes et le lait (colostrum).
- Immunoglobulines M : 5 à 10 % des Ig du sang (1 à 1,5 g/l chez l'adulte) ; contre virus et bactéries.
- Immunoglobulines D : présentes à la surface de la majorité des lymphocytes B. Elles représentent 1 % des protéines de la membrane plasmique des lymphocytes B matures.
- Immunoglobulines E : les plus faiblement représentées dans le sang (0,1 mg/l), importantes contre les parasites et le choc anaphylactique.

Les troubles des gammaglobulines

L'hypogammaglobulinémie[10] traduit un déficit immunitaire commun.

L'hypergammaglobulinémie est détectée dans des situations différentes :

- L'anomalie est en dôme sur l'électrophorèse : c'est une anomalie *polyclonale*, car l'augmentation est liée à de nombreuses immunoglobulines différentes. Les causes sont infectieuses ou parasitaires, pathologie des complexes immuns, cirrhose...
- L'hypergammaglobulinémie est en pic étroit sur l'électrophorèse : c'est ce qu'on appelle une anomalie *monoclonale* due à l'augmentation d'une seule immunoglobuline. Elle peut traduire une hémopathie par atteinte des lymphocytes, ou une anomalie d'accompagnement, ou même une forme isolée dite bénigne.

10. La transfusion d'immunoglobulines humaines ou les apports de gammaglobulines humaines sont prescrits dans les maladies infectieuses ou inflammatoires dans lesquelles les taux de gammaglobulines sont trop bas, et dans les maladies auto-immunes.

Les lymphocytes T, officiers, avec trois familles très actives

- Les cellules « tueuses » naturelles (les *killers ou NK = Natural Killers*) organisées en commando, aussi appelées cellules T cytotoxiques. Elles produisent une substance, la *lymphokine,* nécessaire à la destruction des corps étrangers. Ce sont de grands lymphocytes granuleux riches en granules destructeurs (lytiques). Ils représentent 5 à 15 % des lymphocytes, sont présents dans la rate, les amygdales, les ganglions ou nœuds lymphatiques périphériques, mais aussi dans le foie, et le placenta où ils jouent le rôle de sentinelles localement. Ces cellules sont à l'interface entre immunité innée et adaptative.

Le saviez-vous ? Ils se renouvellent toutes les deux semaines. Ils sont capables de distinguer les cellules saines (en les respectant) des cellules anormales, par exemple cancéreuses ou infectées, qui sont leurs cibles.

– Les cellules T, officiers auxiliaires (les *helpers*), aident les cellules T tueuses dans l'exercice de leurs activités et contribuent à protéger notre corps contre les maladies, par l'intermédiaire d'autres actions, en particulier grâce à leurs capacités de mémoire.

– Les lymphocytes T régulateurs (*Treg*) sont, comme leur nom l'indique, les officiers commandos régulateurs. En même temps, ils sont garants d'une excellente mémoire immunitaire qui peut aussi se retourner contre l'hôte dans les pathologies auto-immunes que nous verrons plus loin. Ils expriment certains gènes particuliers qui les rendent capables de « juger » si un corps est étranger ou non. Ces « lymphocytes tolérants » auraient un rôle essentiel pour l'acceptation du fœtus par le système immunitaire maternel.

En plus de cette belle fonction de « régulation » et de tolérance respectueuse entre deux systèmes immunitaires différents dans le même corps maternel, les *Treg* sont utilisés dans ce qu'on appelle les « thérapies cellulaires ».

Nœuds lymphatiques	190×10^9
Rate	70×10^9
Moelle osseuse	50×10^9
Intestin	50×10^9
Poumons	30×10^9
Peau	20×10^9
Foie	10×10^9
Sang	10×10^9

NOMBRE DE LYMPHOCYTES
Dans les différents
tissus

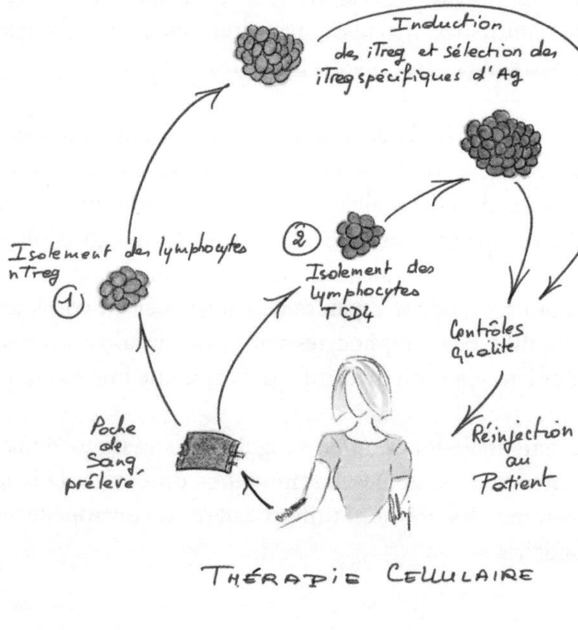

THÉRAPIE CELLULAIRE

> **Le saviez-vous?** Actuellement, deux protocoles de thérapie cellulaire autologue sont utilisés en essai clinique dans les maladies auto-immunes. Les étapes sont : (1) isolement, purification et amplification des nTreg du patient et réinjection ; (2) induction puis sélection des iTreg spécifiques d'antigènes à partir des LT $CD4^+$ du patient et réinjection.

5 - Les légionnaires de la famille des monocytes et macrophages[11]

Ces cellules, qui représentent 10 % des globules blancs, pénètrent les tissus et sont capables d'absorber et de digérer – c'est la *phagocytose* – des substances nuisibles ou des déchets cellulaires présents dans le tissu interstitiel, donc entre les cellules. Des centaines de millions de ces cellules sont en réserve dans la rate. Elles fabriquent des protéines de protection nommées *cytokines* dont nous parlerons plus loin.

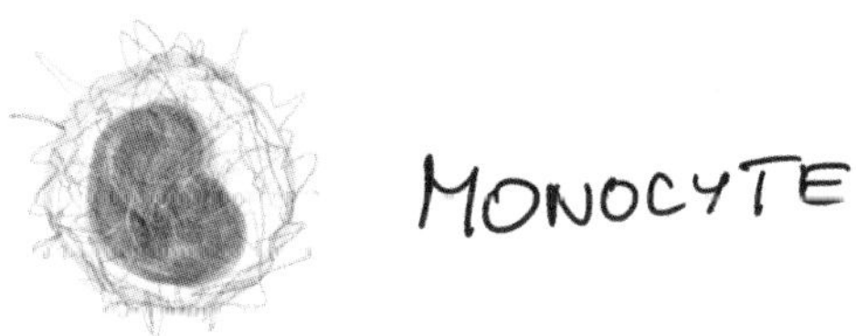

6 - Les cavaliers blindés-tireurs de la famille des cellules « dendritiques » (dendritic cells)

Ils sont en abondance dans le foie, le thymus et tous les organes secondaires de l'immunité, comme la peau. Ces cellules ont des formes dentelées avec des excroissances actives et sont immunologiquement très actives, fabriquant des cytokines à la demande.

11. Du grec *phago*, « glouton ».

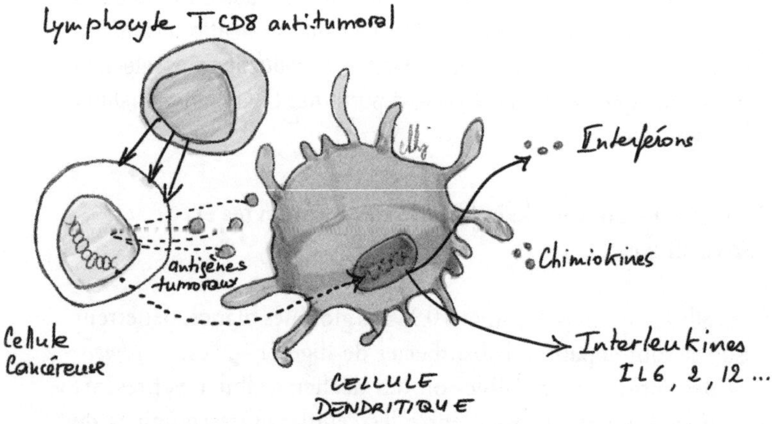

LE COMBAT ENTRE CELLULES DENDRITIQUES, LYMPHOCYTES T, ET CELLUES CANCEREUSES

7- Les chars d'assaut de la famille des mastocytes

Ils sont en interface entre le corps (l'hôte) et l'environnement. Ces blindés sont capables de se sanctuariser pendant plusieurs mois. On les trouve en sentinelles, sous la peau, dans la paroi intestinale et dans celle des bronches, et ils jouent un rôle dans les réactions allergiques, avec les globules blancs basophiles.

Ces mastocytes peuvent vivre des mois, à l'inverse des basophiles, dont la durée de vie n'excède pas une semaine.

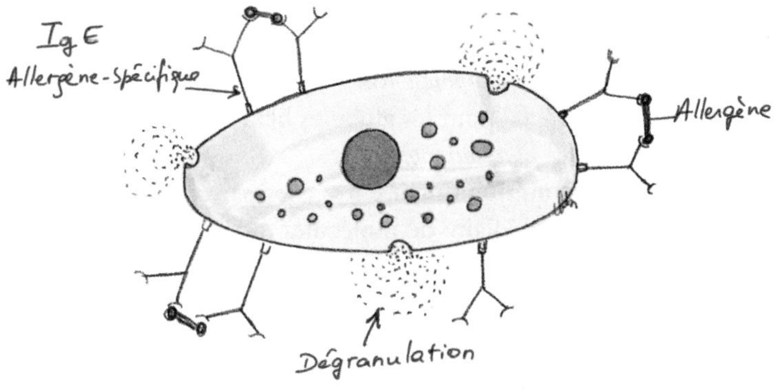

Que retenir ? Vous l'avez compris, les globules blancs constituent, tous ensemble et de manière différente, la première ligne de défense anti-infectieuse face aux intrus bactériens, viraux, parasitaires...

Le service de santé avec des milliards de plaquettes (Plts)

Toutes semblables, les plaquettes n'ont pas de noyau. Elles ont leur propre rôle, à raison de 150 000 à 300 000 par mm^3 de sang. Elles régulent le nombre de globules rouges et sont nécessaires à la coagulation du sang en cas de petite plaie qui saigne.

Elles stockent, sous forme de granules, des particules dont nous reparlerons, les cytokines et les chimiokines, ou chémokines, en cas de besoin.

Si le taux des plaquettes est inférieur à 150 000/mm^3, on parle de *thrombocytopénie* avec risque d'hémorragie ou de troubles de la coagulation (purpura[12]) ; à l'inverse, s'il est trop élevé, au-delà de 300 000 plaquettes par mm^3, il s'agit d'une *thrombocytémie* avec des risques d'obstruction vasculaire.

Au total, la formation des lignées de cellules du sang se nomme en terme scientifique *hématopoïèse* ou, *érythropoïèse*[13] pour les globules rouges, *leucopoïèse*[14] pour les globules blancs et on pourrait dire pour les plaquettes : *plaquettopoïèse.*

Toutes ces cellules communiquent entre elles par contact direct ou à distance, par l'intermédiaire de molécules qu'elles fabriquent. Leur mode de communication n'a pas livré tous ses mystères.

Les insuffisances ou excès d'une seule ou de toutes les lignées cellulaires du sang, altèrent l'immunité

Évidemment, il ne peut y avoir de bonne immunité sans une quantité suffisante de ces différentes lignées cellulaires circulantes, mais en excès, elles peuvent engendrer des conséquences dramatiques :

- Pour les GR : l'insuffisance est l'anémie ; l'excès est la polyglobulie.
- Pour les GB : l'insuffisance est la leucopénie ; l'excès est l'hyperleucocytose observée dans les infections et aussi dans certaines pathologies cancéreuses, telles les leucémies.

12. Du mot latin qui signifie « pourpre ». Ce sont des taches de sang qui sortent des vaisseaux, visibles sous la peau ou les muqueuses de la joue, du tube digestif... Elles ne s'effacent pas à la pression.
En général, il y a une destruction excessive des plaquettes circulantes lors d'infections (hépatite virale, rougeole, rubéole, varicelle, oreillons, mononucléose infectieuse...), secondaires à des phénomènes immuno-allergiques après la prise de certains médicaments ou de vaccination avec le ROR, chez un enfant fatigué au moment de la vaccination.

13. Les érythrocytes sont les globules rouges.

14. Les leucocytes sont les globules blancs.

– Pour les plaquettes : l'insuffisance est la plaquettopénie ou thrombocytopénie[15] ; l'excès est l'hyperplaquettose ou thrombocytémie.

L'insuffisance globale dans les trois lignées est la pancytopénie. Elle est appelée le plus souvent « aplasie ».

L'aplasie est donc la réduction massive des taux des 3 lignées GR + GB + plaquettes, du fait de l'effet anti-mitoses[16] d'une chimiothérapie massive, préalable à une greffe de moelle osseuse ou dans le cadre de certaines chimiothérapies lourdes anticancéreuses.

Ces traitements arrêtent la vie de toutes les cellules en cours de multiplication : donc tout globule rouge dans sa durée de vie maximum de 120 jours, tout globule blanc dans sa durée de vie de 7 à 10 jours, et toute plaquette dans sa durée de vie de 10 jours.

En revanche, l'aplasie médullaire ne doit pas durer longtemps car les risques cardiaques par anémie et les risques infectieux par la chute des taux de toutes les familles de globules blancs ne sont pas négligeables. Il y a aussi les risques hémorragiques par la baisse très importante des taux des plaquettes.

C'est pour cela que des *facteurs de croissance cellulaires* peuvent être apportés comme médicaments pour remonter les taux cellulaires :

- Pour les GR : l'ÉrythroPOïétine ou EPO stimule la formation par la moelle osseuse des précurseurs de globules rouges.

- Pour les GB : le Neupogen agit en stimulant la moelle osseuse pour fabriquer des globules blancs.

- Pour les plaquettes : il n'existe pas de facteur de croissance qui permette à la moelle osseuse de réduire une thrombopénie.

15. Elle s'observe après des vaccinations telles que ROR, sans que l'on sache pourquoi. L'injection simultanée des trois virus inactivés peut créer une réaction inflammatoire destructrice des plaquettes, qui mettent du temps pour se renouveler.

16. En terme médical on parle d'« antimitotique ».

Les fantassins dans la lymphe : le « sang blanc » qui prend son temps

Cette circulation apparaît dès la cinquième semaine de vie *in utero.*

C'est une circulation très lente mais déterminée, puissante, qui part des espaces entre les cellules et suit les canaux lymphatiques. Elle est nommée circulation lymphatique. Le mot « lymphatique » est bien trouvé.

En effet, une personne lymphatique ne se caractérise-t-elle pas par une grande nonchalance, une certaine mollesse et la lenteur de ses gestes ?

Ses cellules sont donc appelées *lymphocytes.* Ces derniers sont évidemment d'abord très naïfs, capables de faire beaucoup s'ils sont stimulés, en particulier de garder mémoire de tel ou tel antigène, agresseur qui entre dans le corps pour le combattre.

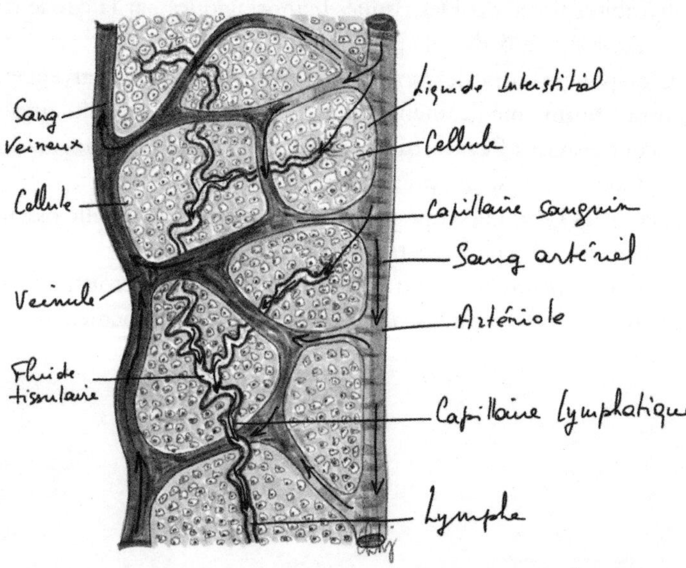

CAPILLAIRES LYMPHATIQUES

Formation de la Lymphe

Dans l'espace entre toutes les cellules, la lymphe reçoit ce que la cellule ne veut plus, à 75 % des molécules dont elle n'a pas besoin, et certains déchets. C'est quasiment vrai au niveau de tous les organes.

Au niveau intestinal, la lymphe transporte de grosses molécules qui ne peuvent pas passer la barrière intestinale, des graisses nommées *chylomicrons*[17], et en particulier les vitamines liposolubles – A, D, E, K.

La destinée finale de la lymphe – qui ne contient ni globules rouges ni plaquettes – est la circulation sanguine, ce qui fait que l'on retrouve les *lymphocytes* dans le sang, en plus de ceux très nombreux déjà présents. Les lymphocytes sont tellement importants qu'ils prennent les routes des deux circulations, sanguine et lymphatique, qui se rejoignent.

Le saviez-vous? La lymphe est constituée de fins canaux nommés chylifères que l'on retrouve dans tout notre corps. Ils suivent ou non les vaisseaux sanguins sous forme de réseaux dans les muscles, le foie, les poumons, sous la peau et même dans la périphérie du système nerveux.

Il n'y a pas de cœur lymphatique (qui serait, en plus petit, une pompe lymphatique comparable au cœur dans notre thorax) pour stimuler la circulation de la lymphe. Ce sont les contractions musculaires et les mouvements qui facilitent sa circulation partout dans notre corps[18], avec, comme sur les ronds-points de nos villes, des zones de ralentissement qui sont les nœuds ou ganglions lymphatiques.

17. Les canaux de la lymphe sont les « chylifères » et la taille des chylomicrons est de 0,5 à 1 micron, d'où leur nom décomposé en chylo-microns. Trop volumineux pour passer la barrière intestinale et joindre la veine porte, ils suivent le trajet des voies lymphatiques, protégés par les lymphocytes accompagnateurs, pour rejoindre le canal thoracique en direction de la circulation générale, le système veineux au niveau du cou.

18. On comprend que la sédentarité, l'absence de mouvements, la contemplation télévisée dans son fauteuil de longues heures sont les premières causes des œdèmes des membres inférieurs, et même de la cellulite.

Au fond du ventre, dans l'abdomen, les vaisseaux lymphatiques convergent dans une zone nommée « citerne » qui regroupe plusieurs ganglions, lesquels reçoivent la lymphe issue des cellules de la barrière intestinale et des organes du bassin, et des membres inférieurs. Ce sont les molécules grasses des chylomicrons qui sont présentes en abondance dans les chylifères et leur donnent un aspect blanchâtre, quand l'alimentation est faite de gras.

Ces chylomicrons sont passés par la voie lymphatique, par une petite citerne située au fond du ventre. Elle cumule la lymphe digestive et la lymphe des membres inférieurs, et des organes du bas-ventre dans le petit bassin ou « pelvis » (vessie et rectum, utérus et ovaires, prostate).

À partir de cette zone, la lymphe suit le trajet du canal thoracique, lequel traverse le fond du thorax pour se jeter à la base du cou à petit débit de 1,5 ml/min dans la veine sous-claviculaire gauche. Là, elle rejoint en goutte à goutte la circulation sanguine.

Reçue dans la circulation veineuse, la composition de la lymphe, comme une liqueur ajoutée au sang veineux, se mélange à la grande circulation pour passer par les poumons – où les chylomicrons ont un rôle à jouer encore mal connu, certainement anti-inflammatoire avec les acides gras essentiels tels les oméga 3 – en but d'oxygénation. Elle prend ensuite le chemin de la circulation du sang rouge éjectée par le cœur gauche vers toute la périphérie du corps. Remplie de chylomicrons après un repas gras, la circulation lymphatique prend une couleur blanchâtre.

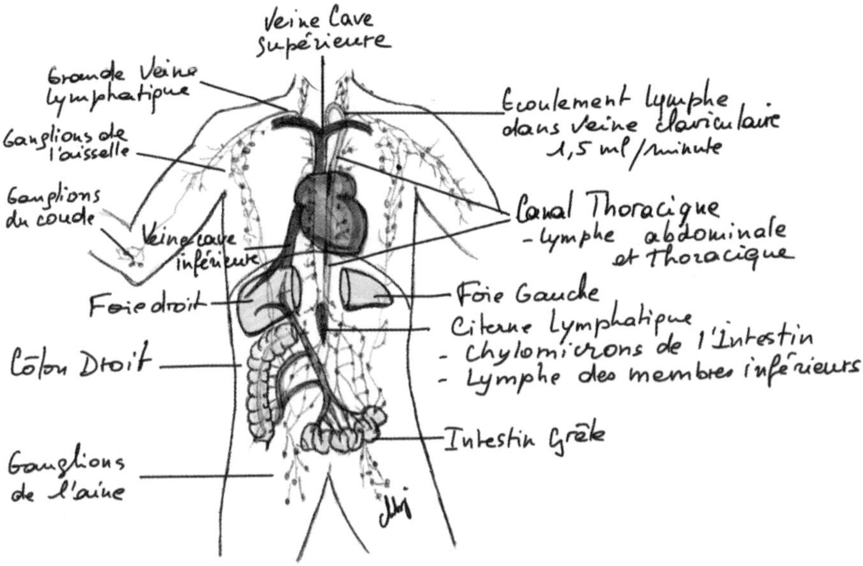

LE DOUBLE TRAJET DES NUTRIMENTS

- Veine Porte vers le Foie (glucose, acides aminés...)
- Système lymphatique : gras = chylomicrons → canal thoracique

C'est pour cette raison que les anciens parlaient du « sang blanc ».

Quand on veut identifier ces petits vaisseaux chylifères dans le ventre ou le thorax, on donne au patient, la veille de l'opération, un repas gras avec plusieurs tartines de beurre au petit déjeuner. Sans le gras, les vaisseaux lymphatiques resteraient transparents et difficiles à voir.

Ainsi peut-on facilement repérer, le lendemain, entre les muscles du cou en profondeur, la terminaison du plus gros chylifère de notre organisme, le canal thoracique. Il amène au système veineux la lymphe recueillie dans le ventre et venant des membres inférieurs, et des organes thoraciques (poumons, cœur et œsophage).

La circulation lymphatique a même été retrouvée, en 2015, au niveau des méninges qui entourent le cerveau : un réseau très précis.

La stimulation de ce réseau lymphatique est même envisagée comme potentiel thérapeutique dans le cadre des tumeurs cérébrales, car le réseau est relié au liquide céphalo-rachidien (LCR) qui entoure le système nerveux central (SNC).

Les sentinelles immunologiques : les ganglions à tous les carrefours

Les groupes ganglionnaires comprennent cinq à trente ganglions

Les ganglions lymphatiques (à ne pas confondre avec les ganglions nerveux du système sympathique) sont donc des confluents lymphatiques qui ont une entrée et une sortie comme les ronds-points de nos villes. Dans notre corps d'adulte, on en compte au moins six cents.

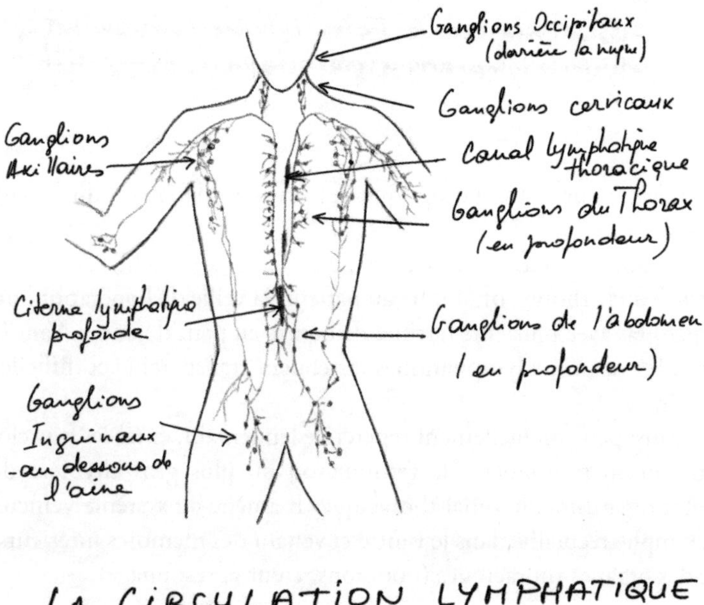

LA CIRCULATION LYMPHATIQUE

Ils protègent une zone de drainage lymphatique particulière

Ce sont de véritables sentinelles immunologiques placées au niveau du cou jusqu'à la périphérie des méninges qui entourent le cerveau, et également jusqu'à la racine des membres (les aisselles et les zones inguinales de part et d'autre du pubis). On les trouve aussi au niveau des articulations du coude en avant, du genou en arrière. Ils sont très nombreux et très actifs pour nous protéger partout dans le ventre et dans le thorax. Quand ils sont atteints dans le cadre des pathologies cancéreuses, on dit qu'ils sont métastatiques et le sigle utilisé est N (pour *nodes*) affublé du sigle + qui signe l'atteinte ou -, son absence.

Le saviez-vous ? Le pronostic en cancérologie, où que soit située la tumeur, dépend en particulier de l'atteinte des ganglions par les cellules cancéreuses.
Il est évidemment plus sombre quand les ganglions sont atteints, car cela signifie que la barrière immunologique est dépassée, atteinte. Elle n'a pas joué son rôle protecteur.

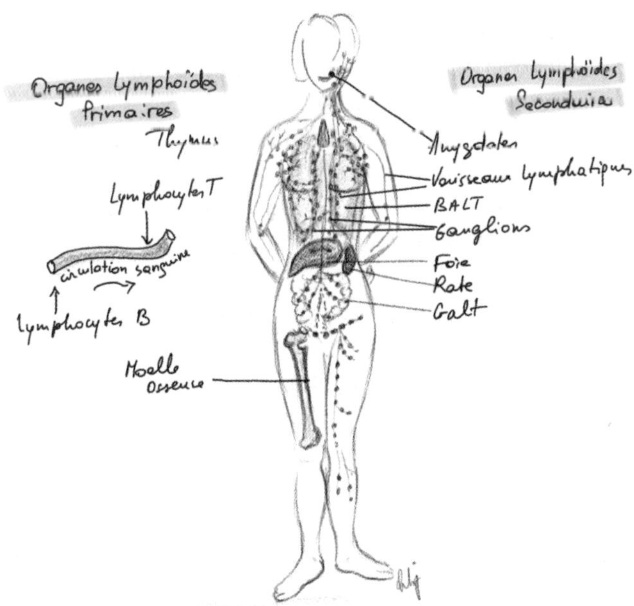

DEFENSES IMMUNITAIRES DE BASE

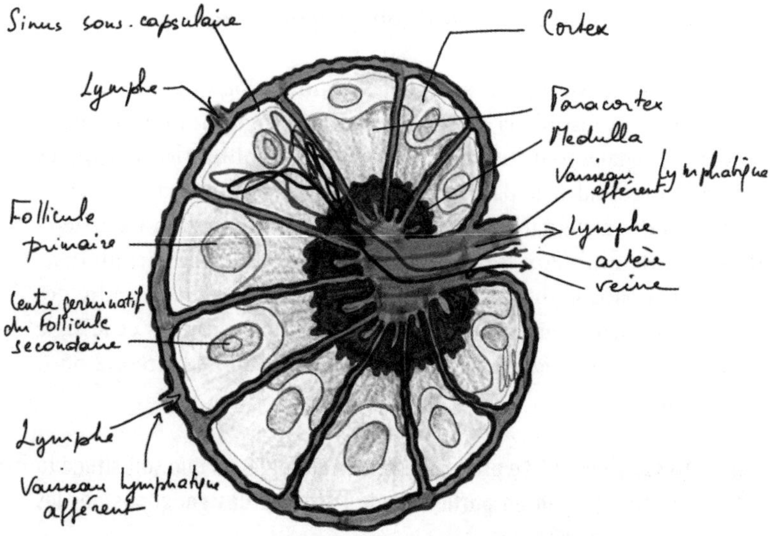

COMPLEXITÉ DU GANGLION LYMPHATIQUE

Le saviez-vous ? Un ganglion lymphatique a une forme de haricot de pas plus d'un centimètre. Il est de plus grand diamètre quand il est anormal et peut devenir dur sans être douloureux.
Il filtre le système lymphatique de sa zone de protection où il est situé en sentinelle. Il purifie la lymphe et, grâce aux lymphocytes veilleurs qu'il a en réserve, il élimine les intrus, comme les bactéries, virus et autres éléments du non-soi.

Les groupements ganglionnaires protègent normalement les zones des organes ou tissus :

- À partir des seins vers les ganglions des aisselles.
- À partir des anses intestinales tout le long des axes vasculaires.
- À l'entrée du foie pour les ganglions à l'intérieur du ventre.
- À partir de l'utérus, de la vessie, de la prostate vers les ganglions du pelvis.
- À partir des poumons vers les ganglions autour des grosses bronches.

- À partir de la zone ORL vers les ganglions du cou.
- À partir des membres supérieurs vers les coudes et les aisselles.
- À partir des membres inférieurs vers l'arrière des genoux et les zones inguinales de part et d'autre du pubis.

Des réactions ganglionnaires bénignes ou malignes quand le ou les ganglions ne protègent plus, envahis par le cancer

Dans le panaris du pouce, les ganglions du coude et de l'aisselle du même côté du pouce augmentent de volume pour bloquer les bactéries qui risquent de passer dans le sang et d'être responsables de « bactériémie », ou au maximum de « septicémie ».

En cas de septicémie, les germes sont présents dans le sang et une hémoculture permet de le vérifier et de cibler les traitements en fonction du germe détecté (bactéries, champignons...).

Dans les cas de cancer du sein, les ganglions de l'aisselle, du côté du sein atteint, risquent d'être envahis et dépassés par les cellules cancéreuses de la région. On parle de risque de métastase(s) ganglionnaire(s). C'est pour cette raison que l'acte chirurgical consiste à prélever pour analyse au microscope le « ganglion sentinelle », à la recherche ou non de cellules cancéreuses qui restent dans le ganglion ou dépassent sa capsule.

Dans les cancers de la prostate, c'est l'état des ganglions du bas-ventre autour de la vessie et de la prostate que l'on vérifie par les images de l'IRM du bas-ventre pour mieux adapter les traitements.

Dans les cas de cancers du poumon, ce sont les ganglions autour des grosses bronches ou autour des plus petites se dirigeant vers les lobes de chaque poumon qui sont observés au scanner, et éventuellement prélevés chirurgicalement pour biopsie.

Une information essentielle pour le cancérologue

Nous avons vu que la lymphe du bas du corps arrive à gauche du cou par le *canal thoracique*, tandis que la circulation lymphatique de la tête et du cou arrive par la *grande veine lymphatique* du côté droit du cou.

Cette information anatomique et physiologique est d'une extrême importance pour le cancérologue. En effet, l'évolution des tissus cancéreux dans le corps, quand elle dépasse l'organe où le cancer a commencé à se développer, fait que les cellules malignes se dirigent vers le système lymphatique. Celui-ci ne protège plus, il est envahi de cellules cancéreuses. On parle de « métastases ganglionnaires ».

Voilà pourquoi le cancérologue examine toujours les zones au-dessus et en arrière des clavicules de chaque côté du corps. L'atteinte cancéreuse issue des membres inférieurs, du bas-ventre (pelvis), des organes du ventre (tube digestif, foie, reins, surrénales...), des organes du thorax (œsophage, poumons...), en suivant les trajets lymphatiques, envahit les ganglions dits *sus-* ou *rétroclaviculaires.*

À gauche, les cancérologues cherchent le ganglion dit de Troisier[19], nommé ganglion de Virchow[20] en dehors de la France. Lorsqu'il est anormalement ferme et même dur à la palpation, il y a de forts risques qu'il soit envahi par le cancer. La même chose à droite a la même signification.

Que retenir ? Les premières cellules immunitaires sont circulantes. Elles naissent pendant notre vie intra-utérine dans le foie. Très vite, le relais est pris par la moelle osseuse, qui devient le chef d'état-major, source permanente de nos défenses immunitaires dans deux circulations, l'une très rapide (le sang), l'autre très lente (la lymphe).
Pas d'immunité de qualité sans :
- Une excellente intendance, quantité normale de globules rouges, 3,5 à 5 millions/mm^3 de sang, transporteurs et transmetteurs d'oxygène pour tous les tissus et organes du corps.
- Des bataillons en ordre de marche permanent avec un minimum de 4 000 à 10 000 globules blancs spécialisés en sept bataillons aux fonctions de défenses sélectives.
- Un service de santé au top, constitué de 150 000 à 300 000 plaquettes.

19. Charles-Émile Troisier (1844-1919), professeur agrégé de la faculté de médecine de Paris, médecin des hôpitaux.
20. Rudolf Virchow (1821-1902), fondateur de l'anatomie pathologique à Berlin. En 1855, il suggère que *toute cellule provient d'une autre cellule.*

> - Des fantassins transportés par la lymphe, postés au niveau des sentinelles immunologiques, nos 600 ganglions.

Les trois corps d'armée : le foie, le thymus et la rate

Les cellules circulant dans le sang vont évidemment dans les tissus et organes de notre corps, qu'elles irriguent. Certaines y naissent, d'autres vont s'y fixer ou y finir leur vie. Trois organes jouent un rôle majeur ; on peut les considérer, dans notre armada immunologique, comme des corps d'armée, au sens le plus noble du terme.

Le foie[21] : un système de défense autonome qui se méfie de l'intestin dont il reçoit les nutriments et plus...

Au début de notre vie, le foie embryonnaire fabrique les cellules du sang avant de devenir la plaque métabolique majeure de notre corps.

Le foie, premier organe à fabriquer les cellules du sang

Dès la sixième semaine et jusqu'à la onzième de vie intra-utérine, il fabrique seul les cellules du sang et poursuit sa mission jusqu'au sixième mois de la grossesse. C'est dire l'immense importance du foie dès le début de la conception, et tout au long de la vie. Il a également besoin de se protéger, car il est directement branché sur l'intestin qui, lui, n'est pas stérile, et contient des milliards de germes à partir de la naissance.

21. Voir le livre de Pr Henri Joyeux et Jean Joyeux, *Votre foie a besoin d'amour*, Éditions du Rocher, 2020.

Un tiers des cellules du foie destinées à le protéger et à détoxifier l'organisme

Le foie accueille évidemment des défenseurs en grande quantité qui représentent 1/3 du total de ses cellules. Elles se nomment « cellules de Kupffer[22] » et protègent les hépatocytes qui ont une multitude de fonctions (plus de 1 000) pour fabriquer des molécules essentielles à la vie. On parle de cellules macrophages spécifiques du foie.

Le foie reçoit par la veine de la rate, en quantité régulière, des globules rouges qui ont terminé leur vie dans la rate. Il doit transformer les déchets de l'hémoglobine des GR en bilirubine et doit les gérer avec les cellules des voies biliaires qui fabriquent aussi la bile, laquelle est libérée dans les canaux biliaires.

N'oublions pas qu'à travers la barrière intestinale passent aussi des germes, bactéries, virus, parasites, pollutions chimiques... créant ainsi une véritable *bactériémie* et *virémie* dans la veine qui transporte les nutriments vers le foie : la veine porte. On parle de bactériémie-virémie portale. Il s'agit donc du passage dans la veine porte de germes présents dans le tube digestif, qui vont arriver au foie. On peut parler ausssi de parasitémie portale.

Ainsi, les cellules de Kupffer ont un rôle immunologique permanent de filtre et de protection, de gestion d'une éventuelle infection hépatique qui doit être évitée à tout prix.

De très nombreuses enzymes du foie pour détoxifier

Les cytochromes P450 sont à eux seuls plus de 18 000... et ils sont bien loin d'être seuls. Ils sont destinés à agir lors de la première phase de la détoxication, principalement exprimée dans le foie.

Les enzymes fabriquées par le foie sont ainsi responsables de la biotransformation de nombreuses molécules exogènes, étrangères, nommées « xénobiotiques », afin de détoxiquer l'organisme. Il ne faut pas oublier pour autant que certains cytochromes ont des rôles de synthèse et d'activation d'autres substances endogènes et exogènes.

22. Karl Wilhelm von Kupffer (1829-1902), anatomiste germano-balte connu pour avoir découvert en 1876 la cellule qui porte son nom.

Plus ces enzymes sont actives, plus les médicaments ou toxiques sont transformés rapidement pour réduire leur activité.

Grâce à certaines enzymes, le médicament, inactif en arrivant au foie, peut être transformé en métabolite actif pour sa véritable indication.

Le thymus : organe de la mémorisation immunitaire fabriquant ses propres officiers, les lymphocytes T ou thymocytes

Le thymus est une glande d'une grande importance pour la construction, le développement et l'entretien de nos défenses immunitaires, dès le plus jeune âge et pour la vie entière. En vieillissant son rôle s'amenuise.

On l'appelle thymus du grec *thumia*, de *thumos* : thymie, thymique, cœur, affectivité, relatif à la passion. On l'a longtemps relié au cœur car il est près de lui, très précisément en avant de lui.

Le thymus reçoit les cellules du sang dès les septième et huitième semaines de la grossesse et transforme les lymphocytes B venant de la moelle osseuse en lymphocytes T nommés aussi « thymocytes ».

Dès le troisième mois de notre vie intra-utérine, le thymus est là, déjà prêt à l'action pour participer aux défenses immunitaires du futur nourrisson. Elles ne seront matures qu'à la fin de sa deuxième année, soit 1 000 jours après sa conception (270 jours de grossesse + 2 années de 365 jours).

La loge thymique[23]

Le thymus est situé juste derrière la partie haute de notre sternum.

23. C'est dans la loge thymique des jeunes veaux que l'on trouve ce que l'on appelle le « ris de veau », qui fait partie de la haute gastronomie. Ce ris de veau n'est autre que le thymus de l'animal qui lui permet d'être en excellente santé. Un thymus de veau pèse entre 250 et 300 grammes, le thymus d'agneau autour de 70 grammes. Plus l'animal est allaité longtemps avant de devenir jeune bovin ou génisse selon

Les anatomistes le situent dans le *médiastin* antéro-supérieur et antéro-moyen. Le mot vient du latin *mediastinus* et de *medius*, « au milieu », et *stare*, « se tenir stable ».

Le saviez-vous ? À la naissance, notre thymus pèse 15 g et à la puberté 35 g. Sa taille et son poids se réduisent progressivement de 25 g à 20 ans, à moins de 15 g à 60 ans et moins de 6 g à 70 ans. Il mesure 5 cm de long sur 4 cm de large et 1 cm d'épaisseur.

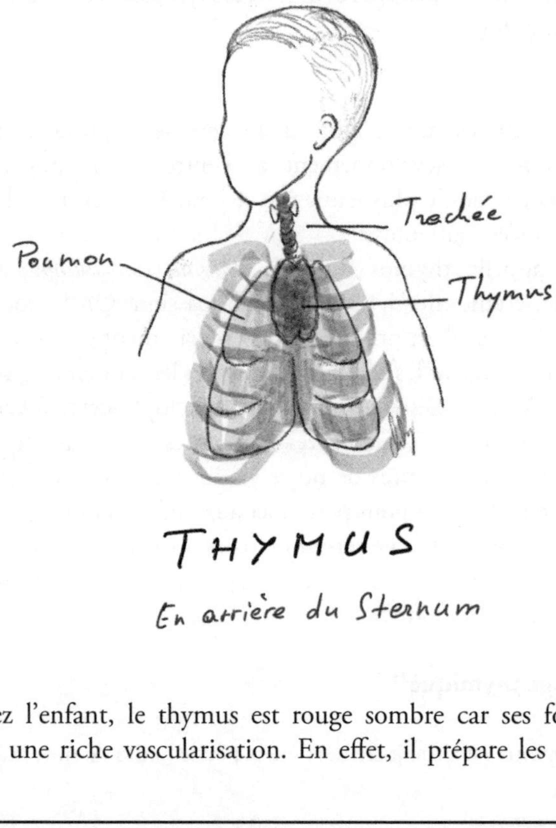

Chez l'enfant, le thymus est rouge sombre car ses fonctions exigent une riche vascularisation. En effet, il prépare les défenses

le sexe, autour ou avant 8 mois, plus le thymus est volumineux. Ces ris de veau ou d'agneau sont revenus sur les tables de consommateurs à la grande joie des gourmets, depuis une dizaine d'années après les interdictions de récupérer les abats et particulièrement le roi des abats, le thymus, du fait des craintes liées au prion responsable des Encéphalites spongiformes bovines (ESB).

immunitaires pour toute la vie. En vieillissant, il devient progressivement grisâtre, puis jaune graisseux chez les personnes âgées, car le tissu glandulaire est alors remplacé surtout par du tissu adipeux.

On le voit très bien sur les coupes de scanner au moins jusqu'à l'âge de 35 ans, et même à un âge avancé, car s'il réduit son volume, le tissu gras ressort très bien sur l'imagerie.

La constitution du thymus et ses thymocytes

Le thymus est fait de deux lobes ayant chacun de multiples nodules séparés par des cloisons fibreuses fines. Chaque lobe possède à sa périphérie un *cortex* et au centre une zone nommée *medulla.* Les cellules du thymus se nomment thymocytes et sont à différents stades de maturation.

Des cellules proviennent de l'intérieur de la moelle osseuse, ce sont des lymphocytes.

Le thymus est un lieu de fabrication et maturation des lymphocytes T

Les lymphocytes, en passant par notre thymus, deviennent des *pro-thymocytes*, puis des *thymocytes* (lymphocytes T). Une petite quantité des thymocytes (5 %) serait exportée hors de la glande.

Officiers et sous-officiers, respectivement lymphocytes T et B, coopèrent évidemment pour une plus grande efficacité immunologique. Sachez que, lorsque le thymocyte reconnaît un antigène du soi (potentiellement toxique), qui appartient donc à l'organisme, il l'élimine : c'est le rôle positif des thymocytes de la medulla. À l'inverse, s'il ne l'élimine pas, il y a risque de maladie auto-immune.

Le centre du thymus, la médulla, contient moins de lymphocytes T, mais un grand nombre de globules blancs macrophages, les « légionnaires », et des cellules dites *dendritiques,* les « cavaliers blindés-tireurs ». Ce sont des cellules immunitaires présentatrices d'antigènes nécessaires pour que les anticorps soient plus efficaces.

Le cortex du thymus, partie périphérique de la glande, contient une grande quantité de lymphocytes T.

Le rapport des officiers majors, les familles de lymphocytes CD4/CD8 ou T4/T8 : marqueur majeur de l'immunité

Les personnes atteintes par le sida suivent très régulièrement l'évolution des concentrations dans le sang de deux familles de lymphocytes, les CD4 et les CD8 (ou T4 et T8) dont le rapport CD4/CD8 ou T4/T8 est toujours supérieur à 1 chez les personnes en bonne santé.

Ce rapport est l'une des traductions du répertoire lymphocytaire parmi les 369 familles que possède notre système de défense.

Distribution Normale des Globules Blancs dans le sang périphérique des Adultes & Enfants				
	Pourcentage Approximatif		Nombre par Microlitre de Sang	
TYPE de CELLULE	ADULTES	ENFANTS 0/2a	ADULTES	ENFANTS 0/2a
Monocytes	4 - 13		400 - 1000	ND
Cellules Dendritiques	0,5 - 1	ND	30 - 170	ND
Granulocytes	35 - 73		2500 - 7500	1000 - 8500
Lymphocytes	15 - 52	34 - 75	1450 - 3600	3400 - 9000
% de LYMPHOCYTES				
Lymphocytes T	75 - 85	53 - 84	900 - 2500	2500 - 6200
Cellules CD4	27 - 53	32 - 64	550 - 1500	1300 - 4300
Cellules CD8	13 - 23	12 - 30	300 - 1000	500 - 2000
Cellules B	5 - 15	06 - 41	100 - 600	300 - 3000
Natural killer	5 - 15	03 - 18	200 - 700	170 - 1100

Chez l'enfant et l'adulte : les différentes familles de globules blancs et, parmi elles, les lymphocytes dans le sang, en nombre par microlitre et leur répartition en pourcentage.

ND : Non détectable

Ce tableau[24] apporte la preuve de l'importance naturelle du taux de lymphocytes chez le nourrisson (jusqu'à 2 ans), en particulier des CD4 et CD8 ou T4 et T8 qui lui donnent une immunité naturelle maximale à 24 mois.

La construction immunitaire ne se fait donc pas du jour au lendemain. Après la naissance, elle est estimée comme mature dès le 18e mois de la vie.

Les deux stimulants hormonaux du thymus

Notre thymus fabrique deux hormones – la thymopoïétine et la thymuline –, ainsi que des cytokines[25] qui favorisent la maturation des lymphocytes.

- La thymopoïétine favorise la maturation des pro-lymphocytes T immatures. Ces lymphocytes n'ont pas encore de récepteurs. On les dit thymocytes double négatifs (CD4- et CD8-). Ils représentent 5 % des thymocytes. Ils deviennent donc progressivement immunocompétents.
- La thymuline est fabriquée par le cortex du thymus destiné à stimuler la compétence des lymphocytes CD4 et CD8 toxiques, officiers tueurs de microbes et de cellules cancéreuses.

Le saviez-vous ? À la naissance, le sang périphérique ne contient que 5 % de lymphocytes mémoires. Nous perdons chaque année 3 % de lymphocytes naïfs, tandis que notre système de défense accroît le nombre de ses lymphocytes mémoires. L'adulte en possède largement 50 %.

24. *The journal of allergy and clinical immunology*, 2003 ; 12 : 973-80.

25. Les cytokines sont des glycoprotéines, qui peuvent être sur la membrane des cellules ou sécrétées suite à une stimulation. Elles sont une centaine, classées suivant leur structure. Pour les spécialistes, on trouve le TNF-α (Tumor Necrosis Factor alpha), les interleukines, les chimiokines et les interférons. Chaque cytokine (voir p. 154) peut être libérée par plusieurs types de cellules et agir sur un grand nombre de cellules cibles sur lesquelles elle aura des actions variées.

La thymosine Alpha 1 est un assemblage de 28 acides aminés fabriqués par le thymus. Industriellement, elle est nommée Zadaxin ou Thymafalsin, et peut être administré en injection sous-cutanée. Elle pourrait restaurer et stimuler la formation des lymphocytes T4 et T8, en particulier chez les personnes âgées (en remplacement de l'involution du thymus). On peut le considérer aussi comme adjuvant des traitements immunosuppresseurs en cancérologie ou associé aux traitements contre les hépatites B et C.

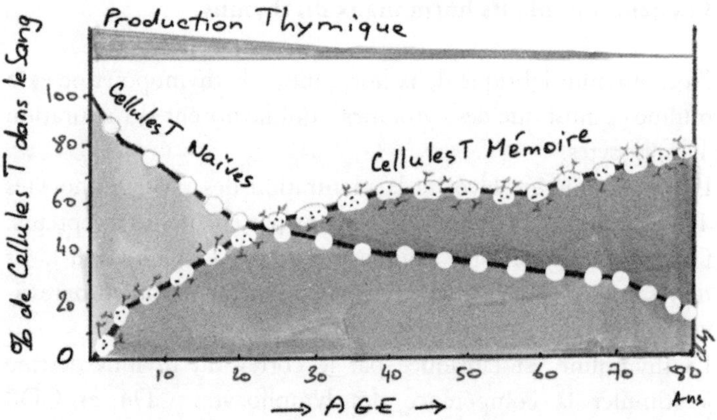

DE LA NAÏVETÉ CELLULAIRE
A LA MÉMORISATION AU CONTACT DES ANTIGÈNES
LES CELLULES T

Les thymocytes qui sont conservés sont immunocompétents. Ils sont capables d'être exportés pour coloniser les organes lymphoïdes périphériques (foie, rate, ganglions et même cerveau...).

À l'âge adulte, les lymphocytes ont mémorisé des milliards d'antigènes de l'entourage et de l'environnement dans lequel nous vivons (par les voies respiratoire et alimentaire essentiellement, mais aussi sur la peau et au niveau du système génital ouvert vers l'extérieur).

Quand le thymus est absent ou insuffisant : grande déficience immunologique

Quand nous avançons en âge, au-delà de 75 ans, notre système immunitaire fabrique beaucoup moins d'officiers, les lymphocytes T, ce qui est logique car le thymus travaille très peu. Ce sont les lymphocytes mémoires qui font le travail si nous avons su les stimuler correctement.

Quand le thymus est absent ou insuffisant, les médecins spécialistes posent le diagnostic de syndrome de Di George[26] partiel ou complet. Les lymphocytes T sont donc en partie fonctionnels ou pas du tout, entraînant un déficit lymphocytaire T.

Ainsi les enfants, autant garçons que filles, développent des infections récidivantes peu après la naissance, selon l'importance de la déficience immunitaire. Si le syndrome est complet, seule la transplantation du tissu thymique cultivé ou de cellules-souches du sang dites « hématopoïétiques » sauve l'enfant.

Quand le thymus est tumoral : thymome ou lymphome

Le thymome atteint rarement l'enfant, surtout l'adulte vers 50 ans, plus souvent la femme que l'homme, mais reste tout de même très rare : on le trouve chez 1 personne sur 800 000.

Quand il est tumoral, il peut comprimer derrière lui les voies respiratoires et être associé à des signes de *myasthénie* auto-immune qui se traduit par une faiblesse neuromusculaire des muscles oculomoteurs et des paupières.

Les défenses immunitaires n'attaquent pas les éléments étrangers (bactéries, virus…), mais se retournent en priorité contre les cellules de l'organisme, et les attaquent.

---

26. Dans les années 1960, un médecin américain, Angelo Di George (1921-2009), remarque un ensemble de symptômes communs chez certains nouveau-nés : une malformation cardiaque, une absence de thymus et un manque de calcium (A. M. Di George, *Congenital absence of the thymus and its immunologic consequences*). Dans les années 1990, on a démontré que cette maladie est due à une anomalie génétique.

Des auto-anticorps sont dirigés contre le récepteur d'un des principaux neurotransmetteurs : l'*acétylcholine* (anti-RACh). En bloquant, en particulier, la transmission des messages entre les nerfs et les muscles, ils empêchent les muscles de fonctionner normalement.

On connaît deux formes de myasthénie : l'une qui atteint surtout les muscles des paupières commençant par le ptosis unilatéral (la paupière qui tombe), l'autre qui atteint tous les muscles.

De 10 à 25 % des enfants nés de mère myasthénique ont une myasthénie « néo-natale », due au passage des anticorps anormaux dans le sang du fœtus pendant la grossesse.

Parmi les signes, on observe des cris et un réflexe de succion faible, des difficultés respiratoires et un manque de tonus musculaire (le bébé est mou). Cette myasthénie néonatale dure quelques semaines. Elle disparaît complètement, sans séquelle aucune, vers l'âge d'au moins 6 mois, une fois que les anticorps maternels sont naturellement éliminés par le système immunitaire du bébé.

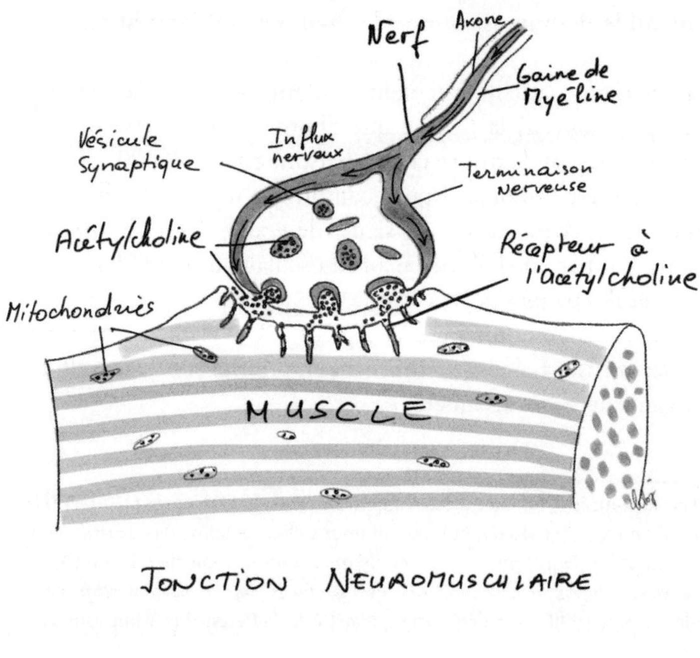

JONCTION NEUROMUSCULAIRE

Une autre maladie auto-immune est souvent associée à la myasthénie : de la peau avec le lupus érythémateux, des articulations avec la polyarthrite rhumatoïde, avec une pathologie des globules rouges… Le traitement de la myasthénie est essentiellement chirurgical : que le thymome soit bénin ou cancéreux, il doit être enlevé. Le chirurgien réalise alors une *thymectomie*.

Trois maladies peuvent être en cause :
- la myasthénie qui est une maladie auto-immune. Elle force le système immunitaire à fabriquer des anticorps neutralisant ou changeant des signaux nerveux transmis aux muscles pour fonctionner.
- l'aplasie d'une seule lignée de cellules du sang, le GR. Leur formation dans la moelle osseuse est insuffisante et crée l'anémie. Elle démontre l'importance d'un état-major fonctionnel est une production insuffisante de globules rouges.
- l'hypogammaglobulinémie est due à une insuffisance de lymphocytes B qui ne peuvent fabriquer assez de gammagmobulines.

On distingue 3 types de cancer du thymus selon l'agressivité de leurs cellules :
- type A, AB ou B1 quand les cellules sont peu différentes de celles du thymus. De très bon pronostic.
- type B2 ou B3, avec des cellules plus agressives.
- type C de très mauvais pronostic, avec forts risques de diffusion métastatique.

Au total, tous types confondus, le taux de guérison est entre 70 %. Dans le type C, la chimiothérapie est efficace pour réduire le volume tumoral, mais les récidives sont possibles 10 à 15 ans plus tard.

Quant au lymphome du thymus, il s'agit d'une tumeur maligne issue des tymphocytes eux-mêmes.

La rate : organe lymphoïde majeur, régulateur du nombre de globules rouges et des plaquettes

C'est une éponge de sang : le plus volumineux organe lymphoïde, contenant un grand nombre d'officiers et sous-officiers actifs, des lymphocytes, envoyés par l'état-major, directement pour les lymphocytes B, ou par le thymus pour les lymphocytes T.

La rate embryonnaire apparaît peu de temps après le foie, dans le second trimestre de la grossesse. Elle fabrique, elle aussi, les globules du sang avant que l'état-major de la moelle osseuse ne prenne définitivement le relais.

Son nom et ses mythes

Son nom n'est pas très joli, elle n'est pas la femelle du rat ! Personne ne sait vraiment qui et pourquoi on l'a nommée ainsi[27].

Quand on parle de l'ablation de la rate, on ne dit pas « ratectomie » mais « splénectomie », plus chic ! La rate est un organe fragile, éponge de sang qui fait peur surtout aux chirurgiens, car s'ils l'égratignent, elle « pleure le sang » au niveau de la plaie. Le chirurgien est alors trop souvent obligé de l'enlever car il ne parvient pas à stopper l'hémorragie. On réalise de fait une splénectomie d'hémostase !

27. L'étymologie du mot « rate » n'a rien à voir avec le grec qui pourtant était déjà plus explicite : *splen.* Le mot *splen* remonte aux origines indo-européennes et trouve des correspondances en sanskrit, en tchèque, en anglais... Le mot *rate* serait un emprunt au néerlandais *raat,* « rayon de miel », par analogie entre l'aspect de la rate et l'aspect d'un gâteau de miel au fond de la ruche. Mais cela demeure une hypothèse de spécialiste.

Certains sportifs croient encore – heureusement de moins en moins – que sans leur rate, ils courront plus vite : comme des *dératés*[28]. On sait bien que c'est faux…

En revanche, il est bien vrai que, dans les accidents, si le corps prend un choc en plein ventre, la rate risque de se fissurer et de répandre tout le sang qu'elle contient en quelques minutes dans le ventre. L'hémorragie met la vie en danger car le corps se vide de son sang. La rate est moins solide que le foie, qui a une capsule plus épaisse.

Sa situation dans la loge splénique

Elle est dans le ventre de l'autre côté du foie, donc en général à gauche, sous le muscle diaphragme gauche si important pour notre respiration. Notre rate est donc en contact avec la coupole diaphragmatique gauche, contre les trois dernières côtes gauches, 10e, 11e et 12e, au-dessus de l'angle du côlon gauche. Elle est de couleur rouge ou pourpre foncé, ce qui est logique puisque remplie de sang, organe relativement mou, de la grosseur d'un poing d'adulte.

---

28. Les responsables sportifs allemands de l'Est n'hésitaient pas à doper les athlètes féminines en les rendant enceintes temporairement, pensant que les hormones de la grossesse leur permettraient de meilleures performances. De même, l'ablation chirurgicale de la rate a été scandaleusement réalisée pour accroître les performances sportives.
Ron Clarke, le champion australien de fond et de demi-fond dans les années 1960, mais aussi une partie des coureurs de fond de la délégation allemande aux Jeux olympiques de 1936, avaient été opérés de la rate préventivement (pour éviter crampes et points de côté).
On sait maintenant que les « dératés » ont un risque de mort prématurée. Une étude parue dans *The Lancet* en 1977 a comparé 570 vétérans américains de la Seconde Guerre mondiale ayant eu la rate ôtée du fait de blessures traumatiques pendant le conflit, à un groupe identique de vétérans blessés mais ayant gardé leur rate. Les hommes « dératés » ont deux fois plus de risques de mourir de maladies cardiovasculaires que les autres. D'où l'importance de garder sa rate autant que faire se peut.

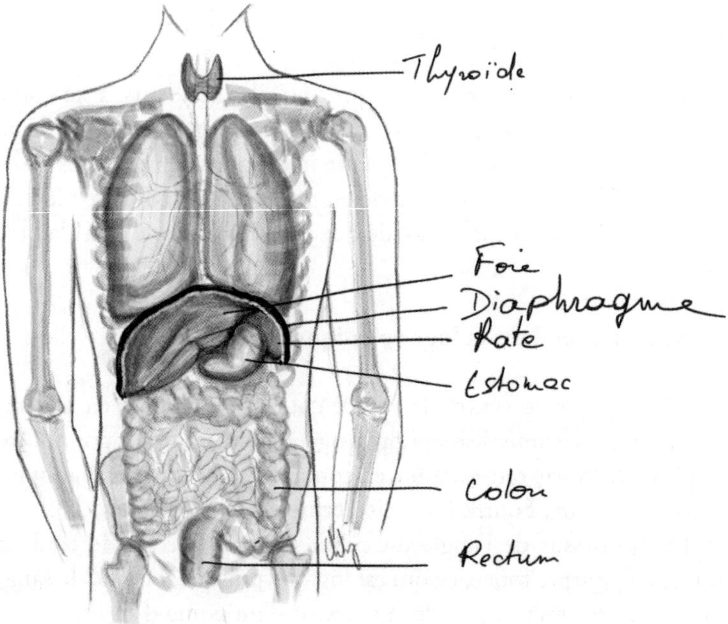

ORGANISATION ANATOMIQUE

Dans un très petit nombre de cas (moins de 1 pour 10 000 personnes), la rate est située à droite, quand le cœur est à droite au lieu d'être à gauche. Alors, la plus grande partie du foie est à gauche au lieu d'être à droite. On dit que le patient a un *situs inversus*. L'appendice est également à gauche.

Le saviez-vous? Les intempestifs « points de côté » que connaissent bien les sportifs du dimanche ou les ados en cours d'éducation physique sont l'expression d'une crampe du diaphragme. Ils surviennent si l'on respire mal et, surtout, si l'expiration est insuffisante.

> Ces douleurs peuvent avoir d'autres causes : le foie se gorge trop rapidement de sang à l'effort et pousse donc sur le diaphragme, ou bien la rate s'évacue mal vers le foie, pour les mêmes raisons.
> En stoppant ou en réduisant l'effort physique, le point de côté disparaît automatiquement, plus ou moins vite. Si ce n'est pas le cas, il faut vite consulter car ce peut être le signe d'un problème cardiaque ou pulmonaire.

La rate pèse en moyenne 200 g et mesure, dans les trois dimensions de l'espace, 12 cm dans son plus grand diamètre et 8 cm au milieu, puis 4 cm dans son plus petit bord.

Elle peut augmenter de volume et donc se gorger de plus de sang (les plus âgés se souviennent de la chanson à succès « Je ne suis pas bien portant [...] J'ai la rate qui s'dilate... ») ou au contraire se contracter[29], c'est-à-dire rapetisser pour se vider partiellement de son sang.

Elle possède une capsule fine et souple qui la protège peu, qui envoie des cloisons fines à l'intérieur de la rate. Les chirurgiens du thorax et de l'abdomen le savent et font attention à ne pas la blesser, car ils risqueraient alors de devoir la sacrifier.

Les cloisons qui entrent dans la rate permettent de distinguer ce qu'on nomme la *pulpe rouge*, qui contient de très nombreux globules rouges et peut les garder en réserve, de la *pulpe blanche*, remplie de follicules dits « lymphoïdes » qui jouent un rôle essentiel dans la protection immunitaire.

Là est donc son rôle immunitaire. Certains lymphocytes, surtout les officiers T, sont également fabriqués dans la rate, en particulier quand le thymus est de moins en moins actif avec l'âge.

29. Ne la comparez pas à la rate du chien qui a une capsule quasiment musculaire, capable de se contracter quand elle est blessée par des chocs – très fréquents chez les chiens – qui peuvent la « casser » en deux. Elle est donc capable de se fracturer en deux ou même trois, ce que savent parfaitement les chirurgiens vétérinaires qui peuvent trouver dans le ventre du chien 2 ou 3 rates dans la même région.

La rate a trois fonctions essentielles

1. Immunitaire, notamment l'immunité cellulaire : officiers et sous-officiers sont en éveil jour et nuit. C'est plus encore un réservoir de légionnaires, les cellules appelées *monocytes* ou *macrophages*, qui patientent par millions, actives localement et prêtes à intervenir à la moindre attaque.

2. Gestionnaire des déchets infectieux, elle peut, avec ses monocytes, purifier le sang des globules rouges, des plaquettes détériorées, et filtrer en les éliminant des débris cellulaires inutiles, des bactéries, des virus, des corps étrangers, des toxines…

Ainsi, la rate est spécialisée pour contrôler des infections à bactéries encapsulées, en particulier les pneumocoques et les méningocoques.

C'est pour cette raison que si l'on doit enlever la rate (splénectomie), quelle qu'en soit la raison, il faut que notre organisme soit vacciné par sécurité contre pneumocoques (nous conseillons le *Pneumovax*® qui ne contient pas l'adjuvant aluminium) et méningocoques[30] (nous conseillons *Nimenrix* qui ne contient pas d'aluminium).

3. Régulatrice du nombre de globules rouges du sang et du service de santé : on dit qu'elle est le « cimetière des globules rouges et des plaquettes ».

On comprend que lorsqu'il n'y a plus de rate, le nombre des globules du sang, surtout les plaquettes, augmente considérablement, ce qui accroît les risques de coagulation du sang dans tel ou tel petit vaisseau du corps.

S'impose alors un traitement anticoagulant et une surveillance régulière de la formule sanguine pour vérifier, en particulier, que le nombre de plaquettes n'est pas trop élevé, pas au-delà de 500 000/mm^3 de sang. L'idéal est que le taux de plaquettes reste autour de 300 à 400 000/mm^3.

30. À propos des vaccinations, voir Pr Henri Joyeux, *Vaccins, comment s'y retrouver sans perdre la santé*, Éditions du Rocher, 2015.

Que retenir ? Les trois corps d'armée en excellente position dans notre corps jouent leur propre partition pour toutes nos défenses immunitaires :

- Le foie doit assurer sereinement ses plus de 1 000 fonctions sans être intoxiqué par le tube digestif.
- Le thymus, essentiel avant notre naissance et pendant toute l'enfance et l'adolescence, transforme des cellules naïves en « cellules mémoires », immunocompétentes pour toute notre vie.
- La rate, pour ne pas surcharger le foie, régule dans la circulation sanguine les fins de vie des globules rouges et des plaquettes et garde en réserve des cellules « légionnaires », les macrophages, pour nous défendre.

Les trois barrières de protection : la peau, les tissus gras, les muqueuses

De l'extérieur vers l'intérieur de notre corps, les intrus, pour nous atteindre, doivent traverser selon leur tropisme ces trois barrières très bien organisées mécaniquement, chimiquement et cellulairement.

Nous savons que l'organisme vit en bonne entente (symbiose) avec des milliers de différentes espèces de virus, bactéries et champignons qui sont indispensables à la maturation, l'organisation et la régulation de nos défenses.

Dès notre naissance, les cellules destinées à nos défenses passent de la naïveté à la mémorisation et donc à la compétence immunologique. Elles sont donc capables de retrouver un intrus qu'elles ont déjà « vu » et « neutralisé », pour le neutraliser à nouveau.

Cela implique l'entretien des capacités de défense au niveau de toutes les portes d'entrée éventuelles, en plus de la peau, des yeux, de l'intérieur du tube digestif, des voies respiratoires (oto-rhino-pharyngo-laryngées), mais aussi des parties génitales.

Il s'agit là d'un important rempart fait d'un tissu lymphoïde, le *MALT* (*Mucosa-Associated Lymphoid Tissue*), constitué de bataillons de lymphocytes qui tapissent toutes les muqueuses et qui est différent d'un organe à l'autre.

La peau avec ses trois couches (épiderme, derme et hypoderme)

Le système immunitaire cutané (SIC)

La peau possède quatre types de cellules différentes :

– Les cellules de la couche cornée, au niveau de l'épiderme, sont sous forme de cinq à vingt strates. Elles constituent la barrière de protection mécanique. Elle est assurée pour 80 % par les kératinocytes[31] (ou cornéocytes) qui se renouvellent en permanence sur trois semaines pour arriver à la couche la plus superficielle.

Entre les cellules existe un mélange lipidique fait à égalité de cholestérol, d'acides gras libres et de céramides[32]. Sont présents également les constituants non lipidiques, protéiniques, avec des enzymes de protection (enzymes types protéases et anti-protéases et des molécules antimicrobiennes), tout aussi importants pour assurer la défense de la fonction barrière et l'élasticité de la peau. C'est la barrière de perméabilité.

La peau est plutôt acide, avec un pH évoluant entre 4,5 et 5,5. Il permet la présence d'une fine couche lipidique qui maintient l'hydratation cutanée et la souplesse de la peau.

– Les mélanocytes donnent sa couleur à la peau. Ils fabriquent les mélanines : pigments jaune rouge et brun noir qui se répartissent au sein des kératinocytes. Ils donnent à chaque personne son phototype cutané. Les mélanocytes basaux émettent des prolongements pour « mélaniser » ainsi les kératinocytes à raison d'un mélanocyte pour trente-six kératinocytes.

31. Ils font penser à la kératine qui est une protéine, présente dans les poils, les ongles, les cheveux (qui en contiennent une grande quantité). Quand les cheveux sont mouillés, la kératine retient jusqu'à 40 % de son poids en eau. Le cheveu gonfle et peut gagner 15 à 20 % en diamètre.

32. Une céramide est un mélange d'acides gras et de sphingosine qui est « un alcool gras ». Ces molécules sont en abondance dans les membranes cellulaires, où elles entrent notamment dans la constitution des sphingomyélines qui entourent les axones des neurones pour faire passer l'influx nerveux.

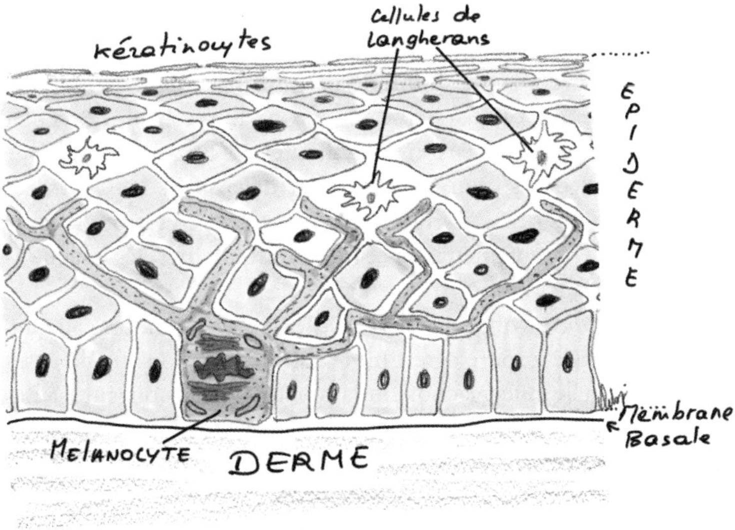

- Les cellules immunocompétentes, sont les cellules dites de Langerhans[33]. Ces cellules sont dites aussi – du fait de leur forme – dendritiques. Elles représentent moins de 8 % des cellules de l'épiderme mais leur rôle pour la défense de la peau est essentiel. Ce sont des cellules présentatrices d'antigènes capables d'activer la différenciation de lymphocytes T naïfs issus de la moelle osseuse puis du thymus, qui deviennent ainsi capables de mémoire. Elles migrent de l'épiderme au derme en suivant le chemin de très fins canaux lymphatiques qui suivent et entourent de nombreux petits vaisseaux. Elles sont faites pour nous défendre de toute agression cutanée.
- Les cellules neuro-épithéliales, dites de Merkel, jouent le rôle de mécano-récepteurs et sont plus nombreuses sur la paume des mains, la pulpe des doigts et la plante de pieds.

33. Sans rapport avec les ilôts de Langerhans du pancréas, qui fabriquent l'insuline.

Les relations entre système nerveux de la peau et immunité

Suite à une infection, la capacité à éliminer les intrus dépend surtout de notre système immunitaire, des bataillons de globules blancs en fonction. Or le système nerveux est aussi capable de réguler des états cutanés infectieux et inflammatoires. En effet, le système neuro-immun de la peau est fortement développé. Les neurones concernés par la perception douloureuse activent et modulent les fonctions et le recrutement des cellules immunitaires, les bataillons de globules blancs au sein de la zone lésée.

Il y a en plus des officiers CD4 avec les lymphocytes T – capables de mémoire face à toute agression créant des réactions de défenses spécifiques, telle une réaction inflammatoire avec rougeur et des mastocytes –, les chars d'assaut qui peuvent vivre plusieurs mois en se sanctuarisant.

Sachez que la génération de nouveaux lymphocytes B et T au niveau de la peau à un âge avancé est l'un des meilleurs signes de longévité et donc de bonne immunité.

Les tissus gras : sous la peau, dans les viscères autour du cœur, des reins et dans le ventre pour protéger l'intestin grêle et les côlons

Le tissu adipeux est riche en cellules immunocompétentes

On sait depuis plus de 50 ans que le développement du système immunitaire est parallèle au développement des tissus adipeux, chez le fœtus et le nouveau-né.

Il n'est pas étonnant de trouver un bataillon de cellules immunologiques dans le tissu adipeux, y compris des sentinelles, ganglions lymphatiques, fantassins à l'arrêt sur les ronds-points.

Les chercheurs ont même trouvé des cellules-souches de type multipotent au sein du tissu adipeux humain.

Dans le ventre, un tissu graisseux a une grande importance immunologique. Il s'agit du *grand épiploon*[34] (ou *omentum*). On parle aussi de tablier graisseux abdominal qui recouvre en avant toutes les anses intestinales et les côlons tout autour.

Dans le cadre des pathologies abdominales bénignes, on dit que l'épiploon est le *gendarme du ventre*, car face à n'importe quelle infection dans le ventre, il peut se déplacer et se porter sur la zone infectée pour participer à la résolution du problème, grâce à ses bataillons de globules blancs.

Dans le cadre des pathologies abdominales malignes, l'épiploon est dangereux, car se portant sur la zone atteinte par le cancer, il risque de capter des cellules cancéreuses et de les laisser se développer localement et dans les ganglions qu'il contient. Il aggrave la situation, risquant de créer une *carcinose* de tout le péritoine qui se traduit par l'apparition de multiples nodules blanchâtres et cancéreux parfois très fins (de quelques millimètres) sur l'épiploon et le péritoine. Ces nodules sécrètent du liquide d'ascite qui remplit toute la cavité abdominale.

Les chirurgiens du cancer ne conservent jamais le moindre fragment d'épiploon dans le vaste cadre de la cancérologie digestive, car il peut être à l'origine de récidives graves en se greffant sur la moindre cellule cancéreuse présente au niveau digestif.

L'obésité, par l'inflammation qu'elle crée, augmente le risque de maladies auto-immunes

C'est l'épidémie des cas d'obésité qui a permis assez récemment de se rendre compte qu'existent dans ces cas des états inflammatoires qui réduisent les défenses immunitaires. Il s'agit du gras en excès sous la peau et du gras viscéral dans le ventre ou le bas-ventre et même dans le thorax autour du cœur.

Le tissu gras normal contient peu d'officiers lymphocytes CD8 et beaucoup d'officiers plus spécialisés, les lymphocytes T régulateurs – on peut dire contrôleurs –, ce qui s'inverse dans les cas d'obésité.

34. Signifie « membrane qui enveloppe les intestins ».

La réduction de ces derniers augmente les risques de maladie auto-immune dans n'importe quelle région du corps selon les susceptibilités génétiques. L'obésité augmente donc les risques de maladies auto-immunes.

N'oublions pas qu'au niveau de l'état-major, c'est la moelle osseuse jaune, remplie de tissu gras, qui protège la moelle rouge source de l'hématopoïèse.

Le rempart des muqueuses, une autre protection immunologique : les MALT (Mucosa-Associated Lymphoid Tissues)

Les muqueuses tapissent l'intérieur de nombreux organes : la bouche, la cavité nasale et tout le tube digestif, toutes les voies respiratoires, la voie génitale et l'intérieur de l'utérus.

Le MALT global représente 80 % de la masse du tissu lymphoïde avec ses bataillons de lymphocytes.

Ces muqueuses sont d'une façon ou d'une autre en relation avec l'extérieur environnemental, dont on sait bien et heureusement qu'il n'est pas stérile. Elles possèdent donc un système de protection immunitaire, le MALT, qui sera nommé selon sa localisation : *GALT* pour le tube digestif, *BALT* pour les voies respiratoires, *GENITALT* pour les voies génitales, *BRAINALT* pour le cerveau.

Le MALT (Mucosa-Associated Lymphoid Tissue)

Il est présent dans les voies lymphatiques avec des ganglions, des lymphocytes B et T naïfs[35] au début de notre vie, destinés à mémoriser et neutraliser tous les intrus. Officiers et sous-officiers, les lymphocytes travaillent en étroite collaboration avec les légionnaires, macrophages gloutons.

35. Ils mémoriseront au fur et à mesure de leur présentation les antigènes pour les neutraliser en fabriquant des anticorps ou en phagocytant l'intrus.

Le GALT (Gut-Associated Lymphoreticular Tissue)

Pour les voies digestives, il est logiquement le plus développé et ce d'autant plus que c'est dans le tube digestif, de haut en bas, sur quatre à six mètres de longueur, que se développent et s'entretiennent 70 à 80 % de nos défenses immunitaires.

Il contient le plus de macrophages de tout l'organisme. Les officiers CD4 sont deux fois plus nombreux que les CD8 et les lymphocytes fabriquent à la demande de grandes quantités d'anticorps, les messagers, telles qu'immunoglobulines IgA, selon les besoins et la localisation digestive.

Les cavaliers blindés-tireurs, cellules dendritiques, les chars d'assaut mastocytes et les artilleurs éosinophiles sont également présents, les moins nombreux étant les tireurs d'élite, les granulophiles, qui circulent sans cesse dans le sang pour leur part.

Au niveau du foie, ce sont les cellules immunitaires dites de Kupffer qui protègent les cellules hépatiques (hépatocytes).

Le BALT (Bronchial-Associated Lymphoreticular Tissue)

Pour les voies respiratoires, il est d'abord présent au contact de l'air, au niveau des amygdales, du pharynx, et des végétations adénoïdes du nasopharynx. Son développement est maximum avant la puberté.

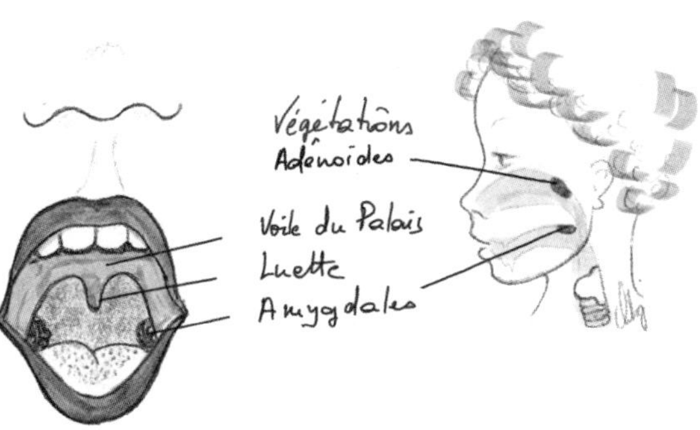

IMMUNITÉ
ORO-NASO-PHARYNGÉE

Le BALT est surtout développé dans la paroi des bronches souches en direction de chaque poumon. Il contient des lymphocytes B produisant des immunoglobulines A et 10 à 20 % de lymphocytes T, avec des macrophages. À ces cellules s'ajoutent des macrophages dans les alvéoles pulmonaires.

Soulignons qu'existent des communications entre GALT et BALT, des cellules du premier pouvant se retrouver selon les besoins dans le deuxième. C'est certainement aussi vrai pour le GENITALT.

Le GENITALT (voies génitales féminines et masculines)

C'est surtout l'immunité vaginale qui a été étudiée : Genit-Associated Lymphoreticular Tissue. Elle est évidemment très dépendante de l'évolution hormonale du cycle féminin. Les macrophages et les cellules dendritiques sont tout autant présents dans la muqueuse de l'intérieur de l'utérus (endomètre) que du vagin.

Les *Natural Killers* (NK), en particulier, jouent un rôle spécifique pour permettre l'implantation/nidation de l'embryon dans l'utérus. Les messagers, immunoglobulines A et G protectrices, sont présents dans les sécrétions génitales.

Le BRAINALT[36]

Il est au niveau du système nerveux central. Le Brain-Associated Lymphoreticular Tissue existe aussi grâce à un système lymphatique au niveau des méninges en rapport avec le liquide céphalo-rachidien qui entoure tout le système nerveux central.

Ce sont les cellules gliales, de la macroglie et de la microglie, très actives, qui protègent les neurones.

36. En anglais *brain* signifie « cerveau ».

Les alliés du système immunitaire

Le système endocrinien

Il assure des fonctions déterminantes dans nos défenses, par l'intermédiaire des hormones thyroïdiennes, des corticoïdes et des hormones sexuelles, tous sous la dépendance étroite de la petite glande hypophyse à la base du cerveau. Et au-dessus, les régulations hypothalamiques.

Ces dernières sont elles-mêmes très sensibles aux émotions perçues par le système limbique des noyaux gris centraux et le système nerveux végétatif plus ou moins autonome.

Toutes ces hormones sont sécrétées parmi les hormones du stress, et l'on sait déjà que trop de stress[37] réduit l'immunité, en particulier les taux de lymphocytes.

Nos réserves psychologiques protègent nos défenses

Nous entrons là dans le domaine du stress physiologique dont Hans Selye fut le premier à donner une définition. Dans les pas de Selye ont été menés de nombreux travaux qui montrent bien que la vitalité de notre système immunitaire dépend en partie de l'état de notre système nerveux.

N'oublions pas que notre corps est contrôlé par notre cerveau. Face à une agression, l'action de notre système nerveux central et de la psychologie entraînent une réponse patente au niveau immunitaire.

C'est le domaine de la *neuro-psycho-endocrino-immunologie*, discipline très récente et sans doute d'avenir, qui étudie le fonctionnement et les relations de ces différents « compartiments » de notre être.

37. Voir notre livre *Lutter contre le stress, un remède anti-cancer*, éditions du Rocher, 2016.

Vous connaissez tous dans votre entourage des exemples de personnes ayant développé une infection ou un cancer à la suite d'un choc psychologique important. L'action du système nerveux sur les défenses immunitaires est une réalité que le jeu des hormones renforce, en liaison avec votre système immunitaire de base, et c'est là un important facteur de résistance.

Que retenir ? Les huit conditions d'une bonne immunité pour assurer notre santé :

- Une bonne tension artérielle (TA), donc un cœur en pleine forme, qui peut irriguer correctement tout l'organisme. La TA augmente naturellement avec l'âge du fait du vieillissement de nos tissus et du rétrécissement de nos axes vasculaires.
- Une bonne oxygénation respiratoire et de tous nos tissus et organes, sans pollution environnementale.
- Une quantité suffisante de cellules du sang : les globules rouges (GR) qui transportent l'oxygène aux cellules évitant l'anémie ; les familles nombreuses de globules blancs (GB) qui veillent contre les infections ; les plaquettes (Plts) en nombre suffisant qui permettent à une petite plaie de s'arrêter de saigner rapidement grâce au phénomène de la coagulation.
- Une alimentation de type méditerranéen, loin de l'industrie agroalimentaire, comprenant 70 à 80 % de végétaux frais et 20 à 30 % de produits animaux de qualité, tous longuement mastiqués pour entretenir le microbiote digestif.
- Une sélection et élimination quotidienne des déchets : transpiration, urines et matières fécales.
- Une hydratation abondante, faite de liquides consommés tout au long de la journée, autant de décilitres que notre taille en centimètres (170 cm = 1,7 litre au minimum), surtout le matin pour ne pas avoir à se lever la nuit à un âge avancé.
- Une activité physique régulière qui entretient muscles, articulations et système osseux évitant l'ostéoporose et réduisant les excès de tissus gras.
- Un sommeil réparateur, pilier de notre santé, idéalement de 8 heures, soit le tiers de notre journée.

Aux côtés du système immunitaire classique coexistent d'autres types de défenses secondaires assez différentes bien qu'essentielles par la contribution qu'elles lui apportent. Elles dépendent de nos habitudes alimentaires.

Que retenir encore ? Les trois barrières de protection sont bien plus efficaces que la ligne Maginot en 1940, pour ceux qui s'intéressent à l'histoire récente !

Notre enveloppe cutanée est une magnifique barrière de protection, à la fois physique, chimique et cellulaire. Sa qualité, son élasticité, sa texture, sa sensorialité, sa douceur, et même son odeur... sont les meilleurs critères d'une bonne immunité générale.

Notre tissu gras ne peut être considéré seulement comme un tissu de réserve énergétique. En quantité raisonnable, il nous protège physiquement et immunologiquement. En excès, il crée des inflammations locales et générales, et constitue une des grandes causes des maladies auto-immunes.

Nos muqueuses constituent les barrières intérieures en rapport direct avec l'extérieur, notre environnement. Elles possèdent donc les bataillons de globules blancs, au sein desquels dominent les officiers lymphocytes et leurs autres familles très spécialisées, toujours prêtes à nous défendre.

Chapitre 4

Vos défenses immunitaires en action

« Si nous existons aujourd'hui,
c'est parce que nos ancêtres,
ignorants de tous les agents infectieux les entourant
et du rôle de l'hygiène,
ont su leur résister
grâce à leurs défenses naturelles
apportées par l'évolution biologique. »

Luc Montagnier, prix Nobel de médecine 2008,
dans *Les combats de la vie*

Tous les spécialistes de cette armée que nous avons évoquée peuvent passer en permanence à l'action. Cette action peut être aussi bien défensive qu'offensive.

Pour simplifier, on distingue l'immunité faite des défenses innées qui se construisent au fur et à mesure de notre croissance avant et après la naissance, et l'immunité adaptative. Celle-ci va fonctionner toute la vie. Elle est chargée de s'adapter face aux antigènes qui sont présents autour de nous, dès notre premier souffle de vie.

Ces premiers antigènes sont ceux que le nouveau-né rencontre lors de l'accouchement, au passage de la voie génitale de sa mère. S'il naît par césarienne, il est mis en contact avec ces antigènes par la douce imprégnation de différentes zones de sa peau, de ses lèvres au niveau de la bouche, en utilisant le badigeon qui a récupéré la flore vaginale, donc microbiotique, de sa mère.

Où que nous soyons nés géographiquement, notre petit corps va s'adapter à l'environnement dans lequel il va se développer, autour de ses parents d'abord, dans sa famille élargie et la société où il va grandir.

Ces antigènes ne nous veulent pas nécessairement du bien. Notre système immunitaire tout entier est donc chargé de les neutraliser. Il en prend très vite « connaissance » et va en garder la mémoire. Il est parfaitement capable de réagir si la construction de notre armada de défense s'est bien mise en place, et si la naissance s'est bien passée.

C'est cette géniale mémorisation qui est à la base du concept de la vaccination. Elle consiste à injecter à l'organisme – dans les muscles vers la circulation sanguine – des antigènes plus ou moins dangereux, plus ou moins vivants, atténués donc inactivés, qu'il peut rencontrer dans sa vie.

Jusqu'à la dernière loi de 2017 qui a imposé en France une très large vaccination contre onze maladies, en terrorisant les familles dès les 2 mois de l'enfant et toute sa première année, les premières vaccinations étaient fort justement rendues obligatoires à la fin de la période « nourrisson », soit entre 18 et 24 mois, puis à 6 mois pour la rougeole[1]. À un moment de sa vie où son système immunitaire

1. Le seul vaccin contre la rougeole n'existe plus. Il était conseillé au sixième mois du nourrisson. Actuellement, le ROR réunit la vaccination contre les trois maladies :

pouvait être considéré comme mature, c'est-à-dire totalement capable d'agir efficacement, comme nous allons le voir.

L'armada en action face à une agression

Acte I « Phase défensive » : face à une agression, l'immunité innée ou naturelle s'active dès la quatrième heure et sur 96 heures

Ce sont nos propres barrières qui agissent tous azimuts dans les 4 à 96 heures suivant une éventuelle agression. Toutes leurs cellules, de la peau, des axes respiratoires et digestifs (les MALT, vus précédemment), les commandos d'élite, officiers et sous-officiers, peuvent fabriquer à la demande des balles offensives, molécules chimiques de protection telles les défensines qui ont une forte activité antibactérienne.

On parle d'immunité humorale, car faite de molécules nommées *cytokines* et *chimiokines* qui sont libérées dans la circulation sanguine. Si l'agression est trop forte, la réaction peut être une *tempête cytokinique.*

La réponse inflammatoire face aux agressions : infectieuse, chimique, physique, cutanée ou alimentaire...

Cette première réponse n'a pas besoin de mémoire, elle est simplement générale.

Rougeole, Oreillons et Rubéole avec les trois virus inactivés, ce qui booste fort le système immunitaire et a fait passer la vaccination de 6 à 11-12 mois pour éviter une tempête immunitaire perturbatrice.

Le saviez-vous ? En cas de foyer infectieux, les globules blancs tireurs d'élite (GB) et les légionnaires monocytes se mobilisent pour neutraliser l'infection en libérant leurs granulations remplies de substances, enzymes protéolytiques destructeurs des particules bactériennes. Ces GB sont très actifs. Ils vivent en général trois jours, libérant leurs granulations. Dans la zone agressée, on note une dilatation des petits vaisseaux (vasodilatation) avec augmentation de la perméabilité des capillaires sanguins, d'où l'aspect rougeâtre de la zone quand l'agression est sous la peau, et la chaleur locale. En même temps, les corpuscules sensitifs reçoivent les informations inflammatoires, sources de douleurs. Elles sont donc activées et jouent à leur façon leur rôle de protection immunitaire.

Les quatre signes essentiels de l'inflammation sont la rougeur au niveau de la zone enflammée avec œdème, la chaleur, la douleur et le gonflement. L'évolution de l'œdème se fait vers une tuméfaction qui peut aller jusqu'à la formation de pus, donc d'un abcès. Celui-ci, s'il n'est pas incisé chirurgicalement, peut s'ouvrir vers l'extérieur ou vers l'intérieur.

Quand l'ouverture a lieu dans le péritoine, elle crée une infection de la cavité abdominale : on parle de péritonite qui met la vie en danger si l'on n'intervient pas chirurgicalement en urgence.

Une agression chimiothérapeutique : une rupture immunologique

Une diminution du nombre des tireurs d'élite, les GB neutrophiles, nommés aussi granulophiles, expose à des risques infectieux. On est alors face à une *leucopénie*.

C'est ce que l'on observe dans les suites des chimiothérapies qui tuent toute cellule en cours de multiplication, qu'elle soit cancéreuse ou normale.

Tous les bataillons de globules blancs normaux qui ont une durée de vie courte (une semaine) et les cellules intestinales (quatre à six jours) sont stoppés dans leur renouvellement, d'où des troubles digestifs que l'on peut éviter en mettant l'intestin au repos.

Les tireurs d'élite heureusement se renouvellent en une semaine après les effets de la chimiothérapie sur quinze jours à trois semaines, ce qui impose d'attendre la remontée de leur taux (en général une semaine) pour que la nouvelle séquence de chimiothérapie puisse être réalisée.

Il en est de même pour les globules rouges et les plaquettes qui, soumis à la chimiothérapie, finissent leur vie prématurément : d'où une *anémie* et une *plaquettopénie* très fréquentes et une réaction inflammatoire logique qui peut naturellement donner de la fièvre.

Une agression physique : traumatique ou d'irradiation

- Un accident traumatique, un acte chirurgical peuvent créer une hémorragie, des hématomes plus ou moins abondants dans n'importe quelle région du corps. D'où une perte sanguine sortie du système vasculaire. L'état-major au niveau de la moelle osseuse va immédiatement se mettre au travail en fabriquant les érythroblastes qui deviennent très vite réticulocytes et globules rouges pour compenser l'anémie. Et les bataillons de GB seront rapidement prêts en cas d'infection surajoutée.
- Un accident nucléaire, ou une radiothérapie excessive qui atteindrait la moelle osseuse (surtout dirigée vers le sternum et les os du bassin), risque d'anéantir la formation de tous les globules du sang. On se retrouve devant une pancytopénie, *donc une insuffisance rapide :*
  - en globules rouges, l'intendance est à terre;
  - les bataillons de globules blancs sont réduits à leur plus simple expression;
  - le service Santé ne répond plus, avec un nombre de plaquettes très insuffisant.

Quand l'état-major est en voie d'asphyxie et d'infection

Il s'agit d'une aplasie médullaire. Trois conséquences évidentes :
- L'anémie profonde, d'où l'hypoxygénation avec essoufflement.
- La leucopénie majeure avec les risques d'infections pulmonaires, méningée, urinaire, hépatique... avec fièvre élevée (bactériémie et septicémie).

– La plaquettopénie avec des troubles de la coagulation et les risques hémorragiques.

Une agression cutanée par piqûre de guêpes et frelons crée une réaction locale, régionale ou générale, avec douleur de type brûlure au point d'agression, œdème réactionnel plus ou moins important. Ce sont les globules blancs qui sont mis à contribution :

– Les basophiles lance-flammes libèrent histamine et sérotonine.
– Les éosinophiles artilleurs, libèrent de nombreuses molécules selon le ou les agresseurs.

Une agression alimentaire avec un champignon toxique type amanite phalloïde ou une allergie à l'arachide des cacahuètes ou aux crustacés…

L'amanite phalloïde crée des signes d'intolérance digestive dans les 12 heures suivant la consommation. L'estomac refuse, rejette avec vomissements abondants et le tube digestif tout autant avec diarrhée profuse. Très vite, le foie affirme l'intoxication avec des taux enzymatiques élevés et des troubles de la coagulation car les cellules immunologiques débordées ne protègent plus les hépatocytes.

Les allergies alimentaires semblent de plus en plus nombreuses. Les réactions varient selon l'agresseur. Les protéines des arachides peuvent être mal supportées, créant un syndrome anaphylactique pouvant conduire à la mort, par libération massive d'histamine qui crée une chute tensionnelle majeure, par dégranulation de globules blancs basophiles et des chars d'assaut, les mastocytes.

Dans le cas des allergies aux poissons et crustacés, pour le secrétaire général du Syndicat français des allergologues : « Le poisson et les crustacés font partie des allergènes les plus fréquents en règle générale. Les crustacés sont sources, souvent, de réactions allergiques violentes. » Les allergies sont liées à la production par les globules blancs d'immunoglobulines E (IgE) spécifiques, d'histamine et autres molécules destinées à neutraliser certaines protéines de l'aliment. La réaction peut être digestive avec diarrhée profuse. L'hyperconsommation peut être en cause. Les signes sont en général cutanés avec eczéma, démangeaisons, asthme pouvant aller jusqu'au choc anaphylactique.

Les balles défensives : cytokines et chimiokines

Les cellules du système immunitaire fabriquent des balles offensives : des cytokines et des chimiokines très nombreuses.

Les cytokines sont de petites protéines fabriquées par les tireurs d'élite, les globules blancs granulophiles, qui se portent sur des récepteurs spécifiques qu'elles informent. Elles sont un très important système de communication entre les cellules immunitaires ou non. Elles sont responsables de la fièvre face aux agressions. Parmi elles, les *interférons*[2] et les *interleukines*, très nombreuses, sont utilisés avec grande prudence en thérapeutique.

Le saviez-vous? Comme l'inflammation, réaction normale et utile du système immunitaire, la fièvre est une réaction naturelle qu'il convient de traiter lorsqu'elle dépasse un certain seuil (au-delà de 40 °C), mais qu'il est malvenu de combattre systématiquement. La mode est aux antipyrétiques: ils ont inondé les pharmacies, on les absorbe à la moindre petite fièvre par souci de confort. Mieux vaudrait laisser celle-ci retomber naturellement afin que nos défenses immunitaires puissent travailler à leur maximum.

L'EPO (bien connue dans le dopage des sportifs), ou Érythropoïétine, est une cytokine qui stimule la formation des globules rouges dans la moelle osseuse. Elle est fabriquée par les reins à la demande, selon les besoins. Elle montre de manière lumineuse les interrelations entre reins et moelle osseuse (l'état-major en action qui stimule la fabrication des globules rouges) et, indirectement, avec notre immunité.

---

2. Le mot « interféron » vient de l'interférence virale décrite en 1804 par Edward Jenner. Les interférons (IFN) sont des glycoprotéines appartenant à la famille des cytokines. Ils sont naturellement produits par les cellules du système immunitaire, mais aussi par toute cellule agressée. Ils sont utilisés en thérapeutique pour leur effet plus antiviral (surtout les interférons alpha et bêta) qu'anti-tumoral comme adjuvant des traitements. Ils peuvent améliorer ou aggraver un phénomène inflammatoire, à l'origine de maladies auto-immunes. Les interférons sont de 3 types (I, II ou III), dont le 16 de type I, le 3 de type II (l'interféron gamma) et au moins le 5 de type III.

Les chimiokines se définissent plus par leur structure que par leur action. Elles orchestrent la migration et le recrutement des cellules dans les sites spécifiques. On en compte 47 qui se divisent en 4 familles différentes. Leur production est stimulée par des cytokines inflammatoires. Lors d'une inflammation, elles augmentent l'adhésion des globules blancs sur la zone agressée et leur passage dans la circulation sanguine. Une des raisons de l'augmentation du taux des globules blancs dans le sang lors d'une infection localisée (appendicite, cholécystite, sigmoïdite).

Elles régulent aussi le trafic entre les lymphocytes et les autres globules blancs dans les ganglions et autres organes lymphoïdes. Elles sont nécessaires à la migration des cellules dendritiques du site agressé-infecté aux ganglions de la région qui eux jouent, au moins au début, un rôle protecteur.

La réponse anti-inflammatoire attaque l'agresseur local avec des messagers chimiques qui agissent à distance sur les cellules du système immunitaire. C'est vraiment le rôle des tireurs d'élite et de leurs compagnons d'armes, selon les nécessités.

Au point d'inflammation précisément, le système de défense attire les meilleurs éléments de l'armée de terre, ainsi macrophages, lymphocytes et polynucléaires.

Ce pouvoir d'attraction est dû à ces messagers chimiques, les cytokines que nous venons d'évoquer, dont on a recensé des dizaines de variétés : certaines favorisent davantage l'immunité cellulaire, comme l'interleukine 2 (IL2) ou 12 (IL12), d'autres l'immunité humorale comme l'IL4, l'IL6 ou l'IL10. De l'équilibre entre ces diverses interleukines dépendent l'articulation et le déploiement des différentes sortes de réponses immunitaires.

Des messagers pour donner de l'appétit aux cellules immunitaires

Parmi les molécules de cette immunité humorale, il faut ajouter le rôle des messagers, les immunoglobulines – en particulier IgG –, qui jouent un rôle favorable pour lutter contre l'étranger.

Elles le rendent appétissant[3] pour qu'il soit capté par les cellules immunitaires.

Le corps d'armée du foie participe aussi en fabriquant les « protéines du Complément ».

Elles jouent un rôle particulier contre les infections. Elles sont donc fabriquées par le foie et fonctionnent en cascade de trois protéines C1, C2 et C3. Elles représentent 5 % de toutes les protéines du plasma sanguin. La C3 est une petite molécule nommée anaphylatoxine que l'on retrouve dans les chocs anaphylactiques secondaires à des réactions allergiques.

Les cellules tueuses, officiers commandos NK (*Natural Killers*), en action

Ces cellules, véritables forces spéciales, sont capables, grâce à des récepteurs spécifiques, de reconnaître et neutraliser toute cellule produisant un agent étranger. Ces « tueuses » sont en défense, elles ne visent pas directement le germe, mais ciblent sans discernement les cellules infectées sur lesquelles elles se fixent avant de leur injecter des substances létales.

Il y a de quoi être émerveillé par ce que l'on observe en laboratoire, tout en regrettant que les choses ne se passent pas aussi bien *in vivo*.

En effet :

> « Si l'on met en contact une culture de cellules cancéreuses humaines avec des lymphocytes provenant d'un donneur de sang sain, on assiste au microscope à l'élimination progressive et totale des cellules cancéreuses par les cellules NK, tout cela en moins de 24 heures[4]. »

3. On parle d'« opsonisation » *:* la cible est rendue appétissante par les immunoglobulines qui sont des anticorps généraux ou par des protéines du Complément. En latin *opsonium*, variante de *obsonium*, qui vient d'*obsono* : « faire bonne chère ».
4. Julie Gertner-Dardenne, *Optimisation de l'activité antitumorale des lymphocytes T Vγ9Vδ2 humains*, thèse de doctorat spécialité immunologie, université de Toulouse 2008, et https://www.inserm.fr/sites/default/files/2017-10/Inserm_SKS_2010-2011_Biotherapies_Dossier.pdf

Cette efficacité présente aussi des inconvénients, car ce sont ces mêmes lymphocytes qui provoquent les rejets de greffes – ce qu'on ne leur demande pas –, puisqu'ils tuent tout élément étranger, cancéreux ou pas.

Le rôle des cytokines, « interférons[5] (IFN) » : protection virale

Ils sont libérés dans le mécanisme de défense innée surtout dirigé contre toutes les infections à virus. Ce sont de petites protéines que toutes nos cellules sont capables de fabriquer. Elles agissent comme des messagers pour arrêter la dissémination du virus et son entrée dans les cellules où ils se reproduisent. En fait, elles ne sont pas produites par les cellules non infectées, leur production étant induite par des molécules du virus lui-même à partir de gènes normalement au repos.

Le plus remarquable, c'est que ces molécules engendrées par les cellules infectées vont induire chez les cellules voisines encore non touchées un état de résistance antivirale par différents mécanismes enzymatiques.

En même temps, sous l'effet de l'interféron circulant, interviennent des effets secondaires dans l'organisme : une augmentation de température. C'est la fièvre, et un sentiment de forte fatigue.

Il s'agit donc d'une réaction rapide très efficace, mais pas instantanée. Celle-ci se passe quelques heures entre le premier contact avec le virus et la production de l'interféron, puisque ce dernier répond à la multiplication du virus.

Ces réactions sont d'une grande importance pour comprendre pourquoi il ne faut pas faire baisser artificiellement la fièvre tant qu'elle est inférieure ou égale à 40 °C.

5. De l'anglais *interferon*, mot forgé en 1957 par Alick Isaacs (1921-1967) et Jean Lindenmann (1924-2015) : *to interfere*, « interférer », du fait de l'interférence des interférons avec la réplication des virus. Isaacs A., Lindenmann J., « Virus interference. I. The interferon », *Proceedings of the Royal Society Series B : Biological Sciences*, 1957, p. 258-67.

Le saviez-vous ? Le rôle de la fièvre dans les infections virales a été démontré scientifiquement pour la première fois[6] à la fin des années 1950 par le Pr André Lwoff (1902-1994), prix Nobel de médecine, puis avec Monod et Jacob en 1965. Vis-à-vis du virus de la polio en particulier[7], il put démontrer que la fièvre, même élevée, permettait de contrôler le virus alors qu'inversement, la chute artificielle de celle-ci facilitait la réplication virale et la maladie.

Le rôle des interleukines[8] (IL) : gérer les interactions entre les globules blancs

On en compte une trentaine, qui ont des fonctions très différentes.

- L'IL 1 est pro-inflammatoire, fabriquée par les macrophages en phase aiguë. Elle stimule les lymphocytes T.
- L'IL 2 est formée par les lymphocytes T4, CD4. Elle stimule donc la prolifération lymphocytaire. Elle est utilisée en immunothérapie pour traiter le cancer et dans le cadre de l'infection par le VIH pour stimuler la prolifération des CD4. Elle n'est pas sans danger à fortes doses, car elle peut déclencher une insuffisance hépatique ou rénale.
- L'IL 3 est fabriquée par les lymphocytes T, elle stimule les cellules-souches de la moelle osseuse.
- L'IL 4 stimule la prolifération des lymphocytes B, le développement des T et des mastocytes, et a un rôle important dans les

6. « Les événements cycliques du cycle viral. I. Effets de la température » (avec M. Lwoff), Ann. Inst. Pasteur, 1961, 101, 469-477 ; « Les événements cycliques du cycle viral. II. » (avec M. Lwoff), Ann. Inst. Pasteur, 1961, 101, 478-489 ; « Les événements cycliques du cycle viral. III. Discussion » (avec M. Lwoff), Ann. Inst. Pasteur, 1961, 101, 490-504.

7. "*Mutations affecting neurovirulence. In 'Poliomyelitis*", 5e conférence internationale sur la poliomyélite, Lippincott ed., Philadelphia, 1961, 13-20. Biological Order (Karl Lectures) - M.I.T. Press, Massachusetts Institute of Technology, Cambridge, Mass., 1962.

8. On les appelle ainsi car, lors de leur découverte, on pensait qu'elles étaient formées par les globules blancs qui communiquaient entre eux.

réactions allergiques. Elle est aussi libérée par les globules blancs basophiles.

- L'IL 5 libérée par les globules blancs éosinophiles en cas d'allergie.
- L'IL 6 est pro-inflammatoire. Elle peut être fortement libérée dans la Covid-19 à un stade infectieux. Les essais thérapeutiques inhibant le récepteur de l'IL 6 ou anti-IL 6 avec anti-corps monoclonaux sont utilisés contre l'orage cytokinique sans grands effets selon les premiers résultats.
- L'IL 7 est utile dans les greffes et contre le sida.
- L'IL 10 est utilisée dans les maladies inflammatoires digestives et rhumatismales.
- L'IL 12 est produite par les cavaliers blindés-tireurs, les cellules dendritiques qui auraient des activités anti-angiogéniques[9] par asphyxie tumorale.
- De l'IL 15 à l'étude à l'IL 27. Leur efficacité est réelle, mais leurs actions spécifiques restent encore à démontrer.
- L'IL 18, libérée par les neurones du système nerveux digestif, protégerait la barrière intestinale contre les infections. Elle serait donc utile dans les maladies inflammatoires chroniques digestives[10].
- L'IL 23 a des effets fortement inflammatoires, sur la peau en particulier. On le sait d'autant plus que les inhibiteurs de l'IL 23 réduisent nettement les formes graves de psoriasis affectant plus de 10 % de la surface cutanée, comme les anti-IL 17, en injection trimestrielle pour les atteintes articulaires.

Un exemple intéressant : plusieurs cytokines pro-inflammatoires dont IL 1, IL 2, IL 6, IL 8, TNFα, IFNα et IFNγ inhibent la prise de nourriture après administration par voie veineuse. Cela suggère que l'augmentation de leur production au cours de la réponse immune contribuerait à l'anorexie (absence d'appétit) survenant au cours de l'infection.

C'est donc la première ligne de défense avant l'immunité acquise ou adaptative qui se développe en réactions aux différentes agressions de toutes sortes qui peuvent atteindre notre corps.

9. Qui bloque le développement des vaisseaux de la tumeur.
10. Jarret A. et al., *Cell.*, 2019, 12.

Quand les défenses en font trop

Le choc anaphylactique[11]

La réaction allergique, le plus souvent histaminique, est très fortement inflammatoire. Elle crée une vasodilatation brutale et généralisée des vaisseaux avec augmentation de la perméabilité des petits vaisseaux capillaires. La conséquence en est une fuite du liquide plasmatique d'accompagnement des globules rouges qui crée une chute tensionnelle majeure pouvant désamorcer le fonctionnement du cœur.

En effet, le retour sanguin au cœur devient brutalement insuffisant. Ce choc se voit plus souvent chez l'enfant, y compris le nourrisson, et pourrait être en cause dans la mort subite du nourrisson, bien qu'il puisse s'agir d'une tempête cytokinique. Le traitement d'extrême urgence consiste en l'injection intramusculaire d'adrénaline.

La tempête cytokinique surtout fréquente chez l'adulte

La Covid-19 a fait prendre davantage conscience, y compris au grand public, de l'importance de la tempête ou de l'orage cytokinique.

En effet, dans certains cas, les spécialistes ont pu observer un syndrome de libération massive de cytokines dans la circulation sanguine, les interleukines 2, 6, 7 et 10, un facteur de croissance des globules blancs au niveau de l'état-major, la moelle osseuse, et aussi de TNF alpha et de protéines induites par l'interféron gamma.

Il s'agit donc d'une réaction inflammatoire massive, excessive et auto-entretenue. Les enfants, au système immunitaire encore

---

11. Muriel Abi Khalil, Hassen Damak, Dumeng Décosterd, in *Revue médicale suisse*, 2014, volume 10, 1511-1515 : « Une réaction d'hypersensibilité systémique, sévère et potentiellement fatale, survenant brutalement suite à l'exposition à un allergène. » Second symposium on the definition and management of anaphylaxis, Summary report; Second National Institute of Allergy and Infectious Disease/ Food Allergy and Anaphylaxis Network symposium, Ann Emerg Med, 2006 (47).

immature, et les personnes âgées, à l'immunité affaiblie, sont en général épargnés par cette flambée immunitaire. En plus d'une hypertension artérielle avec accélération du cœur puis l'inverse, on observe des signes respiratoires avec hypoxie et surinfection pulmonaire. La freination de ce phénomène par des antiviraux – très coûteux – n'est pas acquise, malgré des déclarations positives et toniturantes des médias, dont les propriétaires ont des liens d'intérêt avec Big Pharma, tels Gilead ou Roche.

Que retenir? En cas d'agression contre notre corps, l'immunité défensive est première. Elle a de très larges possibilités, allant du petit point rouge de la piqûre d'abeille par libération d'histamine (d'où l'utilisation d'anti-histaminiques) à la libération de balles de défense, faites de protéines particulières libérées par le foie et/ou de cytokines et chimiokines destinées à déclencher les offensives si nécessaires. À l'extrême, il s'agit d'une tempête cytokinique.
La fièvre fait partie des réactions défensives et doit être respectée, tant qu'elle n'est pas au-dessus de 40 °C.
Malheureusement, la défense peut aussi, exceptionnellement, être excessive lorsque l'intrus est déjà connu, ou lorsque l'agresseur touche l'organisme en quantité trop importante tel un essaim d'abeilles qui se précipite sur vous. Il s'agit alors d'une *réaction anaphylactique*, sorte de maladie auto-immune extrêmement brutale qui se retourne contre l'allergène qui a pénétré dans l'hôte.

Acte II « Phase offensive » : l'immunité acquise s'active au-delà du quatrième jour

L'immunité humorale en action

L'immunité acquise ou adaptative entre en action au-delà des 96 heures après l'arrivée du ou des antigènes.

Les cavaliers blindés-tireurs : ce sont surtout les cellules dendritiques qui agissent en priorité. Elles patrouillent dans les tissus environnants. Elles entrent dans les canaux lymphatiques pour aller jusque dans la zone « chaude ».

Ces combattantes dérivées de la lignée des macrophages ont le pouvoir particulier de découper les protéines du microbe en petits morceaux qu'elles présentent aux lymphocytes T, les officiers chargés de s'en occuper.

Les tireurs d'élite : les GB granuleux se vident de leurs granulations en mourant, afin de détruire les micro-organismes infectieux. Les monocytes et les macrophages produisent de grandes quantités de cytokines pro-inflammatoires ou anti-inflammatoires, selon les besoins.

Face à une infection par le virus de la grippe, par exemple, au bout d'une semaine ou deux, des clones de lymphocytes B, les sous-officiers, vont se multiplier. Ils produisent des anticorps spécifiques des protéines du virus. Parmi ceux-là, les anticorps dirigés contre les protéines de surface du virus vont pouvoir neutraliser celui-ci en agrégeant les particules virales entre elles.

Le système est capable d'autorégulation : quand le virus disparaît, beaucoup de lymphocytes producteurs des anticorps spécifiques vont mourir d'apoptose, ne laissant en place qu'un nombre réduit de lymphocytes actifs. Ceux-là, nos sous-officiers, vont garder la mémoire des produits spécifiques du virus et ils seront capables de se multiplier au moindre retour de l'agresseur.

Quand le virus se manifestera à nouveau, une réaction immédiate de défense s'engagera à partir du petit nombre de cellules-mémoires dont la prolifération se remet en route. L'immunité ainsi acquise fonctionne alors comme l'immunité innée, c'est-à-dire très rapidement, comme le fait un vaccin (c'est du moins l'objectif visé avec la vaccination).

L'immunité cellulaire : les « lymphocytes mémoires » en action

Elle utilise les lymphocytes mémoires : les officiers, les B et les T.

Le second composant de l'immunité acquise, l'immunité cellulaire, repose sur une autre catégorie de globules blancs : les lymphocytes T (T du thymus, l'organe dont ils dépendent). Ceux-ci sont en certaines circonstances capables d'exprimer à leur surface une molécule baptisée CD8 appartenant à la famille des lymphocytes T8.

Ces lymphocytes, comme les cellules *Natural Killers* (NK), présentent un pouvoir cytotoxique : ils tuent de façon spécifique les cellules infectées par un agent pathogène. Cependant, contrairement aux cellules NK, ils se programment contre un germe pathogène uniquement.

La programmation des lymphocytes T8 dépend en effet d'une association grâce à la communication avec d'autres cellules spécialisées dans la transmission d'informations immunitaires. La sécrétion de cytokines devient nécessaire par les lymphocytes T4 (ou CD4). Si ces cellules ont disparu ou ne réagissent pas bien – c'est le cas dans le sida –, l'information émise sera tronquée et cette défaillance paralysera l'action cellulaire. Le système immunitaire est alors en voie de destruction.

Les officiers lymphocytes T4 sont donc un peu les chefs d'orchestre du système immunitaire qu'ils stimulent et conduisent, par l'intermédiaire des cytokines. Ce sont eux qui donnent la mesure aux cellules T8 cytotoxiques.

C'est aussi en fonction de leur présence et de leur vitalité que se feront de bonnes présentations d'antigènes, et que se fabriqueront les anticorps.

Les déficits immunitaires : le cas emblématique du sida

Dans la maladie du sida, qui nous a beaucoup appris sur le fonctionnement du système immunitaire, le puissant VIH frappe précisément à la tête de l'orchestre, en utilisant des protéines spécifiques paralysant et provoquant indirectement la mort des officiers T4.

C'est ainsi qu'il enraye les mécanismes de l'immunité, dont l'efficacité repose sur une coordination parfaite des éléments qui la constituent. D'où la chute du rapport des officiers T4/T8 qui passe en dessous de 1.

Une armada non coordonnée perd la bataille

Attention : l'armée de métier peut aussi vieillir, se fatiguer si elle est mal entretenue et renouvelée. C'est ce qui se passe avec notre propre vieillissement.

Fort de son expérience avec le sida, le Pr Luc Montagnier, prix Nobel de médecine 2008, découvreur du VIH, a défini ce qu'il a appelé le Syndrome d'immuno-déficience acquise associé à l'âge ou sida-a, une autre forme d'immuno-déficience.

> « On constate [...] une sorte de parallélisme, du moins un point commun entre la baisse de l'immunité cellulaire liée à l'involution du thymus chez le sujet âgé et celui que l'on trouve accidentellement à cause du virus du sida. On pourrait prédire à partir de là que les mêmes types de maladies pourraient se produire chez les personnes âgées en proie à ce "sida-a" ou "Syndrome d'immuno-déficience associée à l'âge". »

> « Ce n'est pas tout à fait le cas puisque les infections opportunistes, telle la pneumocystose, restent rares chez les vieillards. Les infections pulmonaires sont fréquentes, les personnes âgées meurent souvent de pneumonie à pneumocoques ou à mycoplasmes.
> Il existe un autre parallélisme : chez les gens infectés par le VIH et même chez les sujets traités, on assiste à une augmentation de l'incidence des cancers et il ne s'agit pas seulement des cancers "habituels" du sida que sont les lymphomes et le sarcome de Kaposi[12], mais de différents types de cancers[13]. »

Cela prouve bien que l'immuno-surveillance est en jeu, la grande armée, notre armada, est prête à agir, mais il faut l'entretenir. Si l'on remonte, stimule le système immunitaire du patient, on diminue tous les risques exprimés précédemment.

---

12. Moritz Kaposi (1837-1902), dermatologue hongrois, enseignant à l'université de Vienne, l'a décrit pour la première fois en 1872. Le sarcome de Kaposi se traduit par des taches de couleur rouge violine au niveau de la peau, de la bouche, du nez, de la gorge, des vaisseaux lymphatiques et d'autres organes.
13. Voir Luc Montagnier, avec la collaboration de Dominique Vialard, *op. cit.*

Le saviez-vous ? Le sida est un vieillissement accéléré, le vieillissement est un sida lent, comme le résume le prix Nobel 2008. Cela peut paraître choquant, mais on s'en rend très bien compte en observant les patients. Eux-mêmes évoquent parfois ce terrible sentiment de vieillesse dans la fleur de l'âge. Hervé Guibert[14] a très bien décrit ce phénomène dans son livre autobiographique *À l'ami qui ne m'a pas sauvé la vie*.

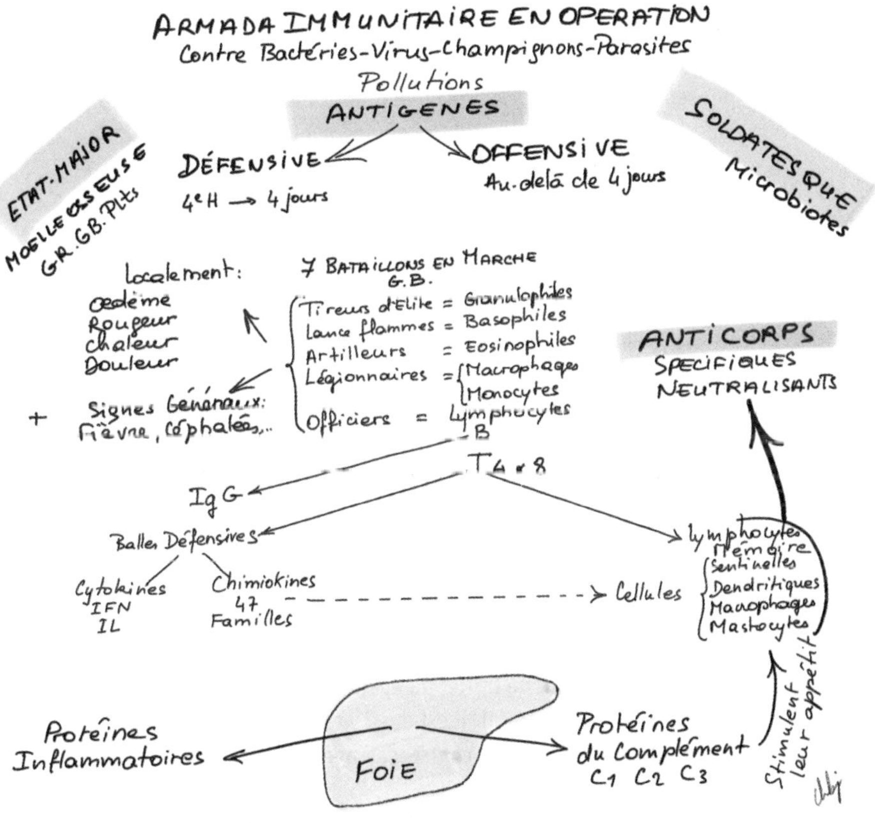

14. Hervé Guibert (1955-1991), ami de Michel Foucault (1926-1984), tous deux morts du sida.

Quand notre système immunitaire déprime avec le stress oxydant : la « rouille » paralyse les réactions vitales

Poursuivons avec le spécialiste du sida et du stress oxydant. L'extrait qui suit, du livre précité du Pr Montagnier et de son coauteur Dominique Vialard, résume parfaitement cet aspect méconnu :

> « Bien que chargées de missions spécifiques et par nature très variées, nos défenses immunitaires et notre système antioxydant sont intimement liés. Le stress oxydant affaiblit le système immunitaire en induisant l'apoptose (la mort naturelle) des cellules.
>
> Lorsqu'une personne est en stress oxydant par ses mauvaises habitudes alimentaires ou ses stress, son mauvais sommeil, elle présente déjà une dépression immunitaire, ne serait-ce qu'au niveau des lymphocytes T. Les autres cellules sont probablement moins sensibles. Certaines, pour rappel (c'est le cas des macrophages et des leucocytes polynucléaires), sécrètent elles-mêmes des radicaux libres pour tuer les agents bactériens avoisinants en libérant leurs granulations...
>
> Une inflammation, une infection chronique, contribuent toujours au stress oxydant et celui-ci engendre en retour des effets nocifs sur les réponses immunitaires.
>
> Nous voyons donc qu'il existe une forte redondance des systèmes, après tout naturelle et logique. Sans ces "soupapes de sécurité", nous serions très vulnérables. Comme le sont ces pauvres bébés-bulle, ces enfants nés sans défense.
>
> Grâce à ces protections, l'être humain peut se défendre en jouant sur les différents tableaux.
>
> Ces nombreux aspects connexes de notre système de défense justifient une approche médicale globale, holistique...
>
> Il n'est pas suffisant de traiter un agent infectieux par un inhibiteur de cet agent, si bon soit-il : il est aussi vital de stimuler les réponses immunitaires endogènes contre cet agent si l'on veut vraiment éradiquer l'infection.
>
> Je reviens à l'exemple des infections bactériennes : vous savez les faire régresser avec les antibiotiques, mais pour les faire disparaître définitivement, il est impératif de stimuler le système immunitaire de la personne, d'induire un effet "anti" très important.

Bien sûr, à l'image du VIH, la plupart des virus, des bactéries, des protozoaires ou des champignons ont évolué de façon telle qu'ils réussissent à diminuer ou contourner nos défenses immunitaires.
Si notre système de défense est très efficace, il est pris en défaut par cette course incessante entre le tank et la cuirasse, entre l'agent infectieux et la réponse immunitaire. La bataille biologique est perpétuelle, permanente, rien n'est jamais définitif en matière de santé. Dans cette course, la médecine est à la traîne. Elle répare, faute de prévoir. Elle oublie qu'elle n'a pas meilleur allié que notre système de santé interne. »

Ce système interne, ce sont nos propres défenses ! C'est ce que la cancérologie moderne a enfin compris et essaye de mettre en application.

Que retenir ?

La première ligne de défense : la rencontre avec l'antigène
La première réponse se déroule dans les organes lymphoïdes secondaires où les lymphocytes naïfs réagissent pour la première fois à l'antigène. Selon l'agression, ces lymphocytes se multiplient. On parle d'« expansion clonale[15] » des lymphocytes B et T spécifiques d'antigènes de l'agent étranger et dangereux.

La deuxième ligne de défense : la seconde rencontre avec l'antigène
Cette réponse est plus rapide, plus forte et plus durable pour éliminer l'antigène. La durée de vie des lymphocytes mémoires qui constituent l'élite de cette force de frappe peut durer toute notre existence et combattre les infections bactériennes ou virales qui reviennent. Elle s'amenuise avec le vieillissement.
L'activation des lymphocytes mémoires est à la base des vaccinations qui injectent l'antigène bactérien ou viral pour obtenir la formation d'anticorps protecteurs. Si la formation des anticorps est insuffisante,

15. Le clonage consiste à reproduire des individus – cellules ou organismes vivants – génétiquement strictement identiques. C'est ainsi que les chercheurs ont pu fabriquer des anticorps monoclonaux qui sont utilisés en thérapeutique cancérologique.

le rappel vaccinal devient nécessaire, car la réponse immunitaire a décliné. Il s'agit donc d'une éducation/stimulation du système de défenses qui n'est pas vraiment naturelle.
Il y a donc des inter-réactions positives entre immunité innée et adaptative, elles échangent les informations.
Ce sont essentiellement les officiers CD4 ou T4 et les CD8 ou T8 qui sont en action, ce qui se traduit par le rapport CD4/CD8 ou T4/T8 qui doit être supérieur à 1 dans les meilleures conditions d'immunité. On parle alors de réponse cellulaire immune efficace.

La science vaccinologique : d'un empirisme (qui a fait ses preuves) à un autre empirisme (qui doit les faire)

Le temps de construction de notre immunité

Les pédiatres ont tendance à oublier le temps nécessaire pour qu'un nourrisson acquière de bonnes et solides défenses immunitaires : 18 à 24 mois, soit autour de 2 ans. C'est pourtant très important pour bien comprendre la vaccinologie[16] des enfants, en particulier des nourrissons.

Le changement de paradigme pour vacciner de plus en plus tôt est-il une bonne idée scientifique ? Ne serait-ce que parce qu'il impose la présence dans les vaccins d'un adjuvant comme l'aluminium qui est éminemment dangereux apporté à des doses au-delà de la dose toxique, bio-accumulable et bio-persistant dans les os, le foie, les reins et le cerveau.

16. Voir notre livre *Vaccins : comment s'y retrouver ?*, Éditions du Rocher, 2015.

Une loi unique au monde : 11 vaccins obligatoires (pour combien de temps ?)

Avant la loi de fin 2017, entre les 18 et 24 mois du nourrisson, était obligatoire et encore logique scientifiquement la vaccination contre les trois maladies suivantes : diphtérie, tétanos et poliomyélite. Leur efficacité a même permis un temps d'envisager la suppression de ces vaccinations. C'était manifestement trop tôt. L'hygiène publique (l'eau courante et l'électricité, la gestion des déchets et des eaux usées…) et l'hygiène personnelle, qui ont fait reculer tant de maladies avant les vaccins, sont loin d'être généralisées sur notre planète. Dans notre livre de 2015 (*Vaccins, comment s'y retrouver ?*) nous avons proposé que les jeunes en fin de formation médicale et paramédicale en France soient au service des réfugiés, pour vérifier leur état de santé (tuberculose et parasitose en particulier) afin que soins et vaccins leurs soient proposés et expliqués.

Non seulement cette vaccination reste utile, nécessaire et sans danger, mais elle devrait être maintenue telle qu'elle a fait ses preuves. La confiance du grand public était bien en place.

Le XXe siècle et le début de ce nouveau siècle nous ont beaucoup appris, et se caractérisent par un nouveau développement empirique des vaccins, affirment les spécialistes (*Informed empirism*[17, 18]).

Les avancées de la génétique, de la biologie moléculaire, de l'immunologie, de la microbiologie et de l'intelligence artificielle ouvrent des perspectives de nouvelles théories pour les développements d'une vaccinologie, qui serait, selon les immunologues, plus rationnelle, donc moins empirique. Rien ne le démontre en réalité.

En l'étudiant de très près, il s'agit d'une nouvelle forme d'empirisme qui s'oppose totalement à l'empirisme précédent. Il consiste tout simplement et sans preuve réelle à vacciner de plus en plus tôt

17. Pour le Centre national de ressources textuelles et lexicales (CNRTL) : « Pratique de la médecine qui se fonde uniquement sur l'expérience, l'observation, le hasard, rejetant ainsi tout recours à la théorie ou au raisonnement. »

18. Robert R. Rich & al., *Clinical Immunology. Principles and Practice*, Elsevier Health Sciences, 2018, page 1216 et chapitres 1, 2, 3, 38, 90, 91.

les enfants, très près de la naissance, et à généraliser le tout vaccinal à la planète entière. Pour certains, la vaccination est même proposée pendant la grossesse, contre la grippe, la coqueluche.

Pendant la grossesse, officiellement, il faut l'avis de son médecin, mais n'oublions pas que l'information des médecins dépend surtout et avant tout des laboratoires fabricants. Ainsi, les médecins peuvent avoir tendance à vacciner sans trop réfléchir, sur ordre des instances nationales de santé, qui sont bien loin de la consultation du patient.

Heureusement, il est dit officiellement par les instances gouvernementales : selon le contexte épidémique, « les vaccins contre la typhoïde, le choléra, l'hépatite A, les méningocoques A et C pourront être conseillés en cas de voyage en zone d'endémie ». Une plus grande prudence reste certainement nécessaire, d'autant plus que le moindre trouble post-vaccinal est presque toujours considéré comme un hasard ou une temporalité, et jamais une causalité.

C'est exactement ce que l'on risque d'observer suite à la pandémie au coronavirus CoV-2, avec la vaccination généralisée qui ne prendrait pas en compte l'état immunologique des personnes. L'avenir dira s'il s'agit du meilleur choix.

Intérêt des vaccins à virus vivants atténués

Les vaccins vivants conféreraient une immunité non spécifique.

Par exemple, les individus ayant reçu le vaccin contre la variole seraient moins susceptibles aux maladies infectieuses telles que la rougeole, la scarlatine, la coqueluche et la syphilis par rapport aux personnes non vaccinées. Le même phénomène a été rapporté pour le BCG et le vaccin contre la rougeole.

Réalité ou coup de force marketing pour les vaccinations à outrance? Difficile de répondre sans des études scientifiques solides qui ne soient pas sponsorisées par les fabricants directement ou indirectement, et signées par leurs affiliés, fussent-ils les plus titrés de la planète.

Ainsi a-t-on déjà changé de paradigme. Maintenant les scientifiques partent du principe qu'il faut vacciner avant que les défenses immunitaires du nourrisson ne soient en place, ce qui impose un adjuvant extérieur à notre propre corps – donc du non-soi –, « boosteur d'immunité », tel l'aluminium, donc destiné à stimuler fortement un système immunitaire immature.

Il nous est dit (où sont les preuves ?) que les adjuvants augmentent l'immunogénicité de l'antigène vaccinal qui diffuserait mieux ainsi, ce qui favoriserait la capture de l'antigène par les cellules dendritiques, les cavaliers blindés-tireurs.

Comment agit un vaccin ? On part d'une préparation (comprenant ou non un adjuvant) d'origine microbienne privée de pouvoir pathogène, soit par inactivation chimique, soit par atténuation de micro-organismes (par passages successifs en cultures).

En injectant celle-ci, on induit la formation de lymphocytes-mémoire, producteurs d'anticorps. Cette immunisation va protéger contre l'agent virulent dès que celui-ci entrera dans l'organisme. Cette mémoire peut durer plusieurs années, parfois toute la vie, mais s'amoindrit avec le vieillissement.

La vaccination de plus en plus tôt est-elle scientifiquement juste ou est-elle surtout une idée scientifique montée de toutes pièces dans un but essentiellement commercial ?

Manifestement, il y a de quoi douter quand on sait que l'aluminium, le principal adjuvant, n'a rien à faire de bon dans notre corps, n'appartenant à aucune réaction biologique.

Comme le dit Luc Montagnier, qui a longtemps œuvré à l'institut Pasteur :

> « Le concept de vaccin fait appel au terrain : on utilise le microbe pour immuniser mais ce qu'on oublie, c'est qu'en modifiant ainsi le terrain dans un but précis, immédiat, on peut aussi, si l'on n'a pas suffisamment étudié ce terrain au préalable, favoriser des effets contraires.
> Une preuve renversante enregistrée ces dernières années est l'importante augmentation des décès dus à la grippe chez les plus de 65 ans. La progression serait étrangement proportionnelle à la couverture vaccinale, à l'augmentation du nombre de personnes vaccinées. Cette corrélation est paradoxale ; elle ne va pas dans le sens des

préconisations de toutes les autorités de santé qui chaque année pressent les personnes âgées de se faire vacciner[19]. »

L'amnésie immunitaire : une réalité à surveiller avec la rougeole

Les chercheurs ont démontré qu'après une infection par le virus de la rougeole, plus des deux tiers (11 à 73 %, l'écart est très large !) des anticorps du répertoire immunitaire pourraient être éliminés. Le virus rendrait donc l'organisme plus vulnérable à d'autres intrus pathogènes[20]. Le virus de la rougeole s'attaquerait donc aux cellules mémoire[21] et créerait un risque accru d'infections secondaires.

Il faut savoir en plus que, si le virus inactivé du vaccin donne une immunité, celle-ci est moins robuste, plus courte, que lorsque l'enfant développe une vraie rougeole bénigne avec le virus dans son intégralité. Il est alors « vacciné » à vie.

Lorsqu'il n'est pas en bonne santé, l'enfant non vacciné contre la rougeole, s'il est atteint par le virus, peut développer une amnésie immunitaire et développer d'autres pathologies.

Le virus de la rougeole agirait de deux façons : il épuiserait le stock des clones de lymphocytes mémoires et perturberait ainsi le renouvellement de lymphocytes naïfs capables de devenir « mémoires ».

Tout cela démontre que la vaccinologie n'est pas une science exacte, aussi précise que le taux de sucre ou de cholestérol dans le sang.

---

19. In *Les combats de la vie...*, *op. cit.*
20. La rougeole chez les enfants fatigués peut être à l'origine de surinfections pulmonaires et aussi d'encéphalites à distance de l'infection.
21. M. J. Mina *et al.*, « Response to Comment on "Long-term measles-induced immunomodulation increases overall childhood infectious disease mortality" », *Science*, doi : 10.1126/science.aay6485, 2019, et V. N. Petrova *et al.*, « Incomplete genetic reconstitution of B cell pools contributes to prolonged immunosuppression after measles », *Sci Immunol*, doi 10.126/sciimmunol.aay6125, 2019.

L'immunité de groupe et collective : que faut-il en penser ?

En Suède, sans masque et sans confinement, nous le répétons, il y a eu 10 fois moins de morts que dans les pays masqués et confinés. C'est l'immunité générale qu'il faut attendre et stimuler. Naturellement elle viendra, même avant le vaccin et avec ou sans lui, comme elle vient avec la grippe.

Mais, évidemment les personnes les plus fragiles (âgées, sédentaires, en comorbidités) doivent être plus protégées que les autres en attendant le vaccin tant espéré.

Le CoV-2, coronavirus plus infectieux qu'on le dit, et plus bénin aussi

À ce sujet, le directeur de l'unité Virologie moléculaire et Vaccinologie de Pasteur, Pierre Charneau, déclarait début octobre 2020 sur une grande chaîne d'info en continu[22] :

> « Ce constat est issu de nos collaborations sur les études de séroprévalence territoriales ou dans des cohortes, de SDF, de personnels hospitaliers, à l'Institut Curie, avec Médecins sans frontières, et on obtient des chiffres qui sont très au-dessus du discours communément admis en termes de séroprévalence, ce qui implique qu'il n'y a pas eu quelques millions de cas en France mais, si on se base seulement sur 10 à 15 % de 70 millions d'habitants, on est à un peu plus de 10 millions de Français qui ont été contaminés. Et si vous regardez la mortalité, un peu plus de 30 000 sur 10 millions, cela fait 0,3 %, pas 2 %. Donc ce virus est plus bénin qu'on ne le croit, c'est à mon avis assez équivalent à la grippe. »

> « La grippe fait chaque année 10 000 morts sans que cela fasse une seule ligne dans la presse [...]. En 2017, elle a fait 30 000 morts de la même façon sans que personne en parle. »

22. Émission *L'Heure des Pros*, CNews, 8 octobre 2020.

Que retenir ? La vaccinologie n'est pas une science exacte, car chacun d'entre nous peut avoir une immunité très différente.
Recevoir un antigène bactérien ou viral dans un but vaccinal ne doit être réalisé que chez une personne en bon état immunitaire. Plus elle est fragile, quelles qu'en soient les raisons, plus il faut être prudent et ne pas hésiter à reporter la vaccination à un jour meilleur.
La vaccination est un acte médical qui doit être réfléchi et justifié scientifiquement, quel que soit l'âge du patient. La vaccination est un formidable concept. Elle n'a de sens et d'efficacité que dans la mesure où les défenses immunitaires sont suffisamment solides. Ainsi peut-on affirmer que le système immunitaire est le premier de tous les vaccins.

Chapitre 5

L'immunocompétence de tolérance, la compatibilité des transfusions et transplantations d'organes

Comment se fait-il que d'humain à humain, du sang, des tissus, des organes puissent passer de l'un à l'autre en étant parfaitement ou partiellement tolérés ? Ces possibilités ne peuvent être liées qu'à une tolérance en rapport avec les capacités de nos défenses immunitaires. On sait bien que l'enfant dans le sein maternel est différent de sa mère à tous les niveaux de son être. Différent, il est pourtant parfaitement toléré par sa mère.

La génétique fait de nous des êtres uniques

Comment la transfusion sanguine et les greffes d'organes d'une personne à l'autre sont-elles possibles ?

Les trois sécurités immunologiques

La découverte des groupes sanguins est à la base des compatibilités ou incompatibilités pour la transfusion sanguine.

Les groupes sanguins ABO des globules rouges

On connaît depuis seulement le début du XXe siècle les groupes sanguins. C'est Karl Landsteiner[1] (1868-1943) qui découvre en 1901, à l'université de Vienne, les groupes A, B, O, puis Alfred von Decastello (1872-1960) et Adriano Sturli (1873-1966) qui découvrent le groupe AB en 1902.

Jan Janský (1873-1921), neurologue et psychiatre tchèque, définit la première classification des groupes sanguins dans les quatre types (A, B, AB, O) et donc du système ABO. Il est le premier partisan du don de sang volontaire. La première des sécurités est donc la compatibilité ABO entre donneur et receveur. Mais il y a mieux encore.

1. Il aura le prix Nobel de médecine en 1930.

Groupes sanguins et coronavirus : nous ne sommes pas tous égaux

La relation entre le groupe sanguin et le risque de contracter le virus CoV-2 est aujourd'hui établie. Le risque semble plus grand pour les personnes du groupe A comparé à celles du groupe O qui auraient des anticorps naturels. Les études menées sur le précédent coronavirus (SRAS-CoV-1) montraient déjà l'effet positif du groupe sanguin O qui ferait que ces personnes posséderaient des anticorps naturels anti-CoV.

La structure globale du CoV-2 est la même que celle du coronavirus de 2003. En France, 42 % de la population appartient au groupe sanguin O, 43 % aux groupes sanguins A, 10 % aux groupes B et 4 % aux groupes AB. Les personnes du groupe sanguin AB seraient les moins protégées.

La bonne nouvelle, selon l'immunologue Jacques Le Pendu, directeur de recherche de l'Inserm à Nantes,

> « c'est qu'avec ce système d'anticorps naturels, cela signifie très probablement – bien qu'il faille encore rester très prudent à ce stade – qu'une partie du chemin serait déjà faite, et que le taux de protection de la population serait déjà d'environ 20 % grâce aux anticorps anti-groupes sanguins A et B. Il faut bien évidemment distinguer cette protection de l'immunité virale *stricto sensu*, puisque ici l'individu peut toujours être contaminé par une personne de son groupe sanguin, mais cela reste une forme d'immunité... On pourrait protéger, en théorie, 30 % de la population rien qu'avec ce système, et sans vaccin[2] ».

2. Elizabeth Bernardo, « Groupes sanguins et Covid-19 », interview de Jacques Le Pendu, *Actus CRCINA* (*Centre de Recherche de Cancérologie et Immunologie, Nantes-Angers*), 23 mars 2020; Sophie Bécherel, « Groupe sanguin et coronavirus, un hasard génétique », *franceinter.fr*, interview de Jacques Le Pendu, 21 mars 2020.

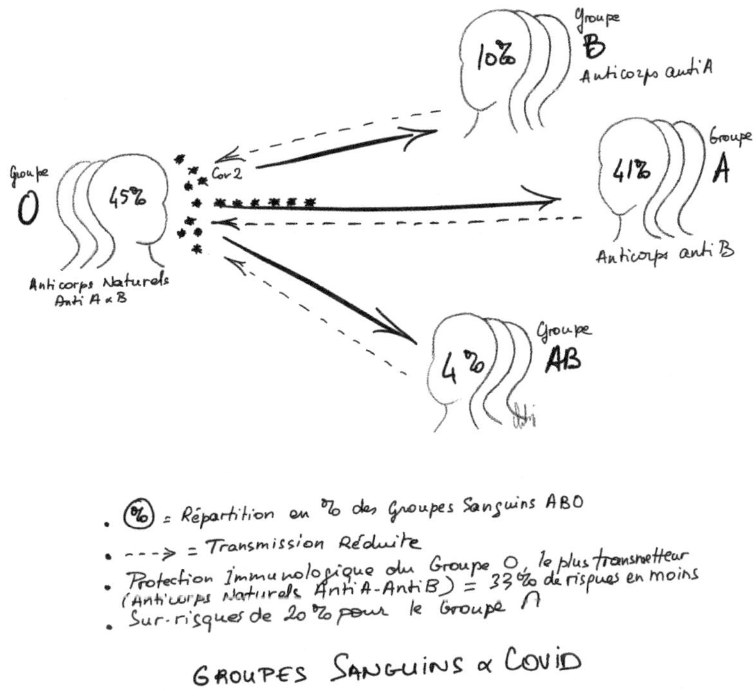

Les groupes rhésus + ou - : compatibilité et incompatibilité mère-enfant

En 1940, Landsteiner découvre avec l'américain Alexander Wiener (1907-1976), le facteur rhésus[3].

Le rhésus (ou antigène D, car après A, B, AB) est une molécule du système sanguin située sur la surface des globules rouges. En France, 85 % des personnes sont porteurs de ce facteur rhésus, on les dit « rhésus positif » (Rh+) et 15 % ne l'ayant pas sont dits « rhésus négatif » (Rh-). Une personne est donc « rhésus positif » si ses globules rouges possèdent l'antigène D.

3. Un singe d'Asie du Sud-Est, le macaque Rhésus, fut un animal d'expérience à la fin des années 1930 dans les recherches sur le sang.

La deuxième condition pour que receveur et donneur soient compatibles est donc la compatibilité rhésus. Mais il y a mieux encore.

Une incompatibilité entre le rhésus d'une future mère Rh- et celui de son fœtus Rh+ (dont le gène provient du père) peut entraîner de graves problèmes lors de la seconde grossesse, car le système immunitaire maternel peut avoir développé en fin de la première grossesse des anticorps anti-rhésus +. Ils seront évidemment présents car mémorisés lors de la seconde grossesse.

Le second enfant développe alors la maladie hémolytique (par destruction de ses globules rouges), car les anticorps maternels anti-rhésus + qui ont traversé le placenta détruisent les globules rouges du nouveau-né.

On parle alors d'hémolyse[4] qui entraîne une jaunisse (ictère) chez le nouveau-né par accumulation de bilirubine (issue de la destruction des globules rouges). Cette bilirubine ne peut être évacuée dans la bile du foie encore un peu immature du nouveau-né.

La bilirubine en excès dans le sang traverse la barrière sang-cerveau et s'accumule dans les noyaux gris centraux et ceux du tronc cérébral du système nerveux central. Il s'agit de l'« ictère nucléaire du nouveau-né » qui peut laisser de graves séquelles neurologiques : un handicap intellectuel, des troubles des mouvements (athétose), une surdité de perception et une paralysie de la verticalité du regard.

Heureusement, l'exsanguino-transfusion mise au point dès 1945 a permis de guérir ces enfants. Elle remplaçait tout ou une grande partie du sang (volume à volume) d'un patient malade par le sang d'un donneur. Le volume total échangé est alors de 1,5 à 2 fois la masse sanguine[5] du bébé, soit 140-160 ml/kg chez le nouveau-né.

Ainsi, les composants toxiques (bilirubine en excès) dus à la maladie sont éliminés. Aujourd'hui, on peut prévenir en dosant dans le sang maternel des signes biologiques de l'incompatibilité, chez les mères rhésus négatif, et l'exsanguino-transfusion est ainsi devenue de plus en plus rare. On traite l'enfant par immunothérapie avec des immunoglobulines.

---

4. *Hémo* : hématie ; verbe *lysein* en grec : « détruire ».

5. On remplace plasma et globules rouges, mais ni les globules blancs ni les plaquettes.

Avant la naissance : une solution immuno-logique

Chez les mères rhésus « D » négatif, dont le partenaire est rhésus positif, on recherche dans le sang à quatre reprises (au minimum) pendant la grossesse lors du premier trimestre et des sixième, huitième et neuvième mois des anticorps néfastes pour l'enfant à naître dont on sait le rhésus positif, tout simplement parce que son père génétique est rhésus positif. Car génétiquement le rhésus positif domine sur le rhésus négatif.

Le traitement préventif doit éviter l'apparition des anticorps, sauf si une immunisation anti-rhésus est déjà présente. On injecte à la mère des immunoglobulines Anti-D pour éliminer le plus tôt possible les globules rouges de l'enfant passés chez la mère. Les anticorps Anti-D « prêts à agir » sont présents dans ces immunoglobulines.

Après la naissance

Dans les 72 heures, on perfuse les anticorps (gammaglobulines portant des Anti-D). Ils neutralisent les globules rouges rhésus positif avant que la mère ne puisse développer ses propres défenses immunitaires. Les gamma-globulines disparaissent en quelques semaines tandis que les anticorps fabriqués par la mère elle-même persistent indéfiniment. Grâce à ce vaccin Anti-D, fait d'immuno-globulines, la mère peut avoir de nouveaux enfants rhésus positif sans complications pour eux.

Retenons surtout que la transfusion sanguine d'une personne à une autre exige une double compatibilité ABO et rhésus.

Les groupes de globules blancs ou leucocytaires : le système HLA de la géno-identité

C'est en travaillant avec les globules blancs que Jean Dausset[6] a découvert des anticorps anti-leucocytes, ce qui lui a permis d'identifier des groupes leucocytaires et le système HLA (*Human Leucocyte*

6. Jean Dausset (1916-2009), prix Nobel de médecine en 1980.

Antigen). Comme souvent, la découverte fut le fruit de sa réflexion d'hématologue et d'un certain hasard.

> « C'est en 1952, que j'ai découvert le phénomène d'agglutination des globules blancs. Je m'étais aménagé un coin pour travailler au milieu de vieux microscopes et autres instruments poussiéreux. Nous faisions pas mal de ponctions de moelle sur des patientes dont je gardais les échantillons dans un réfrigérateur. Je mettais ceux-ci dans un tube, j'ajoutais le sérum d'une patiente et j'étalais le tout sur une lame. C'est comme cela qu'un beau jour, avec le sérum d'une polytransfusée, j'ai pu observer ces agglutinats leucocytaires alors qu'on ne connaissait jusque-là que l'agglutination des globules rouges[7]. »

Ainsi chaque individu possède un code HLA qui lui est propre et qui se retrouve à la surface de ses globules blancs. Statistiquement, 10 à 30 % des personnes possèdent un code HLA qui leur est entièrement propre et qu'aucun autre être humain dans le monde ne partage !

Avec ses frères et sœurs, on a évidemment plus de proximité génétique. On peut donc affirmer qu'un malade a 25 % de chance de trouver un donneur dans sa fratrie (on parle de géno-identité).

Ainsi le système HLA a-t-il été intégré au CMH (ou Complexe majeur d'histocompatibilité – voir partie suivante).

La génétique de compatiblité : le CMH

Un grand nombre de nos gènes sont responsables de la coordination des réponses immunitaires innées et acquises. Ce phénomène a été nommé « Complexe majeur d'histocompatiblité » car découvert dans le cadre des acceptations ou rejets des greffes d'organes.

Un antigène, quel qu'il soit, doit être présenté à la cellule capable de le neutraliser. C'est la mission du CMH. Celui-ci est très polymorphe, déterminant principal de l'histocompatibilité, donc de

7. *Revue Médicale Suisse*, www.revmed.ch, 17 juin 2009.

l'acceptation ou du rejet des greffes entre donneur et receveur. C'est ce CMH qui est nommé HLA, car la première molécule d'histocompatibilité a été reconnue par son caractère d'antigène de groupe leucocytaire, absent de globules rouges.

La découverte de Jean Dausset, le système HLA, a donc donné les moyens de prévoir au plus juste l'acceptation ou le rejet d'une greffe entre donneur et receveur.

Le système HLA est sur le chromosome 6

La première molécule du CMH repérée par son antigène fut donc du groupe des globules blancs. On parle donc de gènes HLA. Ils codent pour les molécules qui assurent la fonction de présentation de l'antigène. Ils ont été localisés sur le bras court du chromosome 6.

L'ensemble des gènes HLA de l'un des chromosomes 6 paternel et de l'un des chromosomes 6 maternel est transmis aux enfants selon les lois de Mendel. Ainsi, la probabilité d'une identité HLA entre frères et sœurs est, comme dit précédemment, d'une chance sur quatre.

Les molécules HLA régulent donc la réponse immunitaire spécifique en fixant l'intrus et en le présentant aux lymphocytes CD4 ou aux CD8.

Ainsi les protéines HLA, situées à la surface des cellules, permettent au système immunitaire de distinguer les cellules de l'organisme des cellules étrangères ou de celles qui lui seraient immunologiquement proches.

Les susceptibilités génétiques HLA au service de notre santé

En médecine prédictive, pour le diagnostic et les traitements

Une simple prise de sang peut donner des informations précises concernant le patrimoine génétique d'une personne. On peut même distinguer la génétique constitutionnelle de la génétique somatique, la cytogénétique qui informe sur l'efficacité ou nom de certains traitements. On parle de pharmacogénomique. Cette analyse génétique est désormais possible avant la naissance par l'analyse de l'ADN fœtal circulant dans le sang maternel, comme évidemment après la naissance.

En dehors des maladies génétiques prévisibles qui appartiennent à la médecine prédictive, les analyses cellulaires des fragments de tissus cancéreux deviennent essentielles dans le vaste cadre de l'immunothérapie des cancers pour adapter au mieux les traitements et stimuler le système immunitaire contre les cellules cancéreuses.

Dans les formes graves de Covid-19

La génétique pourrait expliquer pourquoi des patients jeunes et en bonne santé développent des formes graves de la Covid-19. En effet, les antigènes des leucocytes humains (HLA), sont impliqués dans la reconnaissance des agents pathogènes.

Dans une analyse *in silico*[8], les chercheurs ont constaté que, parmi les 145 génotypes de HLA étudiés, certains allèles seraient associés à une forme sévère de Covid-19. Des études en 2003 et 2004[9] avaient révélé un résultat similaire dans le SRAS-CoV.

Selon les chercheurs, le typage HLA, « rapide et peu coûteux », pourrait être réalisé en même temps que les tests de dépistage en vue d'« améliorer l'évaluation de la gravité virale ». De même, quand un vaccin sera disponible, ce typage pourrait aussi être utilisé pour déterminer les personnes prioritaires.

8. Après l'*in vivo*, l'*in vitro*, l'*in situ*, l'« *in silico* » est la recherche effectuée essentiellement sur ordinateur dont les puces sont constituées de silicium. Elle permet de modéliser les phénomènes biologiques par la bio-informatique. *In silico* est une expression utilisée pour la première fois en 1987 par Christopher Langton au Los Alamos National Laboratory pour désigner le champ de recherche de la vie artificielle computérisée.

9. René L. Warren et Inanç Birol, « HLA Predictions from the Bronchoalveolar Lavage Fluid Samples of Five Patients at the Early Stage of the Wuhan Seafood Market Covid-19 Outbreak », *National Institut of Health*, Version 3. ArXiv. Preprint, 2020 Apr 15 : arXiv : 2004.07108v3. PMCID : PMC7280900 - PMID : 32550246.

L'acceptation de l'embryon « réfugié » dans le corps maternel

C'est le système HLA en action qui protège l'embryon, personne différente de sa mère, toléré dans un organisme différent de lui. Évidemment, point besoin de traitement immunosuppresseur pour accepter la différence génétique. Le mystère de cette formidable acceptation immunologique n'est pas encore totalement élucidé.

La distinction entre le soi de la mère et le non-soi de l'enfant est une tâche qui incombe en grande partie aux lymphocytes T régulateurs (Treg), les officiers régulateurs. Ces « lymphocytes tolérants » au niveau du placenta aident à l'acceptation du fœtus par le système immunitaire maternel, là serait l'une des explications.

Dans les transplantations d'organes : donneur-receveur compatibles

Désormais, la nomenclature classique des gènes HLA est très précise et harmonisée au niveau international, permettant une meilleure sélection des candidats à la greffe adaptée à la génétique HLA du receveur.

Même avec les meilleures compatibilités, des traitements spécifiques restent encore nécessaires pour éviter les rejets à long terme.

Une spécificité pour le foie : la « tolérogénie[10] »

Le foie est un organe central hyper efficace pour se protéger grâce à un système immunitaire local et général. En outre, il est doté de propriétés « tolérogéniques » très originales, c'est-à-dire qui lui permettent de tolérer des agressions de toute sorte.

En transplantation hépatique, on sait que la tolérance du greffon est assez grande, même sans compatibilité absolue entre donneur et receveur. Les équipes spécialisées se sont rendu compte que les greffes multi-organes (en particulier celle du rein) étaient mieux tolérées quand le foie était lui aussi transplanté. C'est le foie qui

10. Voir le livre de Pr Henri Joyeux et Jean Joyeux, *Votre foie a besoin d'amour!*, Éditions du Rocher, 2020.

influencerait tout le système immunitaire du receveur, atténuant les risques de rejet des autres organes.

Ce seraient donc les cellules cytotoxiques de l'hôte qui s'élimineraient face au greffon, et qui réapparaîtraient en ôtant le greffon.

Que retenir? Schématiquement, on peut diviser nos défenses immunitaires en deux bras:

- L'immunité innée est en place dès la naissance, elle peut frapper immédiatement tous azimuts, sans avoir déjà identifié l'ennemi.
- L'immunité acquise, en quelques jours ou semaines, va apprendre à mettre en action des soldats et des missiles dirigés de façon spécifique contre l'agresseur.

Il s'agit à la fois de cellules spécialisées et de molécules solubles (les anticorps) ayant la capacité d'épouser la forme des molécules de l'attaquant – qu'elles soient présentes à sa surface ou qu'elles soient rejetées à l'extérieur (les toxines) – et de neutraliser leur action.

Mais au-delà des notions d'immunité innée/acquise, vision classique et réductrice de la médecine, notre système de défense, d'auto-défense, comprenez d'auto-guérison, est épaulé par d'autres lignes de défense.

Inflammatoires, endocriniennes, nerveuses... ou par des sous-systèmes comme les défenses antioxydantes. Sans oublier les sens: la douleur n'est-elle pas la sensation qui, la première, donne l'alerte?

Cette couverture santé étoffée dépend aussi – et plus qu'on ne le croit – de la force immatérielle de nos ressources psychologiques[11].

Ainsi est née une nouvelle discipline qui élargit l'horizon: la neuro-psycho-endocrino-immunologie.

Si la complexe et passionnante organisation de nos défenses immunitaires est bien en place, elle n'est pas pour autant statique. Les circulations sanguine et lymphatique tournent en permanence, signant notre vitalité.

11. Pascal IDE, *Des ressources pour guérir. Comprendre et évaluer quelques nouvelles thérapies*, DDB, 2012.

> **Cette organisation n'est donc pas suffisante, elle doit être entretenue jour après jour. Et cet entretien dépend directement de nos habitudes alimentaires qui nous nourrissent, mais nourrissent également des milliards d'organismes vivants, les microbes de notre corps. Ces derniers participent grandement à nos défenses immunitaires.**

Nous avons vu le fonctionnement de notre grande armée de métier.

Nous verrons qu'il faut aussi compter avec la soldatesque, celle des « appelé(e)s », bactéries naturellement présentes ici et là dans notre corps, particulièrement dans notre intestin avec le microbiote intestinal (ou flore intestinale). Elles ont une influence de plus en plus avérée sur l'activation de notre système immunitaire.

Chapitre 6

La soldatesque des microbes au service de nos défenses immunitaires

« Le microbe n'est rien, c'est le terrain qui est tout. »

Claude BERNARD, médecin et physiologiste français,
fondateur de la médecine expérimentale (1813-1878)

La soldatesque, c'est tout ce que l'on peut trouver dans une armée d'appelés du contingent. Il y a le meilleur… et le pire.

Notre corps vivant possède plus de microbes que de cellules qui le composent : le microbiome

Des microbiotes partout dans notre corps

Notre corps a dix fois plus de microbes que de cellules pour le constituer. On en compte plus de 5 000 espèces différentes. Tous ces microbes ont 150 fois plus de gènes que notre propre génome. C'est le microbiome. Quand il est localisé on parle de microbiote.

> **Le saviez-vous ?** Chaque gramme de matière fécale contient pas moins de 100 milliards de microbes.

Le Human Microbiome Project (le projet du microbiome humain développé depuis 2007[1]) a pour objectif d'analyser tous les gènes des microbes, c'est-à-dire leur génome, afin de mieux saisir leur relation avec nos propres gènes. Pour cela, les chercheurs font les prélèvements tout au long du tube digestif, dans les voies respiratoires, et même sur la peau et les organes génitaux féminins et masculins.

On sait déjà que chaque personne a son propre microbiome, ce qui nous rendrait identifiable comme avec nos empreintes digitales. Le prélèvement est évidemment moins désagréable qu'une prise de sang !

Il peut s'ajouter à toutes les informations biologiques dont un médecin a besoin dans le cadre des maladies inflammatoires du tube digestif et des maladies de l'immunité.

---

1. Ce projet de cartographie microbienne de l'humain a été lancé à l'initiative du NIH (Institut national de la santé des États-Unis).

Des milliards de bactéries, de virus, de champignons vivent en bonne entente avec notre corps. Ils entretiennent mutuellement notre santé et la leur. Ne l'oubliez pas : nous ne vivons pas dans une atmosphère stérile et fort heureusement ! Si notre sang est stérile, comme notre bile, nos urines ou le liquide céphalo-rachidien (LCR), tout ce qui circule dans notre tube digestif, de haut en bas, ne l'est pas, on peut même dire l'est de moins en moins jusqu'à la sortie ano-rectale.

On parle de symbiose (vie ensemble) et plus justement de commensalisme. Il se définit selon le dictionnaire *Le Petit Robert* comme l'« état d'animaux qui vivent à côté d'animaux d'une autre espèce en profitant de leurs aliments ». C'est exactement ce qui se passe entre ces innombrables germes, bacéries, virus (dans nos cellules), champignons, et parasites en transit dans notre tube digestif où ils puisent comme nous leur nourriture.

Les microbes ne nous veulent donc pas que du mal, bien au contraire : en équilibre, ils nous protègent. Pour tous les gens qui ont suivi l'école pasteurienne, c'est trop souvent le contraire : le microbe est la cause de tous nos maux. Ils ont oublié le terrain, totalement. Terrain qui n'est pas pasteurisé justement ! Les microbes sont présents dans la plupart de nos organes, sauf dans le sang, les urines, la bile, le LCR qui – répétons-le –, sont normalement et naturellement stériles.

Ce sont les déséquilibres de tel ou tel microbiote qui peuvent affecter la santé de l'hôte que nous sommes. Le microbiote digestif est de loin le plus important, il est responsable de 70 à 80 % de notre immunité si tout ce que nous avons vu précédemment fonctionne au mieux.

Le saviez-vous ? L'originalité du microbiote digestif est qu'il dépend essentiellement de nos habitudes alimentaires et retentit positivement ou négativement sur les autres microbiotes. C'est de loin le principal fondement de notre immunité.

Les portes d'entrée des microbes

Notre corps est exposé au risque d'infection par tous nos orifices branchés sur l'extérieur. Cela commence par la bouche, les oreilles et le nez, ce dernier étant assez bien protégé grâce au barrage des poils et des sinus.

Plus communément, une infection s'installe surtout en respirant par la bouche. Il faut donc l'éviter au maximum, sauf lorsqu'on soumet notre corps à des efforts intenses.

Les voies aériennes supérieures offrent donc une voie d'entrée royale aux infections respiratoires : bouche, pharynx, larynx, et même oreilles pour les otites, car les oreilles sont en relation directe avec l'arrière de la partie haute du nez.

La peau, en revanche, quand elle est intacte, constitue un excellent protecteur, mais n'est pas exempte de microbes : les chirurgiens et les dentistes le savent bien, eux qui se lavent les mains trente fois par jour !

Nos yeux sont en principe bien protégés des bactéries grâce au lysozyme[2], une substance antibactérienne. Mais cet organe reste une zone vulnérable et à risque par sa proximité avec le cerveau.

Viennent ensuite les voies d'excrétion, urinaires et intestinales. Nous savons qu'une grande quantité de bactéries pullulent dans notre gros intestin, alors que les voies urinaires sont naturellement et nécessairement stériles. Nous verrons que les voies génitales ne sont pas exemptes de bactéries y vivant normalement. Malheureusement, les déséquilibres bactériens, en particulier chez les femmes, se multiplient. Chez elles, les infections génitales sont légion et chez les hommes, elles le deviennent.

2. Le lysozyme est un enzyme spécialisé contre les bactéries. On le retrouve dans les larmes pour protéger les yeux, la salive, le lait maternel et même la sueur.

Les amygdales et végétations du carrefour aéro-digestif : premières protections au fond de la gorge

Il s'agit d'un tissu immunologiquement actif que nous avons signalé précédemment avec le BALT (voir p. 141).

Ce tissu est donc lymphoïde, concentré sous forme d'amygdales[3], donc en forme d'amandes, comme nous le dit l'étymologie du mot. Elles sont nombreuses, ces amygdales, entourant la base de la langue et de part et d'autre en arrière du voile du palais. D'autres sont plus cachées, protégeant immunologiquement la zone de la gorge en relation avec la partie la plus profonde des oreilles, jonction entre l'oreille moyenne et son tympan, et l'arrière du nez.

Quant aux végétations, dites adénoïdes, elles constituent le même type de tissu lymphoïde et sont situées en arrière du nez, tout en haut donc invisibles la bouche ouverte, contrairement aux amygdales du palais que l'on voit facilement au fond de la gorge. Lorsqu'elles augmentent de volume, elles peuvent donner une voie nazonée et, la nuit, sont la cause la plus fréquente des ronflements et également des otites.

Dans la mesure où nous ne consommons pas des aliments stériles, les premiers germes de notre alimentation, antigènes alimentaires, sont immédiatement en relation avec ce système de protection. Ce carrefour aéro-digestif protège tout autant la voie respiratoire et la voie digestive. Il ne rejette pas l'intrus, il le prend en charge par ses nombreuses cellules lymphoïdes capables de fabriquer à la demande les anticorps neutralisants.

La chirurgie des amygdales et des végétations a beaucoup reculé, car elle était dans le passé trop systématique. Elle garde évidemment des indications précises (angines à répétition, apnées du sommeil) que le spécialiste ORL connaît bien.

3. On parle aussi de « tonsille », qui vient du mot latin signifiant amygdale ou amande.

Les plaques immunitaires tout au long de l'intestin grêle

La surface interne réelle de l'intestin grêle et des côlons est fortement augmentée grâce à ses nombreuses villosités. Elle est d'environ 300 m^2, alors que celle de la peau ne dépasse pas 2 m^2.

Les défenses microbiotiques sont moins nombreuses dans l'intestin grêle, dont la fonction principale est l'absorption des nutriments.

C'est tout de même là que se situent les plus grosses défenses immunologiques, sans doute en raison de la longueur de cet organe (quatre à six mètres) et de la surface qu'il offre aux bactéries. Plus de 200 m^2 de surface d'absorption, soit l'équivalent d'un terrain de tennis.

Tout au long de celui-ci sont répartis de vrais centres de défenses, nommés plaques de Peyer, formées d'amas d'officiers et sous-officiers de cellules lymphatiques, jusqu'aux plus spécialisées.

Ces plaques de Peyer renferment 60 % des officiers lymphocytes de notre organisme. Ces globules blancs sont activés selon les bactéries en trop ou les agressions qu'ils reçoivent. En toute logique, ils protègent la barrière intestinale et ne laissent passer que peu de germes vers la veine porte (on parle de bactériémie portale). C'est le foie qui s'en occupera.

Plus on avance dans le tube digestif, plus le monde bactérien foisonne, jusque dans la zone de déchetterie qu'est le rectum. On compte 500 à 1 000 espèces différentes de bactéries. Cela implique plus de 600 000 gènes bactériens dans le microbiote digestif, soit 30 fois plus que le génome qui nous constitue.

En cas de porosité intestinale *(leaky gut)*, des bactéries de toutes sortes ne demandent qu'à passer à travers la barrière digestive. Dans le cadre du sida, ce pourrait être précisément la première route de l'infection par le virus VIH face à un système immunitaire très affaibli.

L'appendice iléo-cæcal joue aussi un rôle immunologique de protection

Pendant très longtemps on a considéré l'appendice (organe creux de 5 à 10 cm de longueur et 0,5 à 1 cm de largeur) comme inutile et même dangereux, à l'origine d'infections : appendicite, abcès appendiculaire, péritonite dite appendiculaire. À la moindre douleur abdominale à droite dans le ventre, chez un enfant, on pensait à « appendicite » et pour éviter la moindre complication, le chirurgien réalisait l'« appendicectomie ».

Ce concept a bien changé car on a enfin compris la fonction immunologique de l'appendice. Cela ne veut pas dire qu'il n'y a pas d'authentiques appendicites qu'il faut absolument opérer pour éviter les complications susnommées.

L'appendice fabrique des anticorps naturels, des immunoglobines, protéines protectrices contre les agressions[4]. Il possède pour cela une concentration de tissu lymphoïde, sorte de réserve pour le début du côlon droit nommé cæcum[5].

---

4. R. Randal Bollinger, A. S. Barbas, E. L. Bush, S.S. Lin, W. Parker, « Biofilms in the Large Bowel Suggest an Apparent Function of the Human Vermiform Appendix », *Journal of Theoretical Biology*, 2017, Volume / Issue 249 / 4, p. 826-831.
5. Du latin *caecus* ou « aveugle » dont dérive le mot « cécité », car le cæcum est une sorte de cul-de-sac à la jonction de l'intestin grêle et du début du côlon.

Des microbiotes entretiennent l'immunité locale et générale

Le microbiote digestif ou flore intestinale

La construction du microbiote digestif

Il n'existe pas encore chez l'enfant, dans le ventre maternel. Il va se développer dès la naissance, lors de l'accouchement, en passant par la voie génitale de sa mère, au travers du microbiote vaginal (ou flore vaginale). Le lait maternel, même s'il est stérile, apporte également son lot de substances protectrices qui ensemencent l'intérieur de la voie digestive, dès la cavité buccale.

En outre, l'une des bonnes habitudes au retour du nouveau-né de la maternité, est de souffler sur son berceau un peu de la poussière de la maison qui rejoindra ses voies respiratoire et digestive. Les antigènes de la poussière inhalés passent donc aussi dans la cavité buccale pour être avalés avec la salive. Ainsi, les premières défenses, respiratoires et digestives, se mettent en place pas à pas.

Le saviez-vous ? Dans certaines tribus africaines, nous rappelle le « médecin aux pieds nus » Jean-Pierre Willem, il est de coutume de collecter le maximum de poussières avant la naissance d'un enfant. Dès son arrivée, on « saupoudre » le berceau de ces poussières pleines de pollens et d'acariens afin que le bébé soit en contact direct avec elles. C'est une façon de rendre l'enfant plus fort, plus résistant.

Cela s'explique bien d'un point de vue scientifique et rejoint l'observation faite dans les pays pauvres où l'hygiène laisserait à désirer (pensent outrancièrement les pays riches). Là, dès le plus jeune âge, l'enfant est en contact direct avec une pléiade d'agents exogènes, et s'immunise naturellement. Les allergies respiratoires, par exemple, sont encore rares dans ces pays… à l'inverse de ce qui se passe dans nos environnements de plus en plus pasteurisés.

Mais sachez que notre microbiote intestinal, pour ne parler que de lui, se composerait de plusieurs milliards de bactéries (vous avez bien lu !), soit dix fois plus que le nombre de cellules qui me composent. On estime qu'un homme/une femme occidental(e) abrite 1 200 espèces différentes de bactéries ! Et pour notre plus grand bien, la grande majorité de ces bactéries œuvrent activement à notre santé.

Sachez aussi que les Amérindiens, quand ils ne sont pas infestés par la civilisation moderne, mangent mieux que nous. Ils ont 1/3 de plus d'espèces microbiennes et sont bien moins malades, sauf quand on les inonde d'alcools et de Coca-Cola.

L'entretien du microbiote digestif

Il dépend de notre alimentation !

Ce sont les fruits, les légumes, légumineuses, les huiles végétales, les poissons et oléagineux, qui procurent des taux élevés de bonnes bactéries, car ces aliments les nourrissent.

C'est donc la meilleure et plus efficace modulation du microbiote intestinal. Ces aliments protègent la muqueuse et ont des effets anti-inflammatoires. Le séquençage génomique des échantillons de selles chez des patients atteints de maladies inflammatoires du tube digestif a permis, fort heureusement, de vérifier l'intérêt d'un important apport alimentaire végétal.

Les végétaux augmentent la formation de bactéries fabriquant des acides gras à chaînes courtes (AGCC) qui sont la principale source énergétique des cellules du côlon et du rectum, et des voies de la fermentation bactérienne anaérobie[6].

Ensemble, protéines végétales et bactéries permettent la formation de vitamines du groupe B, d'acides aminés, d'antioxydants et la dégradation-digestion des sucres et de l'alcool. Au fond,

6. Heureusement, car si c'était dans un milieu aérobie, les sucres, en particulier, fermenteraient et formeraient de l'alcool. En anaérobie, les germes et protéines fabriquent ensemble des gaz.

c'est une excellente alimentation méditerranéenne qui est l'idéal, à laquelle il faut ajouter du bon vin rouge bio à petites doses, et les viandes blanches.

Ainsi, les taux des bifidobactéries augmentent tandis que les colonies de streptocoques diminuent, ce qui est l'inverse s'il y a trop de protéines animales dans l'alimentation. C'est donc la meilleure alimentation anti-inflammatoire. À l'inverse, une alimentation trop riche en protéines animales oblige les bactéries du microbiote à plus de travail de dégradation/digestion. La conséquence est la formation de produits azotés, de toxines et d'urée en excès, qui peuvent intoxiquer tout autant le foie que des reins fragiles.

Le saviez-vous ? Le microbiote digestif est le plus important de tous les microbiotes puisqu'il est responsable de 70 à 80 % de notre immunité.

Les prébiotiques avant les probiotiques : des éléments vivants qui stimulent notre système immunitaire

Les prébiotiques sont des molécules de sucre plus ou moins complexes qui stimulent certaines bactéries du microbiote intestinal. Ces molécules sont présentes dans les fruits et les légumes, mais aussi dans le bon miel et les pollens à mastiquer longuement.

Ces molécules constituent tout simplement la nourriture permettant aux probiotiques de vivre et de se développer. Les prébiotiques permettent à nos bactéries intestinales de se reproduire et de se fixer sur les parois des muqueuses intestinales. On a vu précédemment l'importance d'une bonne muqueuse, qui favorisera en parallèle une fixation et une bonne activité de la flore intestinale.

Le saviez-vous ? Les prébiotiques, dont on s'est aperçu de l'intérêt en renfort des probiotiques, sont ce que l'on appelle scientifiquement les fructo-oligosaccharides (FOS). Dans les compléments alimentaires, on rencontre presque exclusivement des FOS d'origine chimique, c'est-à-dire fabriqués à partir du sucre industriel. Et pourtant, dans la nature, il existe une molécule qui est un FOS, l'inuline, que l'on trouve avec des concentrations plus ou moins importantes dans toutes

les racines des espèces de la famille botanique des composées (ou astéracées), celle-là même de la marguerite.
Dans cette famille, les espèces médicinales bien connues dont on utilise la racine sont par exemple le pissenlit, la chicorée, la bardane, le salsifis, le topinambour, la carline, mais surtout l'aunée, dont le nom latin *Inula* a donné le nom à la molécule inuline.
La meilleure synergie qui soit pour l'intestin est d'associer de temps en temps ou régulièrement des infusions de ces plantes qui viendront se marier avec profit à une alimentation riche en fibres. Concrètement, plus l'infusion de ces racines est longue (plus d'un quart d'heure) et plus la libération des FOS est importante.

Ainsi l'alimentation doit intégrer plus de végétaux frais, de saison et bio, pour entretenir régulièrement la formation des probiotiques qui suivent. Évidemment, la cuisson de ces végétaux est déconseillée ou, quand elle est nécessaire, doit être *a minima*, la plus douce possible, sinon il n'y aura pas de formation de probiotiques.

Les probiotiques sont les bactéries et levures vivantes qui vivent en symbiose et commensalisme dans notre intestin.

En unissant prébiotiques et probiotiques, on parle de symbiotiques.

Évidemment, quand on en manque, on peut les consommer sous forme de compléments qui permettent de réelles améliorations.

Il faut les consommer en poudre ou gélules (il existe de très bons complexes de souches de probiotiques apportant des milliards de bactéries par prise), avant le petit-déjeuner, donc à jeun, avec un grand verre d'eau tiède (ou, pour les prébiotiques, en tisanes). En cas de troubles digestifs importants, avec diarrhée et selles malodorantes, nous conseillons de prendre la dose de probiotiques maximale d'un coup, en général d'une grande efficacité.

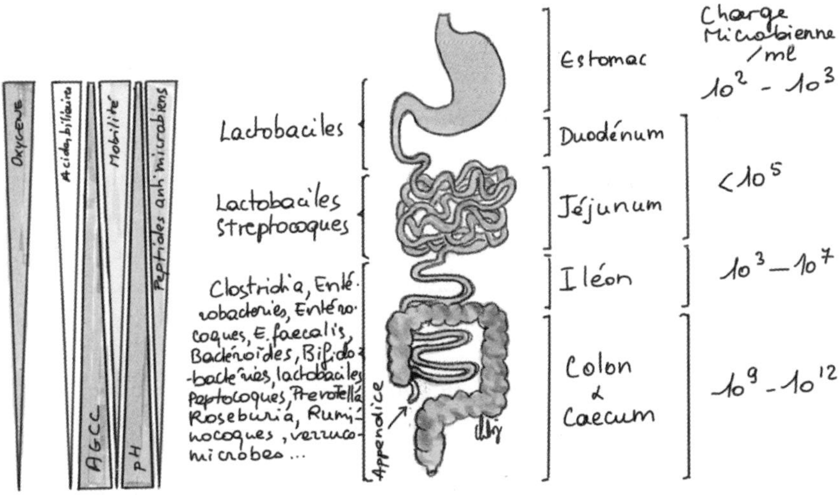

COMMUNAUTÉS MICROBIENNES
le long du Tube Digestif

Les probiotiques les plus utiles sont les lactobacilles et bifidobactéries. On peut citer parmi les probiotiques en compléments alimentaires :

- *Lactobacillus rhamnosus.*
- *Lactobacillus casei.*
- *Lactobacillus acidophilus.*
- *Bifidobacterium bifidum.*

Idéalement, il faudrait ajouter le *Faecalibacterium prausnitzii* et *Akkermansia muciniphila* qui sont parmi les bactéries les plus abondantes de notre côlon. Elles sont strictement anaérobies (extrêmement sensibles à l'oxygène, en anglais *EOS*), productrices en particulier d'un acide gras à chaîne courte, l'acide butyrique, et probablement d'acides propionique et acétique qui ont un effet anti-inflammatoire important au niveau du côlon et du rectum.

Elles sont moins abondantes chez les patients atteints de maladies inflammatoires chroniques de l'intestin (MICI) et devraient être prises en compléments alimentaires régulièrement.

Le microbiote dans la maladie sida et dans les déficiences chez les personnes âgées (sida-a)

Sans un microbiome équilibré et bien vivant nous développerions des infections intestinales à répétition. Le microbiote déséquilibré des personnes immunodéprimées aggrave évidemment cette immunodépression et les risques de passage de la séropositivité très bien supportée à la maladie sida évolutive potentiellement mortelle.

Le microbiote des personnes en bonne santé est fort différent de celui des immunodéprimés, tout au long du tube digestif.

D'une part, la réduction de la présence des CD4 ou T4 au niveau intestinal favorise la porosité intestinale, donc le passage des bactéries dans la circulation sanguine avec des risques de bactériémie et même de septicémie.

D'autre part, des colonies en trop grand nombre peuvent se développer, mettant la vie en danger, les *candidas*, les entérocoques, les colibacilles... d'où une hyperstimulation inflammatoire.

À l'inverse, la complémentation sérieuse et régulière en probiotiques va se traduire par une remontée significative des CD4 dans le sang et du rapport CD4/CD8.

Les transplantations microbiotiques fécales

L'importance du microbiote intestinal a permis d'imaginer dans des pathologies digestives inflammatoires (maladie de Crohn, rectocolite...), de transplanter le microbiote lui-même, évidemment en apportant un microbiote de qualité appartenant à une personne en bonne santé.

L'enthousiasme pour cette nouvelle technique (dite d'une façon plus triviale « cacathérapie ») voit ses indications se multiplier après des chimiothérapies pour cancer et aussi dans des pathologies neurologiques diverses du fait de l'importance des relations existant entre le système nerveux central et l'intestin. C'est pour ces raisons qu'on a pu qualifier l'intestin de deuxième cerveau.

Le microbiote vaginal ou flore de Döderlein

Étant invisible au fond de la cavité vaginale, la santé du col de l'utérus dépend d'abord de ce qu'on appelle le microbiote vaginal ou flore vaginale.

On l'appelle également flore de Döderlein[7] et elle contient des lactobacilles qui acidifient le milieu vaginal : *Lactobacillus acidophilus* et de nombreux autres. À l'âge adulte, chaque millilitre de sécrétions vaginales contient 100 millions à 1 milliard de micro-organismes.

Ainsi le pH vaginal varie entre 3,8 et 4,5, ce qui est indispensable pour lutter contre l'intrusion de germes pathogènes. La transplantation d'un microbiote vaginal normal est certainement une possible thérapie d'avenir.

Le microbiote pour toute l'enveloppe cutanée

En plus de la barrière physique qu'elle forme, la peau se sert de la barrière pharmacologique faite d'enzymes de protection sécrétées à la fois par des cellules locales, par des circulantes, et par la vitamine D que le soleil nous aide si bien à fabriquer.

La barrière immunologique est constituée de cellules spécifiques à la peau, cellules issues du tissu lymphoïde, incluant celles de l'immunité innée (les kératinocytes et leurs récepteurs) et celles de l'immunité adaptative. Ces cellules protègent localement contre les pathogènes et les cellules cancéreuses. Elles alertent systématiquement le reste du corps qui enverra d'autres réponses immunologiques.

Quand les barrières fonctionnent mal du fait des déficiences immunologiques globales de l'organisme, par exemple suite aux

7. Albert Döderlein (1860-1941) était un professeur de gynécologie à Tübingen, puis Munich.

traitements immunosuppresseurs, les risques de cancers de la peau sont nettement plus élevés, y compris ceux liés aux expositions excessives aux rayons du soleil.

Le microbiote rénal

Son existence reste discutée, mais il faut bien comprendre les liens qui existent entre intestin et rein. Les pathologies infectieuses fréquentes comme les cystites éclairent le sujet. En effet, on parle depuis des lustres du cycle entéro-rénal.

La moindre porosité intestinale laisse passer des germes dans la circulation sanguine et celle-ci est filtrée au niveau des reins. Une insuffisance d'hydratation suffit à ce que des germes, en particulier colibacilles, passent la barrière rénale et prolifèrent dans les reins s'il y a le moindre obstacle, et la vessie, d'où les brûlures à la miction. S'il y a microbiote, on peut dire qu'il n'a pas joué son rôle. Il existe en effet de bonnes bactéries « protectrices » dans nos voies urinaires sans créer d'infection localement.

La vessie douloureuse qui appartient à la « cystite interstitielle » est probablement une maladie auto-immune car les changements alimentaires et la réduction des stress peuvent être le meilleur traitement.

Le microbiote cérébral

On l'a découvert récemment, bien que l'on connaisse parfaitement les cellules immunes du cerveau qui constituent la macroglie, avec les astrocytes, et la microglie.

Ces cellules protègent les neurones en maintenant la barrière hémato-encéphalique (sang/cerveau), régulent le flux sanguin et assurent la nutrition en apportant l'énergie aux neurones. Elles sont capables de réparer et cicatriser les lésions du cerveau et de la moelle épinière.

On parle depuis peu de flore cérébrale avec la découverte de bâtonnets repérés après la mort dans le cerveau. Étaient-ils présents auparavant ? Trois souches bactériennes ont ainsi été isolées : les firmicutes, les protéobacteria et des bactéroïdes. Elles seraient présentes dans toutes les cellules et même près de la gaine de myéline qui assure le passage de l'influx nerveux.

Le rôle exact de tous les microbiotes et les relations qui existent entre eux restent à découvrir, la science est encore balbutiante dans ce domaine.

Le microbiote respiratoire : puissant mais mal connu

L'importance de l'axe intestin-poumons (*gut-lung axis*)

Le poumon est un organe largement ouvert sur le milieu extérieur et, de ce fait, fortement exposé aux agressions exogènes. Pour assurer sa défense, il dispose d'un système immunitaire particulièrement développé.

À ce titre, de nombreuses maladies du poumon profond sont directement le fait de réponses immunitaires incontrôlées. Parmi les cellules impliquées dans les réponses immunitaires pulmonaires, les lymphocytes T occupent une place centrale. Ils constituent une population cellulaire hétérogène qui exerce une variété de rôles, essentiels pour l'immunité. Ainsi, une fois activés, les lymphocytes T peuvent induire la sécrétion d'anticorps par les lymphocytes B (fonction auxiliaire), exercer une activité cytotoxique directe, réguler l'activité fonctionnelle d'autres lymphocytes T ou encore recruter et activer les cellules inflammatoires (monocytes/macrophages, polynucléaires notamment).

L'activation des officiers (donc des lymphocytes T, comme nous l'avons vu précédemment) est un phénomène complexe , comme nous l'avons vu précédemment. On imagine facilement que, dès la naissance, les voies respiratoires ne sont plus dans un milieu stérile, passant par la voie génitale avec sa flore vaginale, sans compter l'air de la clinique et de la maison qui sont largement ensemencées.

Le mode d'accouchement est donc d'une grande importance. Cela signifie que la naissance par césarienne impose de ne pas oublier la flore de Döderlein et de tamponner préalablement, comme déjà vu, la voie vaginale afin de badigeonner les lèvres du nouveau-né et différentes zones de son corps. Ainsi, la colonisation des voies aériennes commence tôt dans la vie, influencée par le mode d'accouchement.

Quand, en 2007 le NIH (l'Institut national de la santé des États-Unis) a lancé le projet de cartographie microbienne de l'humain (*Human Microbiome Project*), l'étude du microbiote pulmonaire n'apparaissait pas prioritaire. Le tube digestif, la voie génitale féminine, la peau, la zone ORL l'étaient.

Or, nos poumons ne sont pas aussi stériles que nous le pensons. Ils contiennent beaucoup de micro-organismes, excellents pour la santé. On peut les considérer comme de vrais gîtes microbiens. Les prélèvements sont obtenus par endoscopie et lavage broncho-alvéolaire.

L'OMS souligne l'augmentation énorme des maladies respiratoires, avec un total actuel qui dépasse 300 millions de personnes atteintes. Maladies qui tuent largement plus de personnes chaque année que la Covid-19 a pu le faire !

Les travaux concernant le microbiote respiratoire sont encore insuffisants pour pouvoir en connaître les détails. On sait seulement :

- qu'il dépend indirectement du microbiote digestif ;
- que chaque cm^3 de mucus bronchio-alvéolaire contient 100 000 bactéries ;
- qu'il est très diversifié, constitué – ce qui est logique – de bactéries descendant de la sphère ORL et de l'air inhalé qui contiendrait lui-même 100 000 micro-organismes par litre inhalé, et aussi en partie des voies digestives.

Pour la Pr Geneviève Héry-Arnaud[8] :

8. Professeure des universités à la faculté de médecine de Brest (enseigne la bactériologie). Praticienne hospitalière au laboratoire de bactériologie du CHRU de Brest, directrice de l'axe de recherche « Microbiota » centré sur les maladies respiratoires dans l'unité de recherche Inserm UMR1078 à l'université de Bretagne Occidentale. C.-A. Guilloux, C. Lamoureux et G. Héry-Arnaud, « Les Bactéries anaérobies, ces inconnues du microbiote pulmonaire », *Médecine/Sciences*, mars 2018, n° 34, p. 253-260.

> « Les conditions pulmonaires locales sélectionnent les micro-organismes les mieux adaptés à cet écosystème. Parmi les bactéries majoritaires, on retrouve des bactéries environnementales telles *Pseudomonas* et des commensales : *Streptococcus*, *Haemophilus* ou *Neisseria*. Il est surprenant de noter la présence forte, dans ce site dédié à l'oxygénation, de bactéries "anaérobies" strictes, ne tolérant donc pas l'oxygène : *Prevotella*, *Fusobacterium*, *Veillonella* ou *Porphyromonas*, qui forment ainsi un cœur anaérobie au sein même du microbiote pulmonaire. Pour un tableau complet, il faut signaler que toutes les branches du vivant y sont représentées : virus (phages), champignons et même archées[9]. »

De nombreuses questions se posent : comment est constituée et fonctionne la barrière protectrice des voies respiratoires contre les virus, bactéries, bacilles, champignons, parasites, pollutions toxiques... ?

Il s'agirait bien d'un système immunitaire local collaborant étroitement avec les défenses circulantes et les autres microbiotes.

Les perturbations de l'immunité respiratoire

Elles seraient directement responsables de l'énorme augmentation des maladies respiratoires dans l'enfance : l'asthme et les complications respiratoires fréquentes des maladies génétiques à empreinte respiratoire, comme la mucoviscidose, les broncho-pneumopathies chroniques des adultes, la sarcoïdose et les nombreuses pathologies acquises dues aux excès du tabagisme et aux pollutions de la modernité...

Les liens avec le microbiote digestif, permettent de parler du *gut-lung axis* (en anglais), l'axe intestin-poumons. Répétons-le : le digestif correspond à 70-80 % de nos défenses immunitaires. Elles sont en place dès l'âge de deux ans et doivent être entretenues tout au long de la vie.

Les bonnes habitudes alimentaires participent donc indirectement au fonctionnement respiratoire. D'immenses perspectives

9. Les archées, ou *Archaea* (du grec ancien ἀρχαῖος : « originel, primitif »), ou archéobactéries, sont des micro-organismes unicellulaires.

thérapeutiques se dégagent ainsi, certainement moins agressives que celles qui sont prescrites habituellement.

Une immunothérapie anticancéreuse avec des probiotiques « programmés » pourrait cibler des cellules cancéreuses

Une équipe de Columbia, à New York, crée des probiotiques capables de produire des inhibiteurs de « checkpoint » immunitaire et de les libérer dans la tumeur. Cette équipe a pu mettre au point un circuit de destruction de la bactérie qui libère dans la tumeur un nano-corps anticancéreux.

> « Exploitant les avancées en immunothérapie et en biologie de synthèse, l'équipe a donc programmé une bactérie probiotique – l'E. coli Nissle 1917 – afin qu'elle délivre localement dans les tumeurs, et de manière contrôlée, des "nano-corps" bloquant les PD-L1 et CTLA-4[10]. »

Chez la souris, l'injection intraveineuse de la thérapie probiotique dans des modèles de lymphome et de cancer colorectal a entraîné une régression tumorale et une réponse anticancéreuse systémique, y compris jusque dans les métastases.

Le dialogue interactif entre les microbiotes et les cellules immunitaires

La présence des bactéries proches des lymphocytes de la barrière intestinale comme de la barrière bronchio-alvéolaire permet à la fois de leur servir de terrain d'apprentissage pour des réponses spécifiques antigènes-anticorps.

---

10. C. Gurbatri *et al.*, « Engineered probiotics for local tumor delivery of checkpoint blockade nanobodies », *Science Translational Medicine*, février 2020, 10.1126/scitranslmed.aax0876.

La régulation des populations de micro-organismes se fait ainsi naturellement. Elle dépend, au niveau respiratoire, d'une bonne oxygénation et au niveau digestif de la qualité de l'alimentation. De ces deux microbiotes dépend indirectement la qualité des autres.

Dans tous les secteurs particuliers et vitaux de notre corps, plusieurs points communs apparaissent :

- Les tissus de revêtement interne sont de faible épaisseur, une fine couche de mucus protège les micro-organismes dans la lumière digestive ou respiratoire.
- Les micro-organismes sont en très grande abondance.
- Des molécules antibiotiques naturelles (des peptides) sont produites par les cellules intestinales ou respiratoires qui tuent des pathogènes les empêchant de pénétrer dans les cellules.
- Les micro-organismes se développent en fonction de ce qu'ils trouvent pour se nourrir (alimentation, mucus...).
- Les tissus lymphoïdes très riches en lymphocytes naïfs mis en contact avec les microbiotes peuvent devenir « mémoire » tant au niveau digestif que respiratoire.
- Au niveau digestif, des immunoglobulines A sont produites par les cellules circulantes et au niveau du mucus neutralisent des pathogènes avant qu'ils ne pénètrent les cellules intestinales.

De belles perspectives s'offrent maintenant à nous pour en finir (peut-être) avec le cancer

Nos capacités immunologiques sont immenses et très puissantes si elles sont bien entretenues, tant au niveau cellulaire avec les lymphocytes B et T et les *Natural Killers*, que dans nos circulations sanguines, lymphatiques ou encore dans de nombreux organes.

Elles orientent dans trois directions thérapeutiques majeures.

L'immunothérapie d'avenir, encore balbutiante

Elle est considérée comme un enjeu majeur en cancérologie, face aux nombreux échecs et abus des chimiothérapies.

Dans les essais cliniques actuels de l'immunothérapie, seuls 15 % des patients seraient « répondeurs ». Il est important d'identifier ces 15 %, chiffre qui n'est pas vraiment significatif quand on sait que l'effet placebo d'un médicament quel qu'il soit peut atteindre de 30 % à 70 % selon les cas et les pathologies[11].

Ce sont les lymphocytes B qui semblent les plus intéressants dans cette lutte sans merci contre les cancers. C'est donc dans le micro-environnement de la tumeur que peuvent se trouver la ou les solutions.

Les patients présentant des tumeurs immunologiquement riches ont montré un taux de réponse élevé (50 %) à une immunothérapie, quel que soit le niveau des lymphocytes T.

---

11. Plusieurs études indiquent un taux d'efficacité du placebo de 70 % ou plus, et pas seulement pour des pathologies mineures. Citons seulement trois études aux résultats surprenants :
- Le Dr Stoessel, de l'université de Colombie-Britannique, a été le premier à montrer l'action d'un placebo sur le cerveau grâce à l'imagerie médicale (tomographie par émission de positons, TEP) en 2001. Son étude, réalisée sur des malades de Parkinson, a prouvé que de l'eau salée peut, au même titre que la dopamine médicamenteuse, entraîner la sécrétion de dopamine endogène.
- En 2002, Martin Ingvar, de l'institut Karolinska (Stockholm) s'est mis en tête de brûler légèrement une zone de peau de volontaires, puis a observé, par tomographie aussi, ce qui se passait chez ceux qui avaient reçu un antalgique et ceux qui n'avaient reçu qu'un placebo : les zones cérébrales impliquées dans le soulagement de la douleur se sont « allumées » de la même façon dans les deux cas !
- En 2002 encore, Helen S. Mayberg, psychiatre et neurologue de l'université de Toronto, a testé l'effet placebo dans la dépression (étude Prozac contre placebo menée en double aveugle). Là aussi, comme le produit actif, et à peu de différences près, le placebo a provoqué une activation de l'activité dans le cortex et une diminution de l'activité dans les régions liées aux émotions...

La (ou les) transplantation(s) microbiotique(s)

Elle se développera à partir de l'expérience avec les maladies inflammatoires intestinales et avec la possible extension des coprocultures à la recherche de l'identité microbiotique du patient.

Il faut dire que l'on ne connaît pas encore vraiment l'identité réelle du microbiote digestif normal et l'on peut en dire autant de ses annexes respiratoires, cutanées, génitales.

Il est probable que certaines bactéries, levures ou champignons, devront être évalués en pourcentages comparatifs. Le *Human Microbiome Project* ne nous a pas encore révélé tous ses secrets.

La Transplantation du Microbiote Fécal (TMF) a fait ses preuves de manière certaine dans le traitement des infections récidivantes à un germe particulier, le *clostridium difficile.* Ce microbe est le grand responsable des diarrhées apparues après traitements antibiotiques non compensés par des probiotiques de qualité. La greffe fécale fonctionne quel que soit le donneur dans la mesure où il a des selles normales composées d'un microbiote équilibré.

On utilise un greffon liquide administré par coloscopie, lavement ou par une sonde digestive introduite par le nez. Une *start-up* développe des capsules de selles cryoconservées.

La phagothérapie et les virus bactériophages

Cette méthode de traitement était utilisée avant les antibiotiques, juste avant la Première Guerre mondiale. Elle a été abandonnée face à leur efficacité, mais les nombreuses et puissantes antibio-résistances apparues en raison de l'utilisation abusive des antibiotiques lui ont permis de faire son retour.

Il s'agit de virus « phages[12] » capables de capter et détruire des bactéries. Ils sont donc appelés bactériophages et leur utilisation

12. Félix D'HERELLE, « Sur un microbe invisible antagoniste des bacilles dysentériques », Comptes rendus hebdomadaires des séances de l'Académie des sciences, 1917, Vol. 165, n° 11, p. 373-375 ; et *Le bactériophage. Son rôle dans l'immunité*, éditions Masson, 1921.

est dénommée phagothérapie. Évidemment, il peut exister autant de bactériophages que de bactéries, car chacun est spécifique d'une bactérie.

Ces virus phages seraient présents dans notre tube digestif et logiquement dans notre environnement (les égouts), mais – point capital – ils ne consomment pas nos bonnes bactéries, celles de notre microbiote, sauf quand elles sont en excès.

Ils réguleraient donc nos différents microbiotes. Ces virus agissent de deux façons différentes : le plus souvent, ils se nourrissent de la bactérie et ainsi se reproduisent. Ils peuvent s'installer dans la bactérie et y restent au repos. C'est ce que fait le virus VIH du sida en infectant certains lymphocytes sans les tuer ni s'y reproduire. Il reste tapi dans l'ombre, on dit qu'il est sanctuarisé...

L'autophagie : suppresseur de tumeur ou l'inverse

Elle a valu le prix Nobel au professeur japonais Yoshinori Ohsumi en 2016. Il nous a appris que les cellules cancéreuses se servent de l'autophagie pour se défendre contre le stress que représentent les chimiothérapies. Au début du cancer, l'autophagie aurait donc un effet suppresseur de tumeur et au stade métastatique elle aurait l'effet inverse. Dans la maladie d'Alzheimer, l'autophagie pourrait éliminer les protéines non conformes comme la protéine Tau.

Notons que le resvératrol, de la peau des raisins (et du vin), serait un activateur de l'autophagie.

Retenez, pour finir, que la soldatesque est rarement au garde à vous. Elle est faite pourtant pour obéir aux ordres. Comme toujours, le danger, c'est la pagaille, les ordres mal transmis, la mauvaise connaissance de l'ennemi, et même les trahisons ou les déserteurs.

Tout est possible avec le système immunitaire. C'est la connaissance intime de son fonctionnement et son entretien qui reste le meilleur moyen de retrouver ou maintenir la santé.

Que retenir? Nos défenses immunitaires sont à la base de notre vitalité. Elles sont pulsées nuit et jour en permanence par la circulation sanguine, lancée par le muscle cardiaque tant qu'il y a de la vie. Nos défenses sont en veille et savent passer à l'action selon le ou les agresseurs. Elles travaillent en symphonie avec la soldatesque des microbes, qu'elles peuvent « discipliner » en cas d'excès.
L'armada est capable de s'adapter, selon l'agression, mais, reconnaissons-le, il n'est pas normal qu'elle soit si souvent débordée, on peut même dire impuissante, face aux trop nombreuses maladies nouvelles qui atteignent notre corps.
Si l'on considère, à juste raison, que le microbiote digestif contribue pour 70 à 80 % à nos défenses immunitaires, on peut logiquement en déduire que nos mauvaises habitudes alimentaires sont largement en cause[13].
Les excès de protections chimiques, antibiotiques, antifungiques, des pesticides nommés indûment phytosanitaires, des OGM absorbeurs de pesticides, ont sélectionné des ennemis plus agressifs engendrant des surmédicalisations à outrance.
Notre corps n'est ni un réceptacle à excès vaccinaux ni un client de Big Pharma qui cherche à ce que tout un chacun prenne tel ou tel médicament même quand il est inutile et dangereux.
Comprendre son immunité, et ses « routes de la soie » partant du cœur, c'est les respecter, les entretenir, c'est viser la santé et donner du sens à notre santé, à notre existence.

13. Cf. *Mangez mieux et meilleur de 0 à 100 ans*, Éditions du Rocher, 2017.

Chapitre 7

Les maladies de l'immunité, leur prévention, et les traitements actuels

« La médecine est un art au carrefour de plusieurs sciences. »

Georges Canguilhem,
philosophe, médecin (1904-1995)

En cette troisième décade du XXIe siècle, les maladies de l'immunité ne sont pas seulement à la mode ou « tendance » : elles font partie des réalités concrètes des nouvelles pathologies. En outre ce sont des pathologies qui souvent se chronicisent et deviennent, ce que l'on n'ose pas dire encore, des maladies de longue durée.

Elles sont originales et singulières, car elles peuvent atteindre tous les tissus et organes selon les susceptibilités et fragilités organiques et/ou les réalités génétiques. Elles se sont fortement installées dans nos pays qui se disent hyperdéveloppés et appartiennent désormais aux maladies de civilisation. Elles atteignent plus de 5 % de la population de la planète.

Il s'agit de toutes les maladies liées à des déficiences immunologiques, c'est leur grand point commun. Leur origine est variée : génétique ou acquises (sanguines, infectieuses, alimentaires, respiratoires, digestives, hépatique, pancréatique, génitales, hormonales, neurologiques, urogénitales, cutanées, musculaires, cardiaques, vasculaires, oculaires...) Elles peuvent atteindre un ou plusieurs de nos organes simultanément ou successivement.

Le chemin des maladies auto-immunes

De la tolérance antigénique à l'intolérance : le chemin de l'auto-immunité, celle qui se retourne contre soi

Quand ils atteignent notre corps, les antigènes, quels qu'ils soient, peuvent être annihilés par le système immunitaire ou bien tolérés. On vous dira, par exemple, que l'aluminium est un antigène bien toléré par notre organisme en vous cachant les effets indésirables à moyen et long terme[1].

On peut dire qu'il est logique et facile à comprendre que le corps se retourne un jour ou l'autre contre un antigène qui n'appartient

1. Car l'aluminium, notoirement neurotoxique, est bioaccumulable et biopersistant dans les os, les reins et le cerveau.

à aucune réaction biologique de l'organisme humain. Et cela est d'autant plus vrai que cet oligo-élément – l'aluminium – a déjà démontré ses effets négatifs dans le corps animal, à un point tel qu'il a disparu des vaccins vétérinaires. Une fois n'est pas coutume, pour les vaccins, l'animal primerait-il sur l'homme ?

Mécanismes de la formation de l'auto-immunité : quand les lymphocytes tournent mal

Des antigènes peuvent donc engendrer en réaction des anticorps qui sont capables, lors d'un dérèglement, de se retourner contre l'hôte, c'est-à-dire contre nous-mêmes. On parle alors d'auto-antigènes. Ainsi une maladie auto-immune peut-elle se développer. C'est la tolérance au soi du système immunitaire qui est totalement déréglée.

On distingue trois phases successives face à l'auto-antigène pour qu'apparaissent des signes cliniques touchant un organe particulier, ou plus largement plusieurs, et même tout l'organisme :

- La susceptibilité, avec diminution de la production de lymphocytes T.
- L'initiation, formation des auto-antigènes au-delà d'un certain seuil.
- La propagation, augmentation des auto-antigènes dans un ou plusieurs tissus ou organes, avec apparition des troubles liés à la maladie.

Cela conduit à l'activation des sous-officiers, les lymphocytes B, et des officiers, les lymphocytes T, contre des constituants de l'hôte. Ils sont alors responsables de lésions cellulaires et tissulaires qui créent les signes cliniques de la ou des maladies auto-immunes, car plusieurs organes peuvent être atteints, étant donné leur interdépendance[2].

2. Le célèbre Galien (129-201 après J.-C.) écrivit sur *L'Utilité des parties du corps humain*, démontrant l'harmonie entre les fonctions et les organes, et estima fort justement que la philosophie est nécessaire au médecin.

Les auto-antigènes et les réponses des lymphocytes B et T

Les lymphocytes B produisent des auto-anticorps spécifiques des auto-antigènes et les T deviennent auto-réactifs

Les lymphocytes auto-réactifs peuvent être :

- spécifiques d'un organe, telles la thyroperoxydase des cellules thyroïdiennes pour la thyroïdite de Hashimoto, l'insuline des cellules bêta de Langherans du pancréas pour la pancréatite auto-immune, ou des globules rouges responsables d'une destruction des autres globules rouges dans le cadre des anémies hémolytiques auto-immunes ;
- ubiquitaires, donc atteignant plusieurs organes comme dans le lupus érythémateux où les lésions peuvent être cutanées, rénales (glomérulonéphrites) et même articulaires.

C'est souvent l'exposition brutale de l'antigène au système immunitaire lors d'un état inflammatoire, dû à une alimentation délétère très souvent (la goîtrine du soja, par exemple), qui peut déclencher une réaction auto-immune qui est en elle-même pathologique.

Le caractère toxique des auto-anticorps est démontré par la capacité de transférer la maladie chez l'animal par l'injection du sérum des porteurs de maladies auto-immunes.

Cela est aussi vrai dans les relations materno-fœtales, par le transfert au travers du placenta des auto-anticorps IgG de la mère. C'est tout de même moins grave car, même si le fœtus reçoit les anticorps, il va les détruire dès que son système immunitaire fonctionne, après la naissance.

Ainsi, pour la myasthénie maternelle, les symptômes du nouveau-né disparaissent-ils dès que son propre système immunitaire est en place.

Même chose pour l'hyperthyroïdie auto-immune, dite maladie de Basedow[3]. Le fœtus a des chances, dès la moitié de la grossesse, de développer une hyperthyroïdie qui risque de persister à la naissance

3. Maladie auto-immune de la glande thyroïde décrite en 1840 par le Dr Carl Von Basedow (1799-1854). Cette maladie concerne surtout les jeunes femmes.

jusqu'à ce que le système immunitaire de l'enfant ne rejette les auto-anticorps de sa mère. Pendant le traitement contre l'hyperthyroïdie de la mère, ses médicaments passent déjà au travers du placenta pour soigner le fœtus.

Les cellules dendritiques, de l'immaturité à la maturité

Immatures, elles sont tolérogènes, et ce sont les phénomènes inflammatoires qui sont à la source de leur maturation, la logique de leurs rôles. Elles stimulent alors les lymphocytes T ou B auto-réactifs.

Les causes des maladies auto-immunes

Nul doute que ce chapitre va se développer à la fois dans le sens thérapeutique et mieux encore dans un cadre préventif, tant le sujet est essentiel.

Le saviez-vous ? Rien qu'en France, 20 millions de personnes[4] ont une maladie chronique, et près d'un quart en cumulent plusieurs.

Dès 1897, Paul Ehrlich[5] pensait que toute anomalie dans les mécanismes de tolérance immunitaire pouvait perturber la reconnaissance de soi et déclencher une réaction immunitaire anormale, contre un ou plusieurs constituants de l'organisme, entraînant sa destruction. Tout cela a été démontré dans des modèles expérimentaux animaux.

Des modèles animaux de sclérose en plaques (SEP) démontrent que la composition de la flore intestinale peut initier et entretenir le processus de démyélinisation, à la source de la maladie. La cause de cette maladie n'est pas unique, mais nul doute que les mauvaises

4. Damien Mascret, « Premiers résultats d'une étude sur les maladies chroniques », *Le Figaro*, 2 septembre 2020, p. 11 (selon la cohorte française « Compare = Communauté de patients pour la recherche » créée en 2017 à l'AP-HP des Hôpitaux de Paris).
5. Paul Ehrlich, (1854-1915), prix Nobel de médecine en 1908.

habitudes alimentaires ont leur place. La dysbiose intestinale qui retentit sur le système nerveux central.

Parmi les causes générales, on peut déjà évoquer, en plus de la génétique[6] qui n'a pas d'indication dans la stratégie diagnostique en routine médicale, l'épigénétique avec tout ce qui fait le quotidien d'une personne :

- Les allergies d'origine alimentaires, respiratoires, cutanées et les hypersensibilités médicamenteuses.
- Des infections aiguës ou chroniques : ont été suspectés des entérovirus dans le diabète, un réovirus dans la thyroïdite de Hashimoto, le virus d'Epstein-Barr (EBV) dans le lupus. Rien de démontré.
- L'alimentation pro-inflammatoire, conséquence d'une agriculture productiviste utilisant de larges quantités de pesticides, insecticides, fungicides… et d'une alimentation industrielle à forte concentration de conservateurs, exhausteurs de goût, anti-oxydants artificiels… La gliadine du gluten des blés génétiquement modifiés est liée à la maladie cœliaque. C'est le microbiote intestinal qui est de plus en plus visé, alors qu'il est indispensable, nous l'avons vu, au développement du système immunitaire. Certains éléments de la flore induisent ou stimulent des cellules régulatrices ou des cellules très inflamma toires qui peuvent produire, notamment, l'interleukine-17.
- La pollution environnementale que l'on connait de mieux en mieux sans savoir vraiment la maîtriser et la réduire, et on peut y ajouter le tabac.
- La prescription abusive de médicaments dès le plus jeune âge (hormones exogènes en particulier, trop consommées par les femmes[7]) et, dès la grande adolescence, la consommation de drogues prétendument « douces ».

6. Une prédisposition génétique est estimée à 30 % des cas, mais ne confond-elle pas les mêmes habitudes d'une famille vivant dans un même lieu ? Spondylarthrite ankylosante avec HLA B27 ; diabète de type I et HLA DR3 ; polyarthrite rhumatoïde et HLA DR4 ; maladie cœliaque et HLA DQ2.

7. Il y a deux fois plus de cas de lupus érythémateux disséminé (LED) chez les femmes que chez les hommes.

Soulignons la prédisposition féminine au développement de ces maladies auto-immunes, qui serait associée aux deux chromosomes X qui abritent des gènes impliqués dans la réponse immunitaire. Cette information met sur le dos de la génétique ce qui peut être dû à d'autres causes.

Selon les immunologistes Sophie Desplat-Jego de Marseille et Sylvain Dubucquoi de Lille : « Les œstrogènes contrôlent notamment l'expression de nombreux gènes associés aux fonctions des cellules dendritiques[8], de leur activation et de leur capacité de synthèse des Interferons de type I. »

Un déficit en vitamine D pourrait être une cause supplémentaire, d'où l'importance du soleil aux bonnes heures de la journée et les supplémentations l'hiver (1 goutte pour enfant, à 5 gouttes pour adultes par jour d'Ergy D).

Les pathologies auto-immunes

La liste en est fort longue, touchant tous les secteurs de la médecine. Nous ne ferons que citer les plus fréquentes en donnant pour chacune quelques points clés. Elles exigent d'avoir une vue d'ensemble de tout notre organisme, d'autant plus nécessaire que le plus souvent les causes sont les mêmes, mais que les organes sont atteints différemment, selon les susceptibilités (fragilités) de chaque personne. C'est donc un mélange de génétique et d'épigénétique qui est en cause.

Les signes d'alerte peuvent être généraux, avec fatigue, perte d'appétit, petit état dépressif, et s'associent à des signes spécifiques d'organe. Ce dernier enflammé devient douloureux (la peau, le tube digestif, les articulations...), peut augmenter de volume, ce qui facilite le diagnostic pour la thyroïde par exemple.

8. Chantal André, Frédéric Batteux, Sophie Desplat-Jego, Marie Agnès Dragon-Durey, Sylvain Dubucquoi, Guy Gorochov, Lionel Prin, « Mécanismes physiopathologiques de l'auto-immunité », assim.refer.org, 2013.

Les pathologies allergiques et les désensibilisations

L'asthme est une inflammation des bronches et bronchioles qui crée des difficultés respiratoires souvent par crises liées au stress, créant une respiration sifflante et la sensation de difficulté d'entrée de l'air dans les poumons. Elle est très fréquente chez l'enfant souvent exposé à des stress excessifs pour son âge, à des allergies alimentaires et à une insuffisance d'activité physique adaptée à son âge.

Les rhinites allergiques se traduisent à la saison des pollens, par des signes ORL, nez bouché ou qui coule, les yeux et la gorge irrités. Il faut tout faire pour repérer l'allergène en cause et s'en éloigner, en sachant qu'il est transporté par le vent par très beau temps.

Les dermatites atopiques se voient surtout chez les nourrissons sous forme d'eczéma, évoluant par poussées ; la peau est sèche et des démangeaisons importantes peuvent faire saigner. L'éviction totale des protéines des laits animaux et les complémentations en oligo-éléments améliorent rapidement la symptomatologie.

Les allergies alimentaires sont surtout liées aux protéines du lait (APLV = Allergie aux protéines du lait de vache, chez l'enfant mais aussi chez l'adulte), dues à la caséine des laits animaux, les prolamines de céréales, blé, seigle, orge…

Les conjonctivites allergiques, souvent associées à la rhinite, se caractérisent par l'atteinte des deux yeux. Le blanc de l'œil est rouge, il y a démangeaisons et picotements, souvent gonflement des paupières.

Le traitement consiste en une immuno-désensibilisation, qui consiste à habituer le système immunitaire pour qu'il tolère l'allergène par administration progressive de ce dernier sur des mois, selon le principe de la mithridatisation. Cette technique est différente de celle de la vaccination, car il n'y a pas de formation d'anticorps, il s'agit de faire accepter l'antigène allergène pas à pas.

Les pathologies infectieuses

Quel que soit le microbe en cause, ces pathologies se développent d'autant plus facilement que l'organisme est en état de déficience immunitaire. Le cas le plus typique est celui du sida quand le virus détruit toutes les défenses cellulaires. Les microbiotes ne suffisent plus.

L'organisme est alors envahi par les microbes fortement présents dans le tube digestif. Ils traversent la barrière intestinale poreuse, pour aller vers le foie qui ne régule plus, et de là vers les poumons et la circulation générale, pouvant s'implanter dans n'importe quel organe ou tissu selon les susceptibilités.

Des abcès, hépatiques, pulmonaires, cérébraux, génitaux... sont fréquents, comme les méningites, des états infectieux à répétition avec fièvre, frissons, énorme fatigue, dénutrition majeure, signant des passages de germes dans le sang par « bactériémie » et, plus grave, avec septicémie (les germes sont dans le sang en permanence) conduisant vite à la fin de vie.

Les pathologies ORL et pulmonaires

La sarcoïdose, ou maladie de Besnier-Boeck-Schaumann (BBS) ou « lymphogranulomatose » est une maladie inflammatoire bénigne de cause inconnue. Elle atteint préférentiellement les poumons, mais peut atteindre n'importe quel autre organe, notamment la peau ou les ganglions lymphatiques dans le thorax et le cou, et risque d'évoluer vers la fibrose pulmonaire. Pollutions et maladie de Lyme pourraient être en cause.

La pneumonie interstitielle crée une détresse respiratoire aiguë plus ou moins rapide, non associée au tabagisme. Elle nécessite souvent la prise en charge en réanimation. Elle ressemble aux troubles respiratoires de la Covid-19, avec aussi les risques de séquelles plus ou moins définitives si le malade s'en sort. Ces séquelles à type de fibrose respiratoire risquent également d'être observées suite à la Covid-19.

La fibrose pulmonaire est une maladie chronique qui réduit progressivement l'élasticité des alvéoles pulmonaires et exige assez vite une assistance respiratoire chronique.

L'hypertension pulmonaire est présente dans l'artère qui part du cœur pour amener le sang bleu de retour vers le cœur, aux poumons. Les artères sont rétrécies et le sang arrive mal aux poumons. Elle crée un important essoufflement à l'effort. L'exemple le plus épouvantable fut l'hypertension pulmonaire secondaire à l'utilisation du Médiator prescrit pour faire maigrir, selon le fabricant. Il fut responsable de décès à court terme (entre 220 et 300) et à long terme (entre 1 300 et 1 800).

Les pathologies digestives, surtout les MICI (Maladies inflammatoires chroniques intestinales)

Elles sont essentiellement dues à des mauvaises habitudes alimentaires chez des personnes stressées, surtout pour la rectocolite ulcéro-hémorragique.

La maladie de Crohn est une inflammation qui évolue par poussées et crises qui donnent des douleurs abdominales, des troubles du transit, parfois des occlusions intestinales et des hémorragies digestives peu visibles, créant de l'anémie et une fatigue chronique. Elle peut atteindre tout le tube digestif, intestin grêle et côlon, jusqu'à l'anus. Elle est le plus souvent localisée sur la ou les dernières anses intestinales du grêle. S'associent souvent des signes articulaires ou cutanés.

La rectocolite ulcéro-hémorragique (RCUH) se complique, plus souvent que le Crohn, d'hémorragies digestives basses (rectorragies), mais aussi de lésions oculaires telles les uvéites, inflammation d'un œil ou des deux à un stade avancé, avec douleur(s) oculaire(s), forte sensibilité à la lumière (photophobie), baisse de l'acuité visuelle et un œil rouge. Quand l'uvéite est bilatérale, le patient devient malvoyant, ne pouvant plus distinguer que nuit et jour. La maladie est alors à un stade très avancé et la seule solution est d'enlever chirurgicalement le côlon totalement inflammatoire, ce qui permet de retrouver la vue. La relation côlon-œil n'est pas évidente pour le patient. Elle démontre que les auto-anticorps d'un organe peuvent atteindre un autre organe qui n'est pas anatomiquement proche.

La maladie cœliaque est due à une allergie au gluten, issu des pains, pizzas, pâtes, viennoiseries, biscuits... qu'il faut éliminer de son alimentation (technique de l'éviction), ce qui améliore très vite les symptômes (fatigue, trouble du transit, douleurs abdominales régulières et malabsorption digestive). L'éviction du gluten est alors définitive.

L'hépatite auto-immune est l'inflammation chronique du foie. Le système immunitaire du foie attaque plus ou moins lentement l'organe au lieu de le protéger. Son origine est aussi, entre autres causes, dans les mauvaises habitudes alimentaires. Elle se traduit d'abord par une fatigue chronique que le patient n'explique pas et, à la prise de sang, par une augmentation des marqueurs enzymatiques du foie. Une légère jaunisse peut être associée, car les canalicules biliaires peuvent être aussi enflammés.

La cirrhose biliaire primitive, dont les signes au début sont peu perceptibles : une fatigue chronique, des démangeaisons plus ou moins fortes (car la bilirubine mal évacuée dans la bile passe dans le sang, stagne sous la peau où elle crée des irritations), une peau plus foncée, des petites bosses blanches sous la peau, parfois autour des yeux... Les mauvaises habitudes alimentaires d'une famille font qu'on peut voir apparaître la même maladie parmi ses membres.

Les œsophagites éosinophiliques se traduisent par des reflux gastro-œsophagiens avec douleurs lors de la digestion, et qui résistent au très classique et trop généralisé traitement avec les IPP (Inhibiteurs de la pompe à protons), empêchant l'estomac de fabriquer trop d'acides. Il faut rechercher l'allergène en cause, dont l'éviction définitive est obligatoire.

Les pathologies ostéo-articulaires et musculo-cutanées

La polyarthrite rhumatoïde : dans ce cas, le système immunitaire s'attaque à la membrane interne synoviale des articulations, en produisant ces anticorps appelés « auto-anticorps ». Elle crée douleurs et inflammations articulaires des mains, des pieds et plus tard des déformations, même des grosses articulations. L'éviction le plus tôt possible des produits laitiers animaux, des viandes rouges et des charcuteries améliore souvent les symptômes et peut éviter des traitements immunosuppresseurs lourds.

La spondylarthrite ankylosante est une inflammation douloureuse qui atteint le bassin, les articulations sacro-iliaques, les hanches et la colonne vertébrale basse. Elle est très handicapante, crée des raideurs articulaires. On doit rechercher l'antigène HLA B27 (inconstant) et des antécédents familiaux de psoriasis ou de MICI. Les douleurs sont plus importantes le matin et réveillent souvent vers deux ou trois heures du matin (« douleur réveil matin »).

La fibromyalgie atteindrait 2 à 8 % de la population, surtout les femmes. On parlait il y a vingt ans de fatigue chronique[9]. À cela s'ajoutent les douleurs chroniques musculo-squelettiques et les troubles du sommeil. Il n'y a pas encore de signature biologique de la maladie qui donnerait une certitude diagnostique.

La polymyosite est une forme de myopathie inflammatoire. Il y aurait quatre critères pour en faire le diagnostic : une faiblesse des muscles au début des membres, des taux d'enzymes musculaires élevés, des anomalies à l'électromyogramme (EMG), une biopsie musculaire révélant une dispersion et une dégénération des fibres, et un infiltrat inflammatoire autour des vaisseaux. Elle

9. R.-K. Gherardi, G. Crépeaux, F.-J. Authier, « Encéphalomyélite myalgique/syndrome de fatigue chronique et affections apparentées à la suite de l'administration de vaccins anti-HPV » in « Myofasciite à macrophages et syndrome des adjuvants : état des connaissances », Encyclopédie médico-chirurgicale, 24/02/20 [16-002-A-11] – Doi : 10.1016/S1877-7856(20)42847-8

peut être une sorte de symptôme avertissant d'une maladie cancéreuse débutante ailleurs dans le corps. On parle alors de « syndrome paranéoplasique ».

La myasthénie affecte, comme son nom l'indique, la force musculaire et les jonctions neuromusculaires. Son origine est une atteinte auto-immune du thymus. L'exérèse chirurgicale du thymus reste la règle : elle peut faire régresser la maladie.

Le lupus érythémateux disséminé (LED) avec toutes ses conséquences associe, le plus souvent au début, une fatigue générale sans fièvre, associée à des douleurs articulaires, avec atteinte cutanée typique : des rougeurs en forme de loup de carnaval, ou en ailes de papillon de part et d'autre du nez, sur les pommettes.

Il est diagnostiqué plus souvent chez les femmes et certains médicaments peuvent être en cause : la d-pénicillamine (chélateur du cuivre en excès dans l'organisme, qui le capte et l'élimine dans les urines), la chlorpromazine ou largactil (premier antipsychotique), certains anti-convulsivants, les β-bloquants hypotenseurs... On accuse aussi le tabac et le virus d'Epstein-Barr à l'origine de la mononucléose infectieuse. Le changement radical des habitudes alimentaires peut faire régresser la maladie, si elle n'est pas à un stade trop avancé.

L'arthrite juvénile se traduit par un gonflement d'un genou chez un enfant au-delà de quatre ans, sans raison traumatique, mais peut atteindre aussi la première fois la cheville, le poignet ou le coude. Cela commence par une raideur au lever et une perte de mobilité. Quand plusieurs articulations sont atteintes, on doit rechercher dans le sang une protéine spécifique nommée « Facteur rhumatoïde ».

Le psoriasis[10], pathologie chronique de la peau, évoluant par poussée, souvent bilatérale et faite de zones inflammatoires rouges avec d'épaisses plaques de peau ressemblant à de fines écailles

10. Il y aurait plus de 100 millions de personnes atteintes dans le monde avec 1/4 de formes modérées ou sévères.

blanches, sur les genoux, les coudes, le cuir chevelu. Il peut y avoir des démangeaisons. Le changement des habitudes alimentaires et les temps de vacances sans stress réduisent souvent les symptômes.

Le vitiligo[11], ou leucodermie ou achromie, est une maladie chronique de l'épiderme, qui commence dans l'enfance. Elle se caractérise par des taches blanches (dépigmentation) sur la peau, de dimension, d'aspect et de localisations variables, qui peuvent s'agrandir. Elles touchent essentiellement le dos des mains, les pieds, les coudes et genoux, les organes génitaux, autour des orifices naturels telle la bouche, sous les aisselles, les plis de l'aine et l'ombilic. On ne connaît pas de traitements efficaces, mais la réduction du stress, le changement des habitudes alimentaires sont fort utiles pour éviter l'aggravation.

Le syndrome de Gougerot[12]-Sjögren[13] avec toutes ses conséquences viscérales sous forme de sécheresse des yeux, de la peau, des glandes salivaires et des voies respiratoires, des parties génitales, associées à une fatigue chronique importante.

La sclérodermie[14] est la formation excessive de collagène, surtout dans la peau et certains organes. On parle de fibrose de la peau et de certains vaisseaux. Elle peut être localisée ou généralisée et se déclarerait plus souvent après un choc émotionnel, chez les personnes exposées à des substances telles que silice (maladie professionnelle), métaux lourds, hydrocarbures, donc pollution d'une manière générale.

11. Du latin *vitium* qui signifie défaut ou vice.
12. Henri Gougerot (1881-1955), médecin dermatologue français.
13. Henrik Sjögren (1899-1986), médecin suédois.
14. De *sclero* qui veut dire « scléreux » ou « du », et *derme*, « de la peau ».

Les pathologies endocriniennes et gonadiques

La thyroïdite de Hashimoto peut créer une augmentation de volume de la thyroïde et une insuffisance thyroïdienne. Il faut forcer sur les aliments qui apportent de l'iode marin – poissons, crustacés, coquillages, algues –, et aussi zinc et sélénium avec les huîtres, le cacao en poudre, le germe de blé, le foie, les œufs à la coque ou au plat avec le jaune liquide. Ainsi, le traitement hormonal substitutif thyroïdien peut être temporaire, le temps de mettre la thyroïde au repos et de voir se réduire jusqu'à la normalisation les taux des anticorps anti-thyroïdiens dosables dans le sang. La consommation de soja sous toutes ses formes peut être en cause comme l'excès de crucifères.

Le diabète auto-immun est dû aux lymphocytes T (helper CD4 et cytotoxiques CD8) qui attaquent les cellules ß des îlots de Langherans du pancréas (qui meurent par apoptose, on parle d'« insulite ») comme si elles étaient étrangères à l'organisme du patient, et cherchent à les éliminer. Ce type de diabète se voit chez l'enfant comme chez l'adulte. On parle de diabète de type I. Il est très vite insulino-dépendant, car le pancréas ne fabrique pas assez d'hormones. Il se manifeste par une soif permanente et le besoin très fréquent d'uriner, associé à un amaigrissement anormal. Notons que d'autres maladies auto-immunes sont souvent associées dans l'évolution de la maladie.

Les orchites et ovarites ourliennes dues au virus des oreillons, qui est le virus « ourlien » : il ne s'agit pas d'une maladie auto-immune puisqu'elle est due à un virus, mais nous la citons pour bien montrer qu'une atteinte d'un organe peut en atteindre d'autres à distance. De telles informations permettent de penser que certaines maladies auto-immunes pourraient être d'origine infectieuse, sans que l'on connaisse actuellement l'agent en cause.

Au cours des oreillons, on observe une inflammation des glandes salivaires avec augmentation de volume d'une ou des deux parotides (glandes salivaires situées en arrière des mâchoires, sous les oreilles). Mâcher ou avaler devient douloureux. La maladie est le plus souvent bénigne chez les enfants, mais peut être grave chez les adolescents et les adultes. Le virus se transmet par des gouttelettes de salive émises par la personne infectée. Ce virus infecte surtout les parotides et peut atteindre le pancréas, les gonades (rendre stérile) et même les méninges. On ne contracte les oreillons qu'une fois dans sa vie. La prévention est évidemment le vaccin triple par une seule injection contre ROR, Rougeole-Oreillons-Rubéole, autour de l'âge d'un an. Ce vaccin ne contient pas d'aluminium.

Les pathologies rénales

Le syndrome néphrotique ou néphrose : quand le rein – filtre très sélectif – laisse passer des protéines dans les urines, surtout l'albumine, alors que normalement elles repassent dans le sang.

Les reins éliminent mal l'eau et les sels qui restent dans les tissus entre les cellules et sont responsables d'œdèmes. Une biopsie rénale est nécessaire. Les rechutes sont fréquentes, sans explication, mais les néphrologues ne s'intéressent pas assez à l'alimentation. Le déséquilibre du système immunitaire est évidemment en cause.

Les complications sont fréquentes, avec embolies par formation de caillots, infections virales (varicelle) ou bactériennes, troubles de la croissance et, à long terme, insuffisance rénale chronique.

Les néphropathies post-infectieuses (streptococcies, virales (HIV du sida, hépatites B, C) et aussi Maladies inflammatoire chroniques de l'intestin – les MICI)… ne se développent que chez des personnes immunologiquement fragiles.

La maladie de Berger[15] s'appelle « néphropathie à IgA », car cette immunoglobuline, la « A », se dépose au niveau des glomérules des reins. Elle atteindrait 1 % de la population mondiale. En 2015,

15. Jean Berger (1930–2011) a découvert la maladie en 1966. J. Berger, N. Hinglais, « Les dépôts intercapillaires d'IgA-IgG », *J. Urol. Néphrol.*, 1968; 74: 694-5.

enfin, les chercheurs de l'Inserm affirmaient (à partir de modèles chez la souris) :

> « Le gluten exacerbe la maladie de Berger chez la souris. Cette pathologie du rein, liée à une anomalie immunitaire, entraîne une insuffisance rénale dans près de 30 % des cas. L'éviction du gluten (anticorps anti-gliadine) chez les patients paraît désormais légitime... pour prévenir l'évolution vers l'insuffisance rénale[16]. »

Les pathologies neurologiques centrales et périphériques

La sclérose en plaques (SEP) est une attaque auto-immune du système nerveux central, cerveau et/ou moelle épinière, et même des nerfs périphériques. La transmission de l'influx nerveux est perturbée par l'altération de la myéline qui est la gaine protectrice des axones au-delà des cellules nerveuses. Les signes varient selon la localisation des atteintes, au niveau des membres, créant des troubles des mouvements jusqu'aux handicaps, au niveau de la vision... On peut observer des décharges électriques brutales. La maladie évolue par poussées et peut laisser des séquelles définitives. Le diagnostic est surtout affirmé par l'IRM de tout le système nerveux central.

Sont en cause en partie les mauvaises habitudes alimentaires et l'adjuvant aluminium des vaccins que l'on ne veut pas reconnaître – bien que ce métal n'entre dans aucune réaction biologique dans le corps humain ou animal. En France, il y aurait 100 000 personnes atteintes et 2 000 à 3 000 nouveaux cas chaque année.

La sclérose latérale amyotrophique ou maladie de Charcot, terrible maladie conduisant inéluctablement à la mort, est l'atteinte des motoneurones qui ne font pas passer l'influx nerveux au niveau du tronc cérébral et de la moelle épinière. Les signes le plus souvent observés sont la faiblesse musculaire et des réflexes, les crampes, les

16. C. Papista *et al.*, "*Gluten exacerbates IgA nephropathy in humanized mice through gliadin – CD89 interaction*", *Kidney International*, édition en ligne du 25 mars 2015.

difficultés à avaler, le souffle de plus en plus court par atteinte des nerfs phréniques qui innervent les muscles les plus importants de la respiration : les coupoles diaphragmatiques. Les hommes sont le plus souvent atteints et dans 10 % des cas on trouve des cas familiaux, bien qu'on ne puisse parler d'hérédité. La pratique d'un sport intensif, qui dériverait une partie de la circulation sanguine vers les muscles aux dépens du système nerveux, serait associée ou non à des anomalies génétiques complexes.

Les maladies de Parkinson et d'Alzheimer sont les maladies neurodégénératives les plus fréquentes.

Le Parkinson atteint 200 000 personnes en France et on en dénombre 25 000 nouveaux cas par an. La maladie est centrée sur les noyaux gris centraux et se traduit surtout par des troubles de la marche, hésitante, raide, à petits pas, des tremblements des membres uni- ou bilatéraux. Sont en cause les pesticides, des métaux lourds comme le plomb, le mercure, le cobalt et même l'aluminium, peut-être les ondes, le tabagisme et une alimentation trop carnée… Le diagnostic est affirmé par un scanner particulier nommé Dat Scan.

L'Alzheimer se développe surtout après 65 ans et de plus en plus au-delà de 80 ans, au total chez 1,3 million de personnes en 2020, avec 225 000 nouveaux cas par an en France. La maladie est caractérisée par des déficits cognitifs qui évoluent en sept stades.

Parmi les facteurs de risques, les stress chroniques mal gérés, l'hypertension comme l'hypotension, le diabète, l'hyperlipidémie prise en charge trop tard, donc les mauvaises habitudes alimentaires, auxquelles s'ajoutent les traumatismes crâniens (des sportifs, boxeurs par exemple), les anesthésies répétées… Les médicaments les plus récents, pour lesquels de nombreux experts avaient donné des avis positifs d'efficacité, ne sont plus remboursés, car ils ne servent à rien.

Les pathologies du sang ou hématologiques

L'anémie de Biermer[17] par gastrite auto-immune, ou le risque des végans par carence en vitamine B12...

Cette maladie est plus fréquente au-delà de 60 ans, atteignant près de 2 % de la population. Elle est souvent associée à d'autres maladies auto-immunes, la thyroïdite ou le diabète. Elle est due à une inflammation chronique de l'estomac, qui détruit des cellules de la paroi (pariétales) de la partie haute de l'estomac.

La conséquence est une insuffisance de formation de liquide acide par l'estomac (allant de l'hypo- jusqu'à l'a-chlorhydrie), épuisant le facteur intrinsèque gastrique ou facteur dit de Castle[18]. Ce facteur est une glycoprotéine fabriquée par les cellules pariétales de la muqueuse de l'estomac. Il est nécessaire à l'absorption intestinale de la vitamine B12. D'où un déficit de vitamine B12 dans le sang du fait de la malabsorption, quand il est absent.

La conséquence de cette carence en vitamine B12 est un défaut de synthèse de l'ADN, d'où moins de mitoses, et la destruction des précurseurs des globules rouges, les érythroblastes. Ils prennent alors la forme de volumineuses cellules, les mégaloblastes, qui ne perdent pas leur noyau comme il se doit. On parle d'*anémie mégaloblastique*. La vitamine B12, présente dans notre alimentation, est essentiellement liée aux protéines animales. L'apport quotidien est de 2 à 5 microgrammes.

Chez les « biermériens », une injection intramusculaire de 1 000 microgrammes par semaine est nécessaire pendant deux mois, puis mensuelle et enfin trimestrielle. Le taux des globules rouges se normalise alors en deux mois. Une gastroscopie reste nécessaire avec biopsie gastrique tous les trois ans du fait des risques de cancérisation au niveau de l'estomac.

---

17. Michael Anton Biermer (1827-1892), médecin allemand, décrit « l'anémie pernicieuse progressive » par carence en vitamine B12, en 1871, à Zurich.
18. William Bosworth Castle (1897-1990), physiologiste et généticien américain, a découvert le facteur intrinsèque qui porte son nom, « facteur de Castle ».

L'Anémie hémolytique auto-immune ou AHAI, fait que la durée de vie normale de cent vingt jours des globules rouges est nettement diminuée. Ils se détruisent anormalement, du fait de la présence dans le sang d'anticorps destructeurs des GR.

Pour 600 cas par an en France, on distingue deux formes, chaude et froide. Les signes qui dominent sont : essoufflement au moindre effort, pâleur, fatigue importante, légère jaunisse et urines foncées. Le taux d'hémoglobine, normalement entre 12 et 16 g/dl pour les hommes et 11 à 15 pour les femmes, peut se réduire de moitié.

Les auto-anticorps « chauds » sont actifs entre 37 et 40 °C dans 70 % des cas.

Les auto-anticorps « froids » sont actifs à moins de 30 °C. On parle de maladie des agglutinines froides, chez les plus âgés. Il faut donc surtout se réchauffer vestimentairement pendant l'hiver.

La maladie est souvent associée à une autre maladie auto-immune (lupus) ou à un cancer des ganglions (lymphome).

Le purpura thrombopénique immunologique (PTI) est, dans la plupart des cas, secondaire à une infection au méningocoque. Il s'observe aussi comme complication d'une vaccination ROR chez les enfants[19]. Il était précédemment appelé « purpura thrombopénique *idiopathique* », ce qui voulait dire de cause inconnue. Le « I » signifie donc désormais *immunologique*, précisant mieux la cause.

Biologiquement, on observe une destruction des plaquettes dans la rate, par des auto-anticorps produits par des lymphocytes B que le système immunitaire fabrique donc anormalement. La cause peut aussi être dans la moelle osseuse qui ne fabrique pas assez de plaquettes.

Le taux des plaquettes chute en-dessous de 100 000/mm^3 de sang, pouvant descendre entre 30 000 et 10 000. Il s'ensuit des troubles de la coagulation, chez une personne sur 10 000 avec apparition sous la peau, sans traumatisme, de taches rouges en pointillé qui ne disparaissent pas à la pression : ce sont des taches dites de purpura, petits pointillés hémorragiques.

19. Essentiellement chez des enfants vaccinés à des moments de l'année où ils sont stressés, fatigués physiquement et psychiquement.

D'autres maladies immunitaires peuvent être associées : lupus, sida, hépatites B ou C ou présence d'*Hélicobacter pylori* dans l'estomac. Des médicaments peuvent être aussi en cause : anti-inflammatoires, anticoagulants, quinine...

D'autres troubles hémorragiques peuvent être présents : saignements de gencives, du nez (épistaxis) ou hémorragies gynécologiques. Chez l'enfant, suite à la vaccination ROR, le taux des plaquettes très abaissé remonte progressivement en un à trois mois avec ou sans traitement anti-inflammatoire.

Les pathologies cardiovasculaires

Les myocardites qui se déclenchent pendant des maladies auto-immunes sont des atteintes cardiaques au cours de maladies telles que la sarcoïdose, la maladie de Behçet, le lupus...

Le myocarde est inflammatoire, ce qui se traduit par tous les signes de l'insuffisance cardiaque plus ou moins rapide.

La maladie de Behçet[20], ou vasculite diffuse, est associée à des aphtes buccaux qui récidivent avec atteintes oculaire, cutanée, articulaire, génitale... autour de 30 ans. Elle peut évoluer par poussée inflammatoire, associée à d'autres maladies auto-immunes (sarcoïdose, maladie de Crohn, RCUH...).

Les organes atteints sont infiltrés de lymphocytes et de globules blancs neutrophiles (ou granulophiles ce qui est synonyme). Les antigènes peuvent être d'origine virale (virus de l'herpès) ou bactérienne (streptocoque) et les patients pour plus de 80 % sont porteurs du gène HLA B51.

20. Huluci Behçet (1889-1948), dermatologue turc, décrit en 1937 la classique triade comportant hypopion (infection purulente de l'œil entre iris et cornée), aphtose buccale et génitale avec ulcères (scrotum, pénis, vulve). Hippocrate, en 500 avant J.-C., dans son œuvre *Epidemion*, décrit une maladie endémique en Asie mineure, caractérisée par « des ulcérations aphteuses », des « défluxions des parties génitales » et une « atteinte ophtalmique aqueuse de caractère chronique faisant perdre la vue à de nombreuses personnes ». On parle aussi de maladie de Adamantiadès-Behçet.

Selon la localisation, on parle d'entéro-Behçet, neuro-Behçet, angio-Behçet ou oculo-Behçet. Anti-inflammatoires et immuno-suppresseurs sont d'autant plus efficaces que le traitement est fait précocement.

La maladie de Horton (MH) et celle de Takayasu (MT), ou vascularites ou vasculites chroniques, atteignent les artères de la face (artérite temporale) dans la MH des sujets âgés, deux fois plus les femmes que les hommes, et les gros vaisseaux dans la MT chez des femmes de moins de 40 ans.

La MT est surtout observée en Asie, avec atteinte cardiaque sous forme d'insuffisance aortique, par dilatation de l'anneau aortique à la sortie du cœur ou de l'aorte ascendante.

Dans la MH, les signes dominants sont d'abord les maux de tête, avec hypersensibilité du cuir chevelu, la fièvre, une perte de poids… Une perte progressive de la vision est possible chez 20 % des patients. L'aspirine peut être bénéfique comme fluidifiant sanguin et antalgique.

Dernière information épidémiologique

Les adultes nés d'un don de sperme seraient plus exposés à l'auto-immunité… On observe en effet plus de maladies immunitaires chez les adultes nés d'un don de sperme. D'après le chercheur Damian Adams qui a dirigé l'étude[21] (272 adultes conçus avec un donneur de sperme, originaires de plusieurs pays, comparés à 877 personnes conçues naturellement), toutes ces maladies (diabète de type I, allergies et autres maladies auto-immunes) ont en commun une défaillance immunologique, « ce qui laisse suggérer une altération de leur système immunitaire ».

Son hypothèse est que cette altération est liée au taux d'éclampsies maternelles plus élevées après une conception avec donneur de

21. L'étude a été menée par le Caring Futures Institute de l'université Flinders. Elle a été publiée dans le *Journal of Developmental Origins of Health and Disease* en septembre 2020.

sperme. « La prééclampsie est une maladie extrêmement grave qui est transmise par le système immunitaire. Des recherches ont montré que les enfants nés d'une grossesse compliquée par la prééclampsie ont des profils épigénétiques modifiés, y compris des liens avec un système immunitaire altéré. »

Le saviez-vous ? L'une des complications des maladies auto-immunes est le risque de passage à la cancérisation quand l'évolution devient chronique.
C'est vrai en particulier pour toutes les maladies auto-immunes digestives (la maladie de Crohn et la recto-colite ulcéro-hémorragique peuvent se transformer en cancer après plus de 10 ans d'évolution dans 2 % des cas pour la première et plus de 30 % pour la RCUH) ; pour les autres, les complications organiques sont telles que les maladies sont chroniques et se répercutent dans tout l'organisme.

Les traitements des pathologies auto-immunes : l'intérêt de la médecine intégrative

Il existe donc autant de pathologies auto-immunes que notre organisme contient de tissus, assemblages de cellules et d'organes, avec chacune leur variété de symptômes.

Les traitements proposés sont très intéressants, mais sachez qu'ils sont relativement lourds et coûteux en médecine allopathique. Tous consistent à réduire l'auto-immunité. D'une manière générale, si la maladie est prise à son début, il faut tout faire pour éviter ces traitements. Choisir les traitements de la médecine naturelle doit être le premier réflexe quand le diagnostic est certain.

La médecine allopathique lourde et coûteuse

Les objectifs avec les biothérapies immunologiques

Les objectifs à court terme

- Supprimer les anticorps auto-immuns toxiques.
- Éviter leur production par les lymphocytes.
- Réduire la libération des cytokines.
- Modifier la réponse immune par immuno-modulation.

Les objectifs à moyen terme

- Éviter les poussées de la maladie.
- Prévenir les atteintes d'autres tissus ou organes.
- Éviter les effets indésirables du traitement.

Les traitements immunosuppresseurs actuels

Les corticoïdes : ils sont anti-inflammatoires et peuvent réduire la formation des cytokines inflammatoires. Ils peuvent faciliter la mort par apoptose des thymocytes et des lymphocytes T activés.

La cyclosporine A, médicament utilisé pour éviter les rejets de greffe, est un immunosuppresseur. Selon les spécialistes, le métabolisme de la cyclosporine est très variable d'un sujet à un autre, ce qui conduit à ajuster les doses (en fonction du résultat du dosage sérique) pour chaque patient.

D'autres immunosuppresseurs à éviter au maximum grâce à un diagnostic précoce de la maladie, ce qui est toujours possible.

La modulation du système immunitaire utilise les immunosuppresseurs ou des anticorps monoclonaux : anti-interleukines ciblées.

L'azathioprine (Imurel®), le mycophénolate mofétil (Cellcept®) et le méthotrexate (Méthrotrexate®) sont des médicaments immunosuppresseurs et ont une action cytotoxique. Ils inhibent ainsi la prolifération cellulaire des lymphocytes T et B, la formation d'anticorps et la formation des molécules d'adhésion. Ces molécules ont aussi une toxicité sur les cellules sources des cellules du sang.

L'azathioprine et le méthotrexate augmentent les risques d'infections, donnent des nausées, et des lésions et ulcères dans la bouche...

On prescrit aussi : le cyclophosphamide ou Endoxan® antimitotique qui conduit à la mort des cellules en division, surtout la mort des lymphocytes B (suppression de la production d'anticorps) et freine l'action des lymphocytes T CD8 +.

- Les Immunoglobulines intraveineuses sont utiles dans le traitement du purpura thrombopénique immunodépendant après vaccination ROR. On les utilise dans d'autres maladies auto-immunes.

Dans les formes mineures du lupus érythémateux aigu disséminé (LED), forme modérée articulaire, le traitement est immunomodulateur avec un antipaludéen de synthèse (hydroxychloroquine, Plaquenil®), très indiqué comme l'a démontré le Pr Didier Raoult dans le traitement précoce contre le coronavirus CoV-2, mais refusé par l'Agence nationale de sécurité du médicament (ANSM) dans cette indication.

- Les modificateurs de la réponse biologique, ou « biothérapies » : les anti-TNF alpha[22] tels l'infliximab (Remicade®) et l'adalimumab (Humira®) prescrits dans la polyarthrite rhumatoïde et les MICI. Les effets indésirables ne sont pas négligeables. Le prescripteur doit les expliquer clairement, mais doit préalablement tout faire pour les éviter en se tournant vers les médecines naturelles, s'il n'est pas trop tard...

22. TNF (*Tumor Necrotic Factors*) est une superfamille de cytokines. Le TNF alpha peut tuer des cellules cancéreuses, mais aussi peut en stimuler d'autres.

Les médecines naturelles dès le début de la maladie

Elles peuvent être très efficaces et stopper définitivement la maladie, démontrant en creux, lorsque la symptomatologie disparaît, certaines causes de chacune des maladies.

Elles consistent à changer radicalement et rapidement certains comportements, en respectant l'ordre suivant :

- Réduire les nombreux stress de la vie quotidienne qui font que beaucoup de personnes sont consciemment ou pas au bord du *burn out*, qui réduit les défenses immunitaires. Ces stress doivent être gérés pas à pas selon les désirs du patient qui choisira sa voie dans le panel des techniques d'apaisement. Cet apaisement premier permettra d'accepter plus facilement les propositions « naturelles » afin d'éviter la lourdeur des traitements médicamenteux et leurs nombreux effets indésirables dits désormais « secondaires ».
- Changer les habitudes alimentaires[23], en supprimant rapidement la consommation des produits laitiers animaux, du gluten et en ajoutant souvent des compléments alimentaires en fonction de la maladie (oligo-éléments particuliers tels zinc, sélénium, fer, iode...) selon les besoins et une phytothérapie adaptée à chaque cas pour drainage hépatique et rénal.
- Décider d'une activité physique bien choisie par la personne, progressive, qui active les systèmes musculaire et ostéo-articulaire, lesquels renvoient au cerveau des signaux plus euphorisants faits de la sécrétion d'endorphines, réducteur de stress.
- Évaluer avec rigueur les améliorations semaine après semaine pour trouver l'encouragement à opter et poursuivre les comportements positifs pour la santé.

23. Pr Henri Joyeux et Jean Joyeux, *Manger mieux et meilleur ..., op. cit.*, Éditions du Rocher, 2018.

Les causes des insuffisances immunitaires et le développement des cancers

Les cancérologues, d'une manière générale, et les associations de lutte contre le cancer (Ligue nationale, ARC, ARTAC, Fondation de France...) se disputent plus les donateurs (leur communication est principalement consacrée à cela) que les conseils de prévention. Ils ne se posent pas beaucoup de questions à propos des causes du cancer et des localisations cancéreuses en particulier.

Elles sont pourtant à la base des concepts de prévention. On en est toujours :

- au tabac (jamais les drogues ne sont évoquées ou si peu!), et il n'y a jamais eu autant de cancers liés tant au tabac qu'aux drogues associées qui sont de forts réducteurs d'immunité;
- aux papillomavirus, au VIH du sida, aux autres infections sexuellement transmissibles (IST), à ceux des hépatites que l'on rêve de neutraliser par des vaccins, sans expliquer dès le plus jeune âge comment les éviter;
- à l'alcool, sans dire que ce sont les excès de vin et/ou d'alcools forts, associés aux drogues, qui sont les premiers responsables...

On oublie volontairement des évidences que le grand public sait aujourd'hui parfaitement discerner :

- les habitudes alimentaires colportées par l'industrie agroalimentaire qui s'intéresse plus aux ventes qu'à notre santé;
- les excès des prescriptions hormonales dès le plus jeune âge pour l'acné, les troubles du cycle féminin, les raisons contraceptives ou de la ménopause ou de théories du genre avec les dysphories[24] quand on bloque hormonalement une puberté débutante;
- les pollutions en tout genre générées par les énergies fossiles et l'agriculture productiviste, avec en résultante une foultitude de

24. Un enfant de sexe génétique et phénotypique identique qui veut changer de phénotype : de garçon devenir fille et inversement. Et les apprentis sorciers de la médecine, psychiatres, endocrinologues et chirurgiens, sont capables de suivre ce type de demandes.

perturbateurs endocriniens qui perturbent silencieusement nos défenses immunitaires ;
- les stress chroniques induits par notre société qui ne sait plus ni d'où elle vient, ni où elle va.

Qu'il s'agisse de cancers liquides comme ceux du sang (leucémies, lymphomes...), qui sont pris en charge par la spécialité d'hématologie, ou de tumeurs solides, les causes de ces cancers et les réactions immunitaires sont souvent les mêmes ou complémentaires.

Les spécialistes en cancérologie se distinguent en chirurgien oncologue, radiothérapeute, médecin oncologue, soit spécialisé pour les cancers du sang, l'hématologue, soit le chimio-immunothérapeute orienté vers les tumeurs solides.

Non moins importants sont les biologistes, ceux des dosages de marqueurs sanguins du cancer et de l'immunité, et ceux responsables des décisions anatomopathologiques qui étudient de manière très rigoureuse les prélèvements sanguins, de la moelle osseuse, ainsi que les biopsies et les fragments de tumeur.

Les cellules cancéreuses endorment les réponses immunitaires, elles cherchent à ne pas être reconnues

Les cellules malignes peuvent modifier l'expression des gènes HLA afin de ne pas être repérées par le système immunitaire. Le système immunitaire peut donc être bloqué, pour au moins deux raisons :
- Certaines cellules cancéreuses se font passer pour des cellules normales, donc les cellules immunocompétentes ne les attaquent pas.
- Des lymphocytes T sont muselés par des immunoglobulines aux noms complexes ou cytokines, chimiokines, qui empêchent, freinent leur efficacité. Ils deviennent en quelque sorte obèses, et ne fonctionnent plus.

L'immunoscore : valeur pronostique

Il s'agit d'évaluer l'environnement histologique du tissu cancéreux en comptant les taux de lymphocytes T CD3 et T CD8 cytotoxiques autour de la tumeur. Un score fort se traduit par une survie prolongée donc un meilleur pronostic.

Plus les lymphocytes sont nombreux autour de la tumeur, plus les molécules d'immunothérapie semblent efficaces. L'important est donc de réveiller les lymphocytes pour les rendre actifs.

L'immunothérapie des cancers : une forte perspective

La guerre des lymphocytes stimulés

Les professeurs James Allison et Tasuku Honjo[25], en neutralisant les blocages – en des points de contrôle de la cellule – par l'utilisation d'anticorps spécifiques dits « monoclonaux », ont pu réactiver les lymphocytes et ainsi ouvrir une nouvelle voie, complémentaire des traitements classiques des cancers.

Le saviez-vous ? On est enfin passé d'une cancérologie qui ne s'intéressait qu'à la tumeur et à ses métastases, à une cancérologie centrée sur l'hôte et son état immunitaire. Le combat contre le cancer a besoin des deux.

Une excellente immunité dépend, quel que soit l'âge, des équilibres de la personne : de ses habitudes alimentaires, de ses capacités respiratoires pour oxygéner nuit et jour tout son organisme, de sa capacité à sélectionner et éliminer les déchets, urines et matières, de son psychisme et de ses capacités à gérer ses stress.

25. Ces découvertes sont directement liées au prix Nobel de médecine 2018 décerné à James Allison aux États-Unis et Tasuku Honjo au Japon. Elles ont ouvert la voie à l'immunothérapie oncologique qui commence à être efficace face à certains types de cancers.

L'immunothérapie a obtenu des premiers résultats dans des cas assez particuliers, les mélanomes malins à des stades avancés, certains cas de lymphomes et de tumeurs solides, celles du poumon, de la vessie… Une nouvelle classe de médicaments a ainsi vu le jour en comprenant mieux le fonctionnement des cellules lymphocytaires T, rendues efficaces, matures, en passant dès leur plus jeune âge par cette glande d'exception qu'est le thymus.

L'immunothérapie contre les cancers doit donc être capable de « réveiller » le système immunitaire et de l'éduquer pour qu'il élimine les cellules cancéreuses.

Cette approche thérapeutique vise à se servir du principe de la vaccination et de l'utilisation des anticorps monoclonaux[26] que l'on dit « immuno-modulateurs ».

Les anticorps monoclonaux contre le cancer

Différents anticorps monoclonaux sont utilisés, quand la protéine ciblée est au sein de sa tumeur. Ces anticorps se fixent sur des récepteurs spécifiques des cellules tumorales ou du micro-environnement, et inhibent leur activité :

- Contre les lymphomes[27], le premier anticorps monoclonal fut le « rituximab », Mabthera® ou Rituxan®.
- Contre le cancer du sein, le trastuzumab ou Herceptin® est un anticorps, dirigé contre la protéine HER2 exprimée à la surface des cellules de certains cancers du sein (environ 15 %) pour bloquer l'action de ce récepteur membranaire et inhiber la croissance tumorale.
- Contre la croissance du cancer du sein, le bevacizumab ou Avastin® cible quant à lui la protéine VEGF et inhibe son action. Il s'agit d'un facteur de croissance.

Ce sont les cellules dendritiques qui sont le plus capables de reconnaître les antigènes tumoraux et de les présenter aux lymphocytes T dans les ganglions lymphatiques afin de les activer.

26. Voir note 52, chapitre 4.
27. Cancer du système lymphatique aux dépens des lymphocytes.

Idéalement ces cellules attaquent et détruisent les cellules cancéreuses en utilisant d'autres cellules, les NK, et des cytokines adaptées à la situation.

Deux familles de cytokines sont déjà utilisées dans ce but :

- Les interleukines 2 (IL-2) et interféron, dans le cancer du rein à un stade avancé.
- L'interféron alpha 2b, dans certaines leucémies et myélomes, ainsi que dans des mélanomes.

Les interleukines 2 ont une toxicité importante, pouvant créer des syndromes inflammatoires sévères. À moins d'utiliser une interleukine « pégylée », associée à du polyéthylène glycol qui réduirait les effets indésirables.

Des cellules spécialisées contre le cancer : les CAR-T (Chimeric Antigen Receptor T de cellules saines)

Le saviez-vous ? Dans les cancers, le système immunitaire est censé s'activer, reconnaître l'ennemi et tuer les cellules tumorales, mais en réalité il est dépassé. Il est endormi, il s'agit donc de le réveiller. Il faut lever les freins pour le faire fonctionner.

Les lymphocytes T peuvent être génétiquement modifiés[28], afin qu'ils expriment à leur surface une protéine chimérique (c'est-à-dire créée artificiellement) spécifique de la reconnaissance, destinée, après les avoir identifiées, à tuer les cellules cancéreuses. S'ils ne les reconnaissent plus, le cancer se développe. Les antigènes tumoraux doivent donc être bien identifiés, ils sont « immunogènes ».

Les lymphocytes sont donc modifiés en laboratoire, prélevés au patient par leucophérèse[29], puis réinjectés au même patient. La protéine dépend évidemment de la cellule cancéreuse ciblée, donc de la nature même du cancer. Les globules blancs deviennent anticorps

28. Les lymphocytes sont actuellement tous modifiés aux États-Unis et le délai pour les obtenir en France est encore de trente à cent trente jours.
29. Leucophérèse, du grec *leuco*, « blanc », et *aphaíresis*, « ablation » ; donc ablation ou récupération des globules blancs.

contre les cellules cancéreuses. C'est donc un nouveau gène qui entre dans le noyau de l'officier lymphocyte, ou une sorte de ciseau génétique nommé CRISPR qui coupe l'ADN à des endroits précis pour introduire des gènes et en inactiver d'autres[30].

Le CRISPR (*Clustered Regularly Interspaced Short Palindromic Repeats*) pourrait être utilisé comme immunosuppresseur pour une action temporaire. Ainsi, pour « faire d'une pierre deux coups », les chercheurs se servent de CRISPR pour couper le fragment d'ADN voulu (thérapie génique) et pour éteindre transitoirement le système immunitaire via un gène MyD88 (immunosuppresseur).

Deux médicaments ont obtenu l'AMM dans les traitements des lymphomes[31]. L'avenir nous dira si les malades pourront vraiment en bénéficier.

Les taux de réponses positives à ce traitement seraient de 40 à 50 %, ce qui nous semble très optimiste[32], car il ne s'agit pas de guérison mais de prolongement de vie de quelques semaines ou mois, avec des effets indésirables très sérieux du fait de relargage important de cytokines par les lymphocytes, d'où de la fièvre, des frissons, une hypotension, des vertiges, des maux de tête. Quant aux rechutes, elles restent encore fréquentes.

---

30. Cas9 (*CRISPR associated protein 9*) est une enzyme endonucléase d'ADN guidée par ARN, donc spécialisée pour couper l'ADN en deux zones de coupe actives, une pour chaque brin de la double hélice.

31. Axicabtagene ciloleucel (AxiCell) des laboratoires Kite Pharma et Gilead est actuellement vendu 350 000 € par an et par patient, et Tisagenlecleucel (TisaCell) du laboratoire Novartis, au prix de 320 000 € par patient et par an.

32. Cet optimisme très répercuté dans les médias doit être encore tempéré. Il est souvent lié aux perspectives boursières qui, en faisant rêver de gains faramineux, attirent les actionnaires. Ces derniers sont captés, attirés dans le but de faire d'importants bénéfices. En voici un exemple extrait d'un grand journal : « Ces traitements se révèlent efficaces dans quasiment tous les cancers, s'enthousiasme le Dr Michael Lukasiewicz, directeur médical du laboratoire Roche, qui commercialise l'atézolizumab contre le cancer du poumon. Aujourd'hui, il existe des autorisations de mises sur le marché pour les cancers de la peau, des poumons, de la vessie, des reins et des lymphomes »...

Il y a aussi des risques d'une insuffisance rénale, hépatique, pulmonaire ou cardiaque parfois sévère, pouvant mettre en jeu la vie du patient, mais aussi des convulsions, des tremblements, des états de confusion, des difficultés d'élocution, des pertes de connaissance.

Les recherches actuelles portent sur des cellules allo-CAR-T (*Chimeric Antigen Receptor T cells*), c'est-à-dire issues de lymphocytes T de personnes non malades que l'on spécialiserait contre le cancer, puis qui seraient clonées (multipliées) et injectées au patient contre son cancer. Attendons pour y voir clair… Le site industriel des Ulis à Essone, filiale de Novartis, commence à produire des CAR-T (du nom des lymphocytes T). Ainsi deux tiers des patients français, dans des indications très précises, pourraient être traités. Des lymphocytes sont prélevés au patient, congelés avant d'être envoyés au site de production. Les cellules rendues immunocompétentes sont renvoyées dans les 20 jours pour traiter. L'hospitalisation dure 3 semaines pour suivre d'éventuels effets indésirables.

Novartis a mis au point ses CAR-T sous le nom de Kymriah et Giléad, qui a un site de production en Hollande, a mis sur le marché Yescarta à un prix variant entre 400 000 et 500 000 €.

Des vaccins contre le cancer : l'exemple ancien du cancer de la vessie

Depuis près de quarante ans, le BCG (bacille de Calmette et Guérin, connu comme vaccin contre la tuberculose) est utilisé en instillation dans la vessie pour traiter les cancers de la vessie à leurs débuts. On obtient ainsi 50 à 70 % de résultats correspondant à l'éradication des cellules cancéreuses sur la superficie de la muqueuse vésicale.

Les chercheurs ont remarqué qu'une première vaccination sous-cutanée avec le BCG avant le protocole dans la vessie améliore la réponse contre les cellules cancéreuses dans la vessie.

Soulignons que les malades atteints de cancer de la vessie qui sont vaccinés, et répondent toujours positivement au test antituberculinique – preuve que la vaccination est toujours effective –, ont à la cinquième année après le traitement, 80 % de survie sans récidive par rapport à 45 % pour ceux dont les tests au BCG étaient négatifs[33].

Vers un vaccin contre le cancer de la prostate hormono-dépendant

Le Sipuleucel-T, ou commercialement *Provenge*, est indiqué au stade métastatique résistant au traitement hormonal. Ce vaccin a été accepté aux États-Unis en 2010 et en Europe en 2013 ; il est réalisé à partir de cellules dendritiques.

Il faut récupérer par leucophérèse des cellules dendritiques du patient à partir d'une prise de sang. Elles sont mises en présence d'un antigène tumoral retrouvé dans 95 % des cancers de la prostate (la phosphatase acide prostatique = PAP). Réinjectées dans l'organisme du patient, elles doivent apporter cet antigène aux lymphocytes T pour déclencher une réponse cytotoxique destinée à tuer les cellules cancéreuses.

Comme effets indésirables, on retrouve fièvre, frissons et douleurs musculaires qui seraient supportables.

En 2014, le prix était énorme, fixé à 93 000 $ aux États-Unis et 89 000 € en Europe pour une efficacité encore discutable. Ce traitement reste encore un espoir. Idéalement, ce type de vaccination anti-cancer pourrait déclencher une réponse immunitaire « mémoire » qui devrait théoriquement protéger le patient contre une rechute.

Les virus oncolytiques (à visée de destruction du cancer) sont en cours de test et donnent à tous les cancérologues de grands espoirs. Le virus de l'herpès modifié pourrait être utilisé. Deux gènes lui ont été supprimés, l'un stoppant les défenses cellulaires, l'autre lui permettant d'échapper au système immunitaire, associé à un nouveau gène pour tuer la cellule cancéreuse… Complexe machinerie !

---

33. Claire Biot et al., "*Pre-existing BCG-Specific T Cells Improve Intravesical Immunotherapy for Bladder Cancer*", *Science Translational Medicine*, 6 juin 2012 (affiliation : unité d'immunobiologie des cellules dendritiques, departement d'immunologie, institut Pasteur, F-75724 Paris, France).

Selon les experts du cabinet d'études qualitatives Persistence Market Research, « le marché des virus oncolytiques devrait croître de 12 % par an jusqu'en 2029[34] ».

L'avenir des immunothérapies anti-cancéreuses

La recherche avance vite, et cherche à comprendre comment les lymphocytes CD4, chefs d'orchestre de la réponse anti-tumorale, peuvent agir contre les cellules cancéreuses ou en cours de cancérisation. L'action n'est pas directe : elle passe par les chémokines ou chimiokines, et les cytokines. Il faudra parvenir à distinguer les personnes sensibles à ces traitements immunomodulateurs en suivant simultanément le microbiote digestif, base de l'immunité générale.

De nouveaux vaccins thérapeutiques sont en cours d'expérimentation, en sachant qu'un vaccin thérapeutique anti-cancer universel : UCPVax (*Universal Cancer Peptide*) a été breveté en 2012 à l'université de Besançon. Ses résultats se font attendre, presque dix ans plus tard.

Conclusion

La régression maximale de nos défenses immunitaires est désormais bien connue. Elle a deux causes parfaitement identifiées.

1. L'atteinte par le virus de l'immunodéficience humaine (VIH), responsable du sida. Si les traitements contre la multiplication virale ne sont pas ou peu suivis, les conséquences sont doubles : augmentation des risques de développer une ou des lésions cancéreuses et risques infectieux majeurs du fait d'une dysbiose. Les cellules immunocompétentes circulantes et appartenant aux organes ne jouent plus leurs rôles défensif et offensif. La perturbation des microbiotes par porosité intestinale ouvre le passage dans le sang et

34. *Les Échos*, 2 février 2020, p. 15.

vers tel ou tel organe de bactéries ou virus que les défenses immunitaires locales et générales trop affaiblies ne peuvent contrôler.

2. Le vieillissement naturel affecte nos défenses immunitaires, souvent mal entretenues par de mauvaises habitudes alimentaires (déshydratation, excès de sucres, insuffisances de végétaux de qualité, conséquences du tabagisme...), par une activité physique insuffisante et par des tendances dépressives. Il s'agit du syndrome d'immunodépression liée à l'âge (sida-A)

Les maladies auto-immunes traduisent un dérèglement de nos défenses immunitaires qui se retournent contre nous, et spécialement contre tel ou tel organe. Si les traitements lourds et coûteux ont une certaine efficacité, mieux vaut prévenir et même guérir en sachant entretenir au jour le jour nos défenses immunitaires. Il n'est jamais trop tard pour abandonner des comportements délétères de mieux en mieux identifiés.

Chapitre 8

Nos défenses immunitaires, le « premier » de tous les vaccins

Des comportements de santé et de bon sens

Les relations entre stress et alimentation sont évidentes quand on connaît les effets inverses sur le poids de l'anorexie mentale ou de la boulimie, liés presque toujours à des blessures d'enfance autour de la puberté, qui fragilisent longtemps.

Les habitudes alimentaires pulsionnelles, dans un sens ou dans l'autre, sont ancrées et extrêmement difficiles à rompre. Dans tous les cas, elles font le lit de maladies organiques du foie, de la peau, des rythmes hormonaux féminins, de la libido... et ont pour conséquence majeure la réduction des défenses immunitaires, ce qui n'est pas suffisamment expliqué.

Nous avons consacré un livre aux stress et à leurs relations avec le cancer, en concluant que la lutte contre le stress est un excellent remède contre les cancers et leurs récidives. Plusieurs ouvrages ont développé les meilleurs conseils pour *Changer d'alimentation* et *Manger mieux et meilleur de 0 à 100 ans*, auxquels s'ajoute le dernier, *Votre foie a besoin d'amour !*

Tous ces conseils vont évidemment à l'encontre de toutes les publicités qui poussent à consommer une alimentation industrielle à outrance, centrée sur des désirs et des angoisses (parfaitement identifiées par les publicitaires) que l'on s'efforce en vain de réduire en consommant. Triste ironie de l'histoire, ceux qui vous rendent malades par l'alimentation sont parfois ceux qui vont encore et machiavéliquement en tirer profit en vous vendant des médicaments (le groupe chimique Bayer-Monsanto en est l'exemple absolu).

Désormais, les tromperies sont orientées vers le tout vaccinal qui passe par la terrorisation de la société, en arguant que la recherche médicale résoudra tous vos problèmes sans que vous ayez le moindre effort à faire. On parle de prévention avec le tout vaccinal, qui est une belle utopie. De plus en plus de personnes en sont conscientes.

Une forte orientation végétarienne et des compléments

Face aux excès en plus ou en moins de l'alimentation du quotidien, il est bien difficile de discerner ce qui manque et ce qui est en trop.

L'ennemi numéro 1, c'est le sucre présent dans beaucoup de nos habitudes avec le lactose de tous les produits laitiers animaux qu'il faut abandonner et les ajouts sucrés, y compris cachés par des cuissons trop longues et à trop forte température. C'est l'alimentation pro-inflammatoire qu'il faut réduire.

L'ami numéro 1, ce sont les fibres végétales longuement mastiquées qui entretiennent le microbiote intestinal dont nous avons vu l'importance. Ces fibres sont évidemment dans les fruits, les légumes frais de saison et les oléagineux (amandes, noix, noisettes, pignons), mais aussi les légumineuses cuites courtement à la vapeur douce. Tous doivent être si possible sans pesticides (perturbateurs endocriniens), donc issus de l'agriculture biologique ou biodynamique.

Quant au calcium, dont on nous serine la nécessité pour la croissance et éviter l'ostéoporose, il est présent dans tous les végétaux. N'oubliez pas que l'absorption digestive du calcium végétal, le meilleur, présent dans les fruits, légumes, légumineuses est plus de deux fois supérieure à celle des produits laitiers animaux.

Cibler les apports en vitamines et oligo-éléments

Les vitamines liposolubles A, D, E, K et hydrosolubles B3 et C

Point besoin dans un cadre préventif pour stimuler vos défenses immunitaires, de consommer des compléments coûteux et pas toujours efficaces, car pas vraiment naturels et ayant une biodisponiblité souvent insuffisante.

Pour la vitamine A, un œuf à la coque tous les jours au petit déjeuner, si possible bio, en plus d'une alimentation contenant 70 % de végétaux et 30 % de produits animaux, est l'idéal.

Pour la vitamine D, rien ne vaut le soleil si vos reins, votre foie et vos intestins vont bien. Les doses massives de vitamine D peuvent être toxiques si votre taux de vitamine D est déjà dans les normes. On ne consomme pas de la vitamine D à l'aveuglette.

Pour la vitamine E, une huile d'olive de qualité ou de colza, de noix, de cameline, des poignées de noix, noisettes, amandes… apporteront l'essentiel.

N'oubliez pas la relation biologique d'efficacité avec la vitamine C (E et C travaillent en tandem) consommée naturellement avec quatre à six fruits frais par jour longuement mastiqués.

Pour la vitamine B3 ou Niacine, ou PP (Prévention de la Pellagre), elle augmenterait *in vitro* et dans des modèles animaux le tissu cellulaire de défense des neurones, la microglie et les macrophages, au sein du tissu cancéreux. Fournirait-elle de meilleures défenses anticancéreuses ? Voire.

Cette vitamine est présente pour 100 g :
- dans le foie de veau (14 mg) ;
- le thon (13 mg) ;
- la viande blanche (6,5 mg) ;
- le pain complet (2,5 mg) ;
- les pommes de terre (1,4 mg) ;
- l'artichaut (1 mg).

Les oligo-éléments

Ils sont essentiels au maintien des équilibres biologiques de l'organisme :
- Le fer pour l'oxygénation cellulaire, dont les globules rouges ont tant besoin.
- Le zinc, un oligo-élément majeur pour maintenir nos défenses immunitaires. Il pénètre dans les cellules pour la cicatrisation et la lutte contre la réplication des virus, y compris les plus agressifs.

Pas moins de 98 % du zinc de notre organisme se trouve dans nos cellules et nous ne possédons pas véritablement de réserves. Il est nécessaire aux fonctions du thymus, organe essentiel à notre immunité dès le plus jeune âge. Un apport alimentaire régulier est donc indispensable. La carence en zinc est très courante, affectant jusqu'à un quart de la population des pays en développement et 50 % des personnes âgées chez nous[1].

Parmi les signes évocateurs de déficit en zinc, on retrouve les premiers symptômes de la Covid-19 :

– Une réduction temporaire du goût jusqu'à sa disparition, on parle d'agueusie, car le zinc intervient dans la synthèse de la gustine, protéine indispensable à la perception du goût dans les bourgeons du goût sur la langue.

– Une anosmie, perte de l'odorat[2, 3]. L'atteinte des neurones de l'odorat est localisée. Ainsi les virus neurotropes risquent d'infecter le cerveau. Heureusement, le système immunitaire est fortement préparé à protéger le cerveau grâce à la microglie. Celle-ci, population cellulaire renouvelable, libère des cytokines antivirales, mais qui ne détruisent pas les cellules nerveuses infectées. Elle les libère de la charge virale. Ainsi l'odorat se retrouve en l'espace de quelques mois.

La forte sollicitation immunitaire entraîne une majoration des carences en zinc, engendrant ces symptômes chez certains sujets. Ce qu'il faut bien comprendre, c'est que l'hydroxychloroquine, comme l'artémisia[4] permettent au zinc d'entrer dans la cellule.

1. M. Seve, A. Favier, « Métabolisme du zinc », *Encyclopédie Médico-chirurgicale*, 10-359-D-10, février 2002, p. 19 ; et A. M. Roussel, M. Ferry, « Stress oxydant et vieillissement », *Nutrition clinique et métabolisme*, 2002, 16, p. 285-291.

2. M. J. Richard, A. M. Roussel, « Micronutrients and ageing : Intakes and requirements », *The Proceedings of the Nutrition Society*, august 1999 ; 58, p. 573-578.

3. Hiroyuki Yanagisawa, « Zinc Deficiency and Clinical Practice », *JMAJ* 47 (8) : 359 – 364, 2004 ; et Rong-San Jiang, Chih-Wen Twu, Kai-Li Liang, « Medical treatment of traumatic anosmia », *Otolaryngol Head Neck Surg*, 2015 May; 152(5):954-8. doi : 10.1177/0194599815571272. Epub 2015 Feb 24.

4. Voir le livre passionnant de Lucile Cornet-Vernet, *Artémisia, une plante pour éradiquer le paludisme*, Éditions Actes Sud, 2018. Fin 2020, l'OMS a approuvé un protocole pour des essais cliniques de phase 3 de phytothérapie (comprenant l'artemisia) contre la Covid-19. Un grand pas dans la reconnaissance des médecines traditionnelles et naturelles, et ce qu'attendaient un bon nombre de professionnels de la santé, dont la biologiste américaine Pamela Weathers, spécialiste mondialement reconnue de l'*Artemisia annua* : https://www.plantes-et-sante.fr/articles/maladies/3786-rencontre-pamela-weathers-artemesia-annua-et-covid 19 ?

On comprend donc l'effet antipaludéen de la chloroquine et de l'artémisia (*annua* ou *afra*) dont l'intérêt est grandissant.

Le zinc agit de deux façons :

- Il améliore la réponse antivirale et l'immunité chez les patients qui sont en carence.
- Il inhibe la réplication virale et des symptômes liés à l'infection.

Ces arguments scientifiques justifient la consommation de zinc dans notre alimentation ou comme complément alimentaire.

Le zinc est en effet présent dans notre alimentation, mais peut être réduit dans son efficacité par l'hypersollicitation du foie, associée à toutes les pathologies métaboliques, chroniques, et à la consommation d'alcool.

Un apport théoriquement suffisant de zinc peut manquer d'efficacité à cause d'une mauvaise absorption par l'intestin, chose fréquente dans les pays industrialisés. La biodisponibilité du zinc peut être en effet diminuée par de nombreux facteurs alimentaires, notamment des phytates présents dans les céréales et les légumineuses, quand elles ne sont pas bien utilisées et insuffisamment mastiquées avant d'être avalées. Attention, le calcium, le cuivre et le fer en excès diminuent aussi l'absorption digestive du zinc.

Les personnes âgées sont également très souvent sujettes à une carence en zinc, ce qui augmente leur probabilité de développer des infections virales potentiellement mortelles. Une supplémentation de zinc journalière durant un an chez les sujets âgés (de 55 à 87 ans) a démontré une réduction de l'incidence des infections et des marqueurs dans le sang du stress oxydatif.

La carence en zinc est courante parmi les infections virales chroniques avec les papillomavirus, le virus de l'hépatite C et le VIH. Un certain nombre d'études ont examiné les effets de la supplémentation en zinc sur l'immunité antivirale. Cette supplémentation améliore la réponse au traitement du virus de l'hépatite C et réduit l'inflammation hépatique souvent irréversible.

Le zinc fonctionne donc comme un modulateur de la réponse immunitaire. Si sa disponibilité est réduite, on observe une altération de la survie, de la prolifération et de la différenciation des cellules immunitaires, dans les différents organes (foie, intestin…) et notamment au niveau du système respiratoire.

De plus, le zinc a, de façon certaine, une puissante activité antioxydante, principalement en tant que composant de la superoxyde dismutase (SOD). Il empêche ainsi la génération de radicaux libres toxiques[5] pour l'organisme.

Régalez-vous ! Dans votre alimentation, voici l'apport de zinc en mg pour 100 g : huître 21,3 ; foie de veau cuit 13,2 ; bœuf braisé 10,5 ; pain de seigle 10 ; maroille 9 ; morbier 7 ; cacao en poudre 7 ; foie d'agneau 6 ; crabe 5,7 ; noix de cajou 5,5 ; pain complet 3,5 ; œuf 1,3 ; lentilles 1...

En plus de tous les bienfaits immunitaires, il faut ajouter l'importance du zinc pour la croissance de l'embryon et du fœtus pendant la grossesse, puis pendant l'enfance, et pour la vie des cheveux, des ongles, la cicatrisation des plaies, la prévention de la DMLA (dégénérescence maculaire liée à l'âge) qui fait perdre lentement la vue, et l'amélioration de la fertilité.

Vous comprenez maintenant beaucoup mieux l'importance de cet oligo-élément. Mais il faut savoir qu'il ne serait pas grand-chose sans les autres oligo-éléments (sélénium, manganèse, cuivre, chrome, iode et bien d'autres encore...), et les vitamines et acides gras essentiels, indispensables pour faire fonctionner tous les systèmes de régulation.

Le zinc en complément. À consommer à jeun ou au petit déjeuner, si vos apports alimentaires sont insuffisants.
À titre préventif : 2 gélules par jour de Bi-Orthox (soit 10 mg de Zn) ou Oligomax Zinc (10 ml soit 10 mg à diluer dans un verre d'eau). La forme picolinate de zinc est particulièrement indiquée car mieux assimilable.
Si vous avez les signes de la Covid-19, il faut doubler ou tripler la dose, surtout s'il y a des risques supplémentaires.
La dose de sécurité en zinc a été fixée à 15 mg par jour.

5. Dorota Skrajnowska and Barbara Bobrowska-Korczak, « Role of Zinc in Immune System and Anti-Cancer Defense Mechanisms », *Nutrients*, 2019 Oct; 11(10): 2273. Published online 2019 Sep 22. doi : 10.3390/nu11102273.

Le sélénium est issu de produits végétaux ou animaux évoluant sur des sols qui en sont riches. C'est un antioxydant majeur associé au plus fort des antioxydants (avec la mélatonine), à savoir le glutathion. On le trouve dans les oléagineux, la viande, les abats, les fruits de mer, les poissons, les légumineuses complètes, certains fruits (poires, oranges, tomates) et légumes et crucifères.

Le silicium, c'est l'oligo-élément essentiel qui peut capter (on dit « chélater »), en grande partie, les métaux présents dans notre corps qui sont toxiques : l'aluminium, le plomb, le mercure… afin que le maximum soit éliminé dans les urines.

L'iode des poissons et fruits de mer permet la bonne santé de notre thyroïde.

Tous les produits de la ruche utiles à vos défenses immunitaires

Les miels[6], la propolis (vous verrez pourquoi plus loin), les pollens sont utiles, sauf la gelée royale pour ceux qui sont traités ou ont été traités pour un cancer. Choisissez les miels non chauffés, riches en huile essentielle (thym, romarin, lavandes, pins…), si possible bio, que vous aimez ; les pollens si possible frais ou qui ont été congelés ; la propolis sous forme de gommes, de poudre, de gélules…

La propolis : un complément anti-CoV-2 de choix

Alors que la propolis verte faisait déjà l'objet d'une étude clinique d'ampleur au Brésil[7] pour son potentiel d'action contre le coronavirus, de surprenants résultats d'expériences préliminaires menées avec la propolis aux Pays-Bas ont été dévoilés fin octobre 2020[8]. Ces études effectuées sur la base d'une dose d'1 g de propolis en

6. Ne jamais choisir un miel chinois ou européen. Seulement consommer ceux produits près de chez vous.

7. « The Use of Brazilian Green Propolis Extract (EPP-AF) in Patients Affected by Covid-19 (Bee Covid) », ClinicalTrials.gov.

8. Andresa Aparecida Berretta, Marcelo Augusto Duarte Silveira, José Manuel Cóndor Capcha and David De Jong, « Propolis and its Potential against Sars-Cov-2 Infection Mechanisms and Covid-19 Disease », *Biomedicine & Pharmacotherapy*, novembre 2020.

capsule par jour ou d'extrait alcoolique de propolis (dosé de 30 à 40 % de propolis pure) mélangé à du miel sont tellement promett-teuses qu'une importante étude clinique était alors annoncée.

La propolis freine la pénétration du virus et l'infection...

D'abord, la propolis, grâce à certains de ses actifs (dont l'ester phénéthylique de l'acide caféique, le kaempférol ou la quercétine...) a montré *in vitro* et *in vivo* une activité inhibitrice sur l'ACE2, la TMPRSS2 et la PAK1, les trois constituants-clés du coronavirus qui font son potentiel infectieux. La propolis freinerait ainsi l'intrusion du virus dans les cellules en inhibant le récepteur cellulaire ACE2, enzyme de conversion de l'angiotensine 2, et la TMPRSS2, la protéase transmembranaire à sérine 2 qui facilite l'intrusion du virus dans la cellule. De plus, la propolis contrarie l'action de la kinase PAK1[9], l'enzyme qui, suractivée par l'infection, précipite l'inflammation des bronches, la fibrose et l'immunosuppression dans les formes graves de Covid-19.

...et réduirait la réplication du CoV-2, donc l'intensité des symptômes

Ensuite, des essais précliniques ont révélé que la propolis stimule l'immunorégulation des cytokines pro-inflammatoires à l'origine des « orages cytokiniques » observés dans les formes les plus graves de la maladie.

De plus, selon des études *in silico* (modélisations informatiques), l'ester phénéthylique de l'acide caféique qu'elle contient aurait un effet inhibiteur sur la protéase Mpro du CoV-2, une enzyme essentielle à son cycle de réplication. La propolis[10] entraverait donc la multiplication du virus à l'intérieur des cellules, ce qui se traduirait par des symptômes moins sévères et une guérison plus rapide.

9. Hiroshi MARUTA et Hong HE, « PAK1blockers : Potential Therapeutics against Covid-19 », *Medicine in Drug Discovery*, juin 2020.

10. Nous conseillons Propolis intense de www.propolia.com à raison de 3 fois deux gélules par jour pendant au moins 1 mois.

Nos collègues japonais utilisent fortement la propolis pour booster les défenses immunitaires dans les instituts du cancer.

Les huiles essentielles (HE) pour renforcer l'immunité

Les HE peuvent stimuler l'immunité, diminuer le stress et favoriser le sommeil. Différentes huiles essentielles comme la lavande vraie (attention aux allergies), la camomille romaine (huile essentielle chère), la marjolaine des jardins, le géranium, l'orange douce et tant d'autres ont montré des actions calmantes, voire sédatives.

Les huiles essentielles immuno-stimulantes (2 à 3 gouttes au maximum sur chaque poignet à frotter l'un sur l'autre) sont la lavande, le tea tree, le ravintsara, l'eucalyptus globulus, l'encens voire l'orange douce. On peut les combiner de façon à potentialiser leurs effets[11].

Comment utiliser les HE : 1 goutte sur chaque poignet, matin et soir qui circulera dans tout l'organisme par la voie lymphatique sous la peau + 1 goutte dans votre masque matin et soir si vous devez impérativement sortir de chez vous. Choisissez ravintsara, tea tree, pin, cannelle de Ceylan ou l'excellente antivirale saro (de Madagascar).

Quelques précautions sont essentielles : pas question de diffuser en continu, surtout en présence d'enfants, de femmes enceintes et de personnes asthmatiques ; pas question d'appliquer pure une huile essentielle sur la peau… Toujours tester le mélange huile végétale/HE sur un point infime de la peau avant de l'appliquer plus avant pour éviter une réaction allergique. La voie orale n'est pas la principale : dans ces deux indications, la voie olfactive et la voie cutanée (une goutte sur chaque poignet) sont les mieux indiquées.

11. https://www.univers-aroma.com/ateliers-aromatherapie-univers-aroma/atelier-univers-aroma-hiver/

Les défenses antioxydantes : l'antirouille

« On a beau avoir une santé de fer, on finit toujours par rouiller. »

Jacques Prévert (1900-1977),
poète, scénariste et artiste français

Fort judicieusement, notre corps dispose d'un certain nombre d'antioxydants endogènes qu'il fabrique. Ainsi produit-il (par l'intermédiaire du foie) une petite molécule faite de trois acides aminés (glycine, cystéine et glutamate) :

- Le glutathion : c'est à la fois le meilleur capteur de groupements chimiques oxydants et de surcroît un excellent détoxifiant. On l'appelle « le maître antioxydant ».
- L'acide urique est libéré à partir des produits de dégradation des protéines et des acides nucléiques : lui aussi est un antioxydant, mais également responsable, quand il est en excès, de la goutte, avec inflammation des articulations, en particulier les plus basses de notre corps, celles des gros orteils.
- La mélatonine, que notre glande pinéale fabrique pour nous préparer à l'endormissement, est aussi un puissant antioxydant, trop peu étudié sous cet angle hélas, qui travaille avant le sommeil à nettoyer notre cerveau des intoxications de la journée.
- La superoxyde dismutase (SOD) est l'autre antioxydant endogène essentiel à notre bon fonctionnement. Cette enzyme que nous fabriquons a pour particularité de savoir convertir l'un des radicaux libres les plus réactifs de l'oxygène, l'anion superoxyde. Cette molécule a une vie très courte car elle s'accroche à tout ce qui passe à sa proximité, oxydant dangereusement les protéines, les lipides, l'ADN.

  Or, la SOD transforme cet anion superoxyde en peroxyde d'hydrogène, un produit encore oxydant, mais moins réactif, qui lui-même doit être transformé par une deuxième enzyme, une catalase[12], pour aboutir à de l'eau ordinaire non oxydante.

12. La catalase, qui joue un rôle important dans le cas du stress oxydant, est une enzyme qui a le pouvoir de transformer l'eau oxygénée (un réactif oxydant très puissant) en eau ordinaire (neutre).

Ces défenses fonctionnent plus ou moins bien chez chacun d'entre nous. Mais ce qui est sûr aussi, c'est qu'elles déclinent avec l'âge, au rythme de notre taux de « bon » glutathion que nous avons du mal à produire à partir de la cinquantaine.

À la longue, sous l'effet du stress oxydant, le glutathion oxydé (le mauvais ou GSSG) prend le pas sur le glutathion réduit (le bon ou GSH). Plus nous avançons en âge, plus nous avons donc intérêt à nous nourrir de bons antioxydants, sans oublier les oligo-éléments qui participent à leur action.

Vitamine C, sélénium et glutamine en particulier contribuent à accroître notre taux de glutathion et à combattre la rouille qui gagne. Nous vous recommandons pour cela de privilégier une alimentation à base de fruits et de légumes, notamment de crucifères (brocoli, chou, navet, épinards, rutabaga, chou-fleur, chou de Bruxelles), mais évidemment sans excès.

En attendant les vaccins contre le coronavirus CoV-2 et suivants

N'ayez pas peur, voici les traitements qui marchent !

Stimulez vos défenses immunitaires contre la pandémie pour éviter la réanimation

Selon ce que constate votre médecin : fièvre, maux de tête, perte du goût et/ou de l'odorat, sans attendre les troubles respiratoires et/ou les troubles digestifs... Voici l'essentiel de ceux qui ont fait leurs preuves, séparément et ensemble :

L'hydroxychloroquine ou Plaquenil®

Pendant la première crise sanitaire, jusqu'en mai 2020, seules les structures de santé de l'État avaient le droit de prescrire l'hydroxychloroquine. Puis les médecins généralistes ont eu ce même droit, mais on ne leur a pas dit. Ils restaient pour la plupart dans l'idée de l'interdiction.

Au début de la seconde vague, le 23 octobre 2020, l'ANSM est même revenue officiellement sur la Recommandation temporaire d'utilisation (RTU), c'est-à-dire cette prescription d'hydroxychloroquine indiqué en cas de Covid-19 notamment dans la structure du Pr Didier Raoult, tandis que le Remdisivir® de Gilead était distribué gratuitement. Deux poids, deux mesures, en a conclu notre collègue qui a saisi le Conseil d'État pour une requête en annulation, et lancé une procédure pénale contre le directeur général de l'ANSM pour *prise illégale d'intérêts et non-assistance à personne en danger.*

Un antibiotique type macrolide : l'Azithromycine ou Céphalosporines s'il y a des signes digestifs

L'Azithromycine est un antibiotique virucide de la famille des macrolides, proposé par le Pr Raoult et prescrit par de nombreux généralistes avec succès.

Ces antibiotiques sont efficaces dans les maladies respiratoires, ORL et IST (Infections sexuellement transmissibles), et face à la Covid-19, car ils peuvent réduire la charge virale par leur action intracellulaire. Et, surtout, ils combattent les infections toujours prêtes à s'installer.

On peut seulement leur reprocher d'altérer la flore intestinale (comme tous les antibiotiques). Mais cela peut être aisément contourné en utilisant un bon probiotique (Ergyphilus ATB par exemple), à raison de deux gélules avant chaque repas pendant toute la durée du traitement, puis deux gélules avant le petit déjeuner pendant un mois après la fin du traitement.

Ces compléments ne sont pas remboursés par la Sécurité sociale, mais présentent beaucoup d'intérêt. Protéger sa flore intestinale, c'est protéger son immunité, et c'est aussi favoriser la bonne absorption des micronutriments.

C'est votre médecin qui peut vous prescrire l'Azithromycine en connaissant ses éventuels effets indésirables. Le coût d'un tel traitement d'une semaine est d'environ 15 €, remboursé à 65 % par l'Assurance maladie.

Le complément en zinc

Il doit être utilisé à la fois en prévention et en cours de traitement.

L'anticoagulant

À utiliser éventuellement selon les signes biologiques (taux des D-dimères dans le sang[13]) et les comorbidités présentes (surpoids). Il est destiné à éviter les caillots et les thromboses.

En effet, avec la Covid-19, les complications vasculaires sont fréquemment responsables d'hypercoagulation et donc de la formation de caillots avec risques de thromboses et embolies artérielles ou veineuses.

Les localisations sont diverses – cardio-respiratoire, cérébrale, cutanée et même génitale. Votre médecin peut juger utile, à titre préventif, de prescrire un médicament anticoagulant sous forme de comprimés étalés sur une même journée ou d'injection sous cutanée, surtout si le taux sanguin des D-dimères est au-dessus de 500 µg/l.

Les vitamines C, D et E

Elles travaillent en harmonie.

La vaccination contre le pneumocoque

Avec le Pneumovax® qui ne contient pas d'aluminium.

Les anticorps monoclonaux, immunosuppresseurs contre les orages cytokiniques

Face au Remdevisir® de Gilead, le tocilizumab du laboratoire Roche a pour nom commercial Actemra® ou Roactemra®. Le 24 octobre 2020, tandis que l'ANSM distribuait gratuitement le Remdevisir® (disqualifié moins d'un mois plus tard, rappelons-le,

13. Seuil fixé à 500 µg/l.

par l'OMS, pour son absence d'efficacité et sa dangerosité), Roche publiait des résultats « encourageants » sur son anticorps monoclonal.

Il s'agit en réalité de créer pour ce médicament très coûteux (836 € l'unité) une nouvelle indication en cas de Covid-19 en plus de sa prescription dans la polyarthrite rhumatoïde, et dans l'arthrite juvénile.

Dès la fin avril 2020, le médicament était sur les rails :

> « En accord avec l'ANSM, dans le cadre de la pandémie de Covid-19, les laboratoires Roche mettent à disposition à titre exceptionnel et transitoire, la spécialité Roactemra, flacons de 4 ml, 10 ml et 20 ml, destinée au marché irlandais[14]. »

Il est testé en étude randomisée contre placebo, à l'Assistance publique de Paris sur des patients atteints de Covid-19 et sous oxygène. L'essai randomisé, mené à double insu contre placebo, est dit BACC (*Boston Area Covid-19 Consortium*) Tocilizumab Trial. Ce biomédicament réduirait-il par deux les risques de passage en réanimation ?

L'objectif est de réduire l'état inflammatoire avec ses trois critères biologiques présents dans une prise de sang :

- le taux de la CRP ou Protéine C Réactive, fabriquée par le foie et le tissu adipeux, témoin de l'inflammation aiguë ;
- le taux de la ferritine, protéine de stockage du fer dans l'organisme. Elle traduit dans la Covid-19 le degré d'inflammation ;
- le taux de l'interleukine-6 (IL-6) corrélée à la sévérité de la maladie : virémie prolongée, excrétion retardée de l'ARN viral dans les prélèvements nasopharyngés ou respiratoires.

Le Roactemra® bloque-t-il vraiment l'action de l'Interleukine 6 ? Rien n'est moins sûr ! Le résultat est un échec :

> « L'administration relativement précoce du tocilizumab ne diminue ni la fréquence du recours à la ventilation assistée, ni la mortalité.

14. https://ansm.sante.fr/var/ansm_site/storage/original/application/8c8ab5fd51edd5abf91bfb9bfb74208f.pdf

> Elle ne prévient pas non plus l'aggravation de la maladie qui se reflète dans le besoin en oxygénothérapie[15]. »

Comme toujours, la conclusion est que l'essai peut manquer de puissance statistique.

En fin d'année 2020, la crise sanitaire n'est pas terminée !

Ceux qui ont payé le plus lourd tribut à la Covid-19, plus de 50 000 personnes officiellement en France, étaient les plus fragiles : hypertendus, en surpoids jusqu'à l'obésité, diabétiques, immunodéprimés par d'autres atteintes virales (VIH), ou par les traitements anticancéreux, et les plus âgés porteurs de poly-pathologies.

Officiellement, on le sait désormais, beaucoup de personnes décédées dans les EHPAD ont été comptabilisées sans avoir été testées. Difficile d'affirmer qu'elles ont été atteintes par le CoV-2.

Heureusement, dans notre pays de 67 millions d'habitants, ces personnes fragilisées sont peu nombreuses et souvent bien suivies. Mais c'est pour elles que nous devons être les plus attentifs et les plus efficaces afin de protéger leur santé souvent précaire et cela d'autant plus que leurs défenses immunitaires, du fait de l'âge, sont plus faibles.

Le virus CoV-2, responsable de la Covid 19 qui inquiète tant, circule comme tous les virus. Il continuera à circuler jusqu'à peut-être nous atteindre tous, sans exception.

Les épidémiologistes pensent que seulement 10 % de la population française a été contaminée. Dans ces conditions, une immunité de groupe ne peut être acquise à l'échelle du pays.

➢ Le virus se répand moins facilement que le virus de la rougeole ou le bacille de la tuberculose

Chaque personne atteinte contamine plus d'une personne, d'où les règles énoncées par l'État avec le lavage régulier et très fréquent des mains et deux impératifs (qui ne font pas l'unanimité

15. J. H. Stone *et al.*, « Efficacy of Tocilizumab in Patients Hospitalized with Covid-19 », *The New England Journal of Medicine*, 2020 ; publication avancée en ligne 31 octobre. DOI : 10.1056/NEJMoa2028836.

mondiale) : distanciation et masques obligatoires (à changer tous les jours et plusieurs fois par jour – toutes les 4 heures) dans les lieux publics.

Le nouveau confinement (après celui terminé le 11 mai en France) à partir du 30 octobre permettra-t-il de réduire les hospitalisations en réanimation ?

Le respect des gestes barrières, le lavage des mains, la distanciation s'imposent donc d'autant plus que l'on dit et répète que les médecins n'auraient pas de traitement à proposer, ce qui est faux !

Il reste les tests PCR, dont la fiabilité est encore incertaine avec des délais d'attente qui ajoutent à l'anxiété. *Idem* pour les tests salivaires. Les faux positifs ou négatifs sont légion.

Avec le rebond de l'épidémie, qui n'est autre que sa poursuite, les interdictions de rassemblements en milieux fermés risquent de perdurer.

➢ Le virus a plusieurs tropismes bien connus

C'est dire qu'il est capable de perturber gravement, le système respiratoire imposant une assistance si le patient est traité trop tard. Il peut aussi, chez les personnes fragiles, perturber le système vasculaire et créer des coagulations plus ou moins disséminées dans notre organisme. D'où la nécessité d'un traitement anticoagulant.

C'est l'« orage cytokinique » qui libère massivement des molécules inflammatoires que le système immunitaire ne contrôle plus. Elles peuvent avoir pour conséquences la formation de caillots et de thromboses à l'origine d'embolies pulmonaires, cardiovasculaires ou dans d'autres organes ou tissus : la peau, le système urogénital...

Les hématologues parlent de lupus anticoagulant ou LAC quand les troubles de la coagulation sont corrélés à la gravité de la maladie, chez 60 % des hospitalisés et 25 % des non-hospitalisés.

L'hydroxychloroquine diminue les taux d'anticorps (antiphospholipides) et réduit les risques thrombotiques en plus du traitement anticoagulant.

➢ Le virus est évidemment plus actif si les défenses immunitaires sont faibles

L'Académie des sciences médicales en Angleterre prédit que la reprise de l'épidémie pourrait avoir pour conséquence 120 000 morts supplémentaires cet hiver dans ce pays, à un moment de l'année où le virus grippal diffuse le plus largement.

Les plus fragiles risquent évidemment d'être atteints. Il devient donc urgent de réagir face à cette nouvelle vague qui s'annonce longue (et qui pourrait être suivie en 2021 d'une troisième vague) par une prévention scientifiquement argumentée et des traitements adaptés. Il faut également faire en sorte, pour ne pas terroriser davantage la population, de ne pas intégrer les décès imputables à la grippe dans ceux de la Covid-19 (pour rappel, il n'y a eu que 72 décès dus à la grippe à l'hiver 2019-2020 contre 15 000 en moyenne les années précédentes…).

➢ Le virus, comme celui de la grippe, ne confère pas une protection immunitaire certaine et durable

Si 90 % des patients guérissent seuls, le niveau des anticorps des patients guéris faiblit assez vite, vingt à quarante jours après l'infection. Leur recherche dans le sang n'a donc pas grand intérêt, d'autant plus que les dosages ne sont, pour le moment, pas encore très fiables. Il en est de même avec la grippe. À noter cependant que selon une toute récente étude[16] , le fait d'avoir eu le Covid confèrerait une immunité de 3 à 6 mois. Mais rien n'est vraiment très sûr, d'autant que le virus mute !

Les cellules immunocompétentes garderont-elles la mémoire d'une première infection au CoV-2 ? Probablement, mais – encore une fois – rien n'est moins sûr. On nage scientifiquement en pleine incertitude, comme pour la grippe. Les médecins généralistes ont observé des réinfections chez des patients fragilisés par la première attaque virale.

16. Étude de La Jolla Institute of Immunology (Californie) publiée en preprint le 16 novembre 2020.

Des habitudes alimentaires pour manger mieux

Les personnes les plus à risques restent les plus âgées et celles atteintes de comorbidités. Nul doute qu'elles doivent faire attention à leurs habitudes alimentaires en réduisant les apports en sucre, en gardant une forte hydratation (1,5 à 2 litres d'eau par jour) surtout en période caniculaire.

Pensez, également, à consommer beaucoup de fruits frais de saison et bio, et à avoir une alimentation riche en poissons et fruits de mer pour un apport suffisant en acides gras essentiels, les omégas 3, auxquels on ajoute huiles de noix, de colza et d'olive, de noix, de cameline.

Chapitre 9

Les vaccins présents et à venir, discerner pour choisir

« Le spécialiste "sait" très bien son petit coin d'univers, mais il ignore radicalement tout le reste. »

José Ortega y Gasset (1883-1955)
La Révolte des masses (1929)

J'ai toujours été favorable aux vaccins. Il est important pour cela de comprendre ce qu'est un vaccin, comment il fonctionne, à quoi il sert et comment il est fabriqué. Et il n'est pas nécessaire d'être professeur de vaccinologie ou d'immunologie pour répondre aux questions d'une famille ou d'une personne qui s'interroge à propos des vaccins les plus récents et de ceux que nous attendons avec impatience contre le CoV-2, le VIH, le virus Ebola et de bien d'autres maladies bactériennes, virales, ou parasitaires – telles le paludisme.

Si le médecin généraliste, l'infirmière, le pharmacien ont le droit de vacciner sur ordonnance médicale, c'est que les vaccins doivent être sans danger. Pourtant, les études médicales donnent très peu d'information sur les vaccins et peu de médecins sont formés pour répondre avec précision à des questions aussi élémentaires que celles sur leur composition, leur mode d'action, leurs effets indésirables, leur durée d'action, tous fort différents.

En ces temps de modernité postindustrielle, les vaccinations sont devenues à la fois un sujet de santé publique et de débat public. Les solutions adoptées par les autorités de santé se sont résumées d'abord à construire le calendrier vaccinal, à changer les dates se rapprochant de la naissance, à passer des recommandations aux obligations imposées par loi votée en décembre 2017, onze vaccins dès l'âge de 2 mois. Le calendrier pour les plus de 65 ans n'est pas encore imposé, mais est visible en perspective, d'abord pour visiter un malade, prendre le train ou l'avion, aller au cinéma ou au théâtre…

La vaccination se discute de plus en plus, même au pays de Pasteur

Face au coronavirus qui a affolé et mis à l'arrêt la planète, même le Pr Alain Fischer, spécialiste de l'immunologie pédiatrique, membre du Comité vaccin Covid-19, reste prudent à propos de vaccins qui sortent un peu partout comme des champignons. Il affirme :

« L'évaluation doit être aussi rigoureuse que par le passé[1]. » Cette évaluation l'était-elle vraiment? Fin 2020, le spécialiste santé du journal *Le Monde* parle de 237 projets de vaccins contre le CoV-2.

En 2016, j'ai a été qualifié faussement d'anti-vaccin et même, sans la moindre preuve, accusé d'être leur porte-parole. C'est devenu une rumeur largement utilisée par certains journalistes et collègues. Elle s'est répandue comme une traînée de poudre[2], sans aucune vérification malgré la publication bien antérieure, en 2015, d'un livre personnel accessible à tous et qui présentait très positivement la vaccination : *Vaccins, comment s'y retrouver ?* L'ouvrage n'a pas reçu la moindre critique, ni positive, ni négative. Surtout, il n'a pas été lu par celles et ceux qui m'ont ont fait passer et me font encore passer pour un anti-vaccin primaire. Je leur en recommande la lecture et reste prêt à en débattre avec courtoisie.

Être anti-vaccin est une aberration. Les diffamations vont bon train en notre monde, surtout quand elles servent quelques intérêts et sont rendues publiques. En tant que défenseur des familles, j'ai publié sur les médias sociaux deux pétitions destinées à réveiller les pouvoirs publics.

La première, en 2015, était destinée à les mettre en garde face aux pressions des autorités de santé – liées aux fabricants de vaccins –, qui cherchaient à imposer la vaccination contre les papillomavirus aux enfants de 9 et 12 ans, pour prévenir les infections sexuellement transmissibles et les cancers génitaux ou de la gorge. De plus, les vaccins proposés au niveau national et international (chargés d'aluminium) n'étaient pas sans effets indésirables sérieux. Le passage à l'obligation a pu être stoppé, mais pourrait bien être à nouveau dans les perspectives gouvernementales.

1. *Le Figaro*, 3 décembre 2020, p. 19.

2. À un point tel que le conseil de l'ordre des médecins de la région Languedoc Roussillon a prononcé la radiation... Radiation qui a été totalement annulée en appel par la chambre disciplinaire du conseil national de l'ordre (CNOM). Mais le président du CNOM, mécontent, a fait appel devant le Conseil d'État, lequel a annulé le jugement, d'où la nécessité de passer à nouveau devant une nouvelle chambre disciplinaire nationale qui devra juger librement ou sous la contrainte du Conseil d'État.

La deuxième pétition, en 2016, était motivée par le fait que les familles ne trouvaient plus en pharmacie le classique vaccin trivalent contre diphtérie, tétanos, polio (DTP) pour leur nourrisson, traitement ayant fait ses preuves, jamais discuté et imposé à juste titre par l'État. Il apparaissait clairement que les fabricants de vaccins n'avaient pas averti les familles des arrêts de fabrication du DTP. À la place, ils imposaient un nouveau DTP auquel étaient ajoutés d'autres antigènes pour prévenir d'autres maladies.

Il s'agissait de « ventes forcées » – illégales évidemment – et le Conseil d'État l'a confirmé officiellement, imposant aux fabricants de répondre aux demandes des familles, mais avec la petite réserve d'un éventuel changement de la loi. Évidemment, le Conseil d'État[3] était bien informé de l'arrivée imminente de la loi imposant les 11 vaccins.

Heureusement, lecteurs, vous connaissez assez bien le milieu journalistique qui cherche les scoops plus que les faits réels. C'est devenu banal quand on voit que les plus « médiatiques » annoncent la mort de personnes pourtant bien vivantes, tandis que d'autres affirment haut et fort que la Covid-19 n'est pas plus qu'une grippette – pour clamer l'inverse quelques semaines plus tard.

L'audiovisuel a donc un impact énorme sur la pensée publique, sur les politiques et même sur les scientifiques. En 2018, les Français tous niveaux sociaux confondus passaient en moyenne 3 h 42 par jour devant la télévision. Or, dans les périodes de confinement de 2020, nous sommes passés à 4 h 40 par jour[4].

C'est dire la très grande influence des médias qui n'ont cessé d'inviter sur les plateaux de télévision de nombreux collègues d'Île-de-France. Leurs contradictions face au grand public ont frisé le ridicule et lui ont appris au moins trois choses :

– La connaissance scientifique des virus reste très approximative, les vaccins contre eux ne sont pas toujours efficaces (celui pour la grippe, par exemple, avec une efficacité publicitaire de 30 à 60 % et réelle qui ne dépasse pas 25 %).

3. Le Conseil d'État a une double mission, conseiller l'État et défendre les citoyens. Dans ce cas précis l'intelligence avec l'État était évidente.

4. *Ouest France*, le 4 mai 2020.

- Les laboratoires pharmaceutiques ont certaines collusions avec les politiques et, malgré leur énorme puissance financière, ils ont reçu des sommes colossales issues de nos impôts pour fabriquer les vaccins qui nous sauveraient, sans la moindre certitude d'y parvenir.
- De nombreux professeurs de médecine ont des liens d'intérêt avec Big Pharma[5] pour leur laboratoire et – normalement – pas pour leurs poches.

Consciemment ou pas, « les sondages montrent que les Français ont peur » affirme Alain Fischer. Et on voit bien qu'il s'engage avec prudence quant aux vaccins hors France : « Il est très probable que le vaccin Pfizer soit sûr... Il repose sur une technologie nouvelle et, même si aucun risque particulier n'est a priori identifié, il faudra être extrêmement attentif lors de la phase de surveillance des personnes vaccinées et le faire savoir. »

Quels seront les cobayes? Et les personnes qui décéderont dans les EHPAD, seront-elles comptabilisées comme victimes des « vaccins » ou des « comorbidités », alors que dans les mois précédents, elles étaient comptés systématiquement comme « morts de la Covid » avec ou sans tests (à la fiabilité de toute façon incertaine)?

Ce que l'on attend des vaccins

Les vaccins ont été fort utiles pour éradiquer de la planète entière le poxvirus de la variole, dès 1977. L'OMS nous promet bientôt l'éradication de la polio (ce serait fait en Afrique, sauf qu'apparaîtraient des cas liés à... la vaccination[6]), de la rougeole, des oreillons et de la rubéole.

5. *France soir*, 24 juin 2020.
6. En Afrique, seize pays sont concernés par des cas de poliovirus circulants dérivés d'une souche vaccinale : l'Angola, le Bénin, le Burkina Fasso, le Cameroun, la Côte d'Ivoire, l'Éthiopie, le Ghana, la Guinée, le Mali, le Niger, le Nigeria, la République centrafricaine, la République démocratique du Congo, le Tchad, le Togo et la Zambie.

Supprimer chez les personnes à risque les infections sexuellement transmissibles (IST) et leurs conséquences, tel est l'objectif. Nous avons déjà cité les papillomavirus et ces vaccins qu'il serait logique de proposer aux jeunes gens qui veulent commencer une vie sexuelle active dès 15 ans.

Contre le VIH et les conséquences cancérologiques qu'il facilite – les cancers génitaux, de l'anus, de la gorge, du tube digestif, les lymphomes… – on attend le vaccin depuis quarante ans. Quant aux autres IST, telles que les chlamydiases, la syphilis, les gonorrhées et la tuberculose qui reviennent chez des personnes fortement immunodéprimées, elles font l'objet de très nombreuses recherches encore inabouties.

Selon Peter Doshi, rédacteur en chef adjoint du *British Medical Journal* (*BMJ*), « les deux objectifs d'un vaccin antiviral sont de réduire la probabilité que vous tombiez gravement malade et de prévenir l'infection afin d'interrompre la transmission de la maladie ».

La médecine se trouve, en ce début de millénaire, à un carrefour majeur où au moins deux voies s'offrent à nous – prévention vaccinale et prévention comportementale. Ces deux modes préventifs ne s'opposent pas, ils sont certainement complémentaires et imposent la diffusion d'information de qualité. Les médias ne l'ont pas encore compris.

Le deuxième mode préventif, « comportemental », ne coûte rien et ne rapporte rien sauf à celui qui décide de l'appliquer. Il ne peut que réduire les dépenses de santé de l'Assurance maladie. Curieusement, les économistes de la santé n'abordent pas le sujet sous cet angle. Le regretté Claude Le Pen, grand spécialiste de l'économie de la santé, conseiller des laboratoires pharmaceutiques, affirmait devant un parterre de spécialistes que « c'était la fin de la médecine

---

Le vaccin injectable protège de la maladie (poliomyélite paralytique), mais bloque peu l'excrétion du virus (qui pénètre dans l'organisme et se réplique dans les muqueuses digestives) dans les matières fécales et dans les sécrétions pharyngées, voies de transmission. Le vaccin antipolio oral lui, bloque la transmission mais l'immunité n'est pas robuste, un rappel est nécessaire tous les ans ou tous les deux ans. L'idéal pour l'efficacité serait d'associer les deux.

artisanale et que le XXIe siècle serait celui de la médecine industrielle ». Nous y sommes malheureusement. On le vérifie parfaitement entre pays pauvres et pays riches. On sait déjà que dans les pays pauvres, neuf personnes sur dix n'auront pas accès au vaccin contre la Covid-19 dans les années à venir.

La multiplication des maladies démontre que nous faisons en partie fausse route.

> **Le saviez-vous ?** En septembre 2020, 51 % des futures doses de vaccins en cours de recherche avaient déjà été commandées par les pays riches, qui ne représentent que 13 % de la population mondiale selon l'ONG Oxfam[7].

Des nombreux chercheurs nous proposent donc d'évoluer vers le tout vaccin qui éviterait toutes les maladies, de la grippe[8] aux cancers et au sida. Point besoin de changer nos comportements, de nous masquer, de nous préserver ; il resterait nécessaire de se laver, de manger, de bien sélectionner les déchets, de bien respirer et d'avoir un sommeil réparateur avec quelques pilules à consommer pour chacun de nos désagréments. Le meilleur des mondes et l'illusion de la modernité...

Il est nécessaire de bien comprendre comment les vaccins fonctionnent[9], le combat antigène-anticorps d'abord, comment se fabriquent les anticorps neutralisants et donc de bien saisir l'organisation de nos propres défenses immunitaires. Elles ne sont pas que sanguines ou lymphatiques, elles dépendent de la qualité de notre foie, de nos poumons, de nos reins et très puissamment de notre tube digestif. Sans elles, aucun vaccin ne sera efficace !

7. *Le Parisien* avec AFP, article en ligne du 17 septembre 2020.
8. Soixante ans après les premiers essais de vaccination contre la grippe, recommandée largement aux personnes âgées de plus de 65 ans, nous ne savons toujours pas si la vaccination fait baisser la mortalité. Des études randomisées avec ce résultat n'ont jamais été réalisées. Pourquoi ? L'absence de telles études permet de douter l'efficacité de ces vaccins antigrippaux.
9. 9 Voir Pr Henri Joyeux, *Vaccins, comment s'y retrouver*, Éditions du Rocher, 2015.

Nos défenses immunitaires face au virus et à la vaccination

Face au virus, le test sérologique par prise de sang n'est pas spécifique à la Covid-19. La recherche, curieusement, ne s'est pas portée sur ce sujet pourtant essentiel. On retrouve dans le sang surtout des immunoglobulines IgG, qui peuvent se diffuser vers les poumons mais ne sont pas localement efficaces – à la différence des IgA qui empêchent le CoV-2 de pénétrer dans les cellules, surtout s'il est bien accompagné, par du zinc en particulier. Mais on ne connaît pas le taux nécessaire d'IgA le plus efficace. Le dosage des anticorps neutralisants spécifiques du CoV-2 est à mettre au point.

Les équipes de recherche dans tous les instituts de cancérologie cherchent les cellules immunitaires qui pourraient neutraliser les cellules cancéreuses au début de leur apparition-initiation. Ils cherchent aussi les vaccins thérapeutiques des cancers face à la maladie évoluée. Vous avez compris l'importance des lymphocytes B et T et de toute l'armada immunitaire cellulaire à notre disposition, que les techniques les plus modernes pourraient rendre plus efficaces.

Nul doute que la recherche avance vite en ce vaste domaine qui relie défenses immunitaires et santé, en sachant déjà, nous le répétons, que les vaccins, pour fonctionner, ont besoin d'excellentes défenses immunitaires. La personne à vacciner doit toujours être au mieux de sa forme. Les contre-indications vaccinales sont bien établies. Elles sont trop peu connues, y compris de nombreux médecins insuffisamment et mal informés, d'autant plus que la plupart des effets indésirables ne sont pas pris en compte par les services de pharmacovigilance. Beaucoup de jeunes médecins restent formatés sur le mode 100 % Vaccins = 100 % Vie, jamais d'effets indésirables ou si peu!

Recommandations ou obligations ?

D'abord le B.A.-BA de la vaccination pour tous

« La technique occidentale est foncièrement totalitaire et elle tend au monopole dans tous les domaines, y compris les plus inattendus... »

Jacques Ellul (1912-1994)

Il n'est pas question d'être *a priori* pour ou contre la vaccination. Il s'agirait dans les deux sens d'une démarche non scientifique et sectaire.

Se faire vacciner, c'est décider et accepter de recevoir dans son corps un produit non naturel, dit « antigénique » (virus inactivé, particule bactérienne ou parasitaire, fragment d'ARN appartenant à une particule virale, ou même anticorps monoclonal) nécessaire pour fabriquer des « anticorps » avec ses propres défenses immunitaires.

Cela nécessite que ces dernières soient en place et suffisantes. C'est le rôle du prescripteur, le médecin référent (qui normalement connaît bien son patient) et sa responsabilité de les apprécier. Ce ne peut être le rôle de quelque autorité de santé que ce soit sauf, rarissimes exceptions, la variole et les BCG à venir contre la tuberculose.

Manifestement, le grand public est conditionné pas à pas à accepter la vaccination anti-Covid (nul doute qu'on essaiera de la rendre indirectement obligatoire, par exemple par un vaccin non obligatoire sur le papier, mais qui conditionnerait la vie sociale...). Avec la priorité des nouveaux vaccins pour les personnels de santé et les personnes fragiles, avant la généralisation que l'on sent venir, comme en Angleterre. La puissance marketing de Big Pharma est inimaginable, conseillée par les meilleurs communicants qui n'ont peur d'aucune promesse.

C'est ce qui s'est passé pour les onze vaccins dès les 2 mois après la naissance. Cette obligation était prévue pour 5 à 10 ans, le temps utile pour tout oublier. Avec ou sans adjuvant pour stimuler les immunités trop faibles.

Attendons donc de voir les compositions vaccinales pour conseiller utilement et faire les bons choix. C'est le rôle de cet ouvrage de vous éclairer sur les routes vaccinales.

Les 8 questions que tout prescripteur doit se poser et que tout patient peut poser avant vaccination

1. Justification vaccinale : personnelle, groupale ou de masse ?

2. Composition du vaccin ou des vaccins administrés simultanément

– Quel(s) type(s) d'antigène(s) ?
– Quel(s) adjuvant (s) ?
– Quels excipients ?
– Quelles nanoparticules ?
– Quelles cellules embryonnaires ?

Pour que les vaccins soient plus facilement acceptés, sera vérifiée l'absence d'aluminium (hydroxyde ou phosphate), de cellules embryonnaires humaines[10] ou animales (issus d'élevage de poulets dans de bonnes conditions), de nanoparticules, de formaldéhyde, d'OGM et même d'antibiotique tel que néomycine et autres antibiotiques auxquels vous pouvez être allergique.

3. Mode(s) d'action(s) simplement expliqué

4. Nécessité ou non de rappels et leurs dates

5. Temps nécessaire pour obtenir la protection espérée

10. Ce sont des cellules embryonnaires issues d'embryons ou fœtus avortés, ce qui pose des questions éthiques. On en trouve dans le vaccin de Moderna.

6. Effets indésirables du plus simple au plus lourd, à court, moyen ou long terme (au moins 1 année)

7. Durée de la protection vaccinale

8. Le meilleur moment pour se faire vacciner

Tout cela devrait être inscrit sur l'enveloppe vaccinale, parfaitement lisible par tous et fournie par le fabricant, ce qui faciliterait le choix.

Évidemment, en outre, le prescripteur aura pris soin de se renseigner précisément sur les éventuelles questions de son patient.

Les vaccinations sont-elles nécessaires si l'épidémie s'arrête naturellement ?

C'est ce qui s'est passé en 2003 lors de l'épidémie avec le CoV-1 en Chine, qui a tué 10 % des personnes atteintes. Les chercheurs français et chinois étaient au bord de la fabrication du vaccin quand il n'y avait plus de malades à tester.

Selon le Pr Jean-Daniel Lelièvre de l'hôpital Henri-Mondor, qui est actuellement opposé à la vaccination obligatoire, « on avait fait toute cette recherche vaccinale pour le Sars-CoV-1. C'était allé jusqu'à des essais de phase I, mais la maladie s'était arrêtée, donc on n'avait pas pu aller jusqu'à des essais de phase III. D'un point de vue vaccinologique, on était dans un monde idéal, parce que c'est un nouveau virus, mais très proche de l'autre, le CoV-1, sur lequel on avait toutes les connaissances[11] ».

Nous n'avons trouvé aucune publication de tests chez les animaux. Elles auraient certainement été utiles en 2020 !

11. *Le Parisien*, 9 décembre 2020.

La prévention vaccinale au cas par cas, ou généralisée ?

Didier Raoult à Marseille est rejoint par Éric Caumes à Paris.

La position en décembre 2020 du Pr Didier Raoult est claire : les vaccins contre le CoV-2 sont « de la science-fiction et surtout de la publicité. Je n'ai pas vu d'articles scientifiques. J'attends de voir les données[12]. » Éric Caumes, de la Pitié-Salpétrière, pense de même avec d'autres scientifiques[13], et ajoute : « Si on se loupe, la vaccination sera discréditée[14]. »

La stratégie de vaccination est incompréhensible selon Raoult. Il ajoute à propos des essais : « On n'inclut pas dans des essais thérapeutiques, pour la folie de faire des essais thérapeutiques, des gens dont on ne connaît pas le diagnostic. » Et « si on s'amusait à faire ce vaccin obligatoire, vous auriez une révolution ».

Ainsi, se faire vacciner devient une décision individuelle, un acte qui doit être consenti de façon éclairée. Il précise que la vaccination est le choix de chaque personne, comme pour se faire soigner. N'est-ce pas la fin de la vaccination de masse, comme le pense Luc Montagnier ?

Raoult critique et s'insurge sur le côté politique qui a pris le pas sur le côté médical durant cette crise et pense que les choix ont été faits en fonction de l'industrie pharmaceutique. Le Pr Perrone lui-même reconnaît la puissance financière colossale de celle-ci et livre les propos du rapporteur spécial de l'ONU à cet égard : « Elle est la première cause de corruption dans le monde. »

12. *Sud Radio*, 8 décembre 2020.

13. Peter Doshi, « Pfizer and Moderna's "95 % Effective" Vaccines — Let's Be Cautious and First See the Full Data », *BMJ*, 26 novembre 2020. Peter Doshi, rédacteur en chef adjoint du *BMJ*, porte un regard critique sur les données issues des essais cliniques des vaccins anti-Covid-19. Il rappelle que « seules une transparence totale et un examen rigoureux des données permettront de prendre ».

14. *Sud Radio*, 8 décembre 2020.

Quels vaccins choisir parmi les vaccins anti-Covid-19 ?

Selon nos informations émanant des députés européens :

« Plusieurs fabricants de vaccins et représentants de l'industrie pharmaceutique ont été auditionnés au Parlement européen sur la mise à disposition des vaccins anti-Covid dans l'Union européenne. Comment les négociations de pré-achat peuvent-elles se conclure sans que l'EMA (Agence européenne des médicaments) dispose des essais cliniques concernant ces vaccins[15] ? »

Que retenir ? Compte tenu des données actuelles, la mise au point d'un vaccin sûr quant à son efficacité et son innocuité, n'est clairement pas envisageable avant le deuxième semestre de l'année 2021, au mieux. Les candidats actuels soi-disant en phase de test III ont-ils tous suivi les protocoles classiques, notamment la phase I de test sur le modèle animal ? On ne nous le dit pas, très probablement parce que l'homme est en train de remplacer l'animal...

La confidentialité (antidémocratique) des accords passés entre les États, notamment l'Union européenne, et les laboratoires, incite à la plus grande prudence. C'est l'argent des citoyens qui finance ces accords, en l'occurrence des milliards d'euros ou de dollars.

En attendant, il est probable que d'autres « vagues » de Covid arriveront dans les deux ou trois ans à venir, atténuées sans doute, mais bien réelles. Le virus est désormais là, il faut vivre avec. À nous d'être prêts à l'affronter, à l'amadouer aussi en préservant notre capital immunitaire du mieux que nous le pouvons.

15. « Vaccins contre la Covid-19 : l'Union européenne signe avec Sanofi-GSK un contrat de précommande », 18 septembre 2020, https://www.economie.gouv.fr/vaccins-contre-covid-19-precommande. Selon Rémi Banet, journaliste de l'AFP : L'Agence européenne des médicaments (EMA) affirme que « les mêmes standards réglementaires élevés de qualité, de sécurité et d'efficacité sont appliqués aux vaccins contre le Covid-19 » qu'aux autres.

Toutes ces informations confirmeraient-elles les craintes clairement exprimées par Raoult ? Difficile d'aller plus loin sans connaître la composition exacte du vaccin.

> Dans un de ses discours fleuves, le président Macron a précisé qu'il n'y aurait pas d'obligation vaccinale contre le CoV-2, tandis que se préparent celles pour les personnes âgées et les personnes à risque du personnel médical et paramédical – et bientôt les voyageurs et quelques professions particulières.
> Pour le président de la République, l'obligation vaccinale est « contre-productive sur des vaccins qu'on connaît mal » (*sic !*)[16]. Devant la question « allez-vous vous faire vacciner devant les caméras comme les anciens présidents américains (Clinton, Bush et Obama) ? » Emmanuel Macron reste évasif : « Je le ferai au moment où ça aura du sens[17]... » Quel sens ?

Les différents vaccins en cours de tests contre le CoV-2

Alors que l'épidémie est probablement en cours de réduction, soyez rassurées, bonnes gens ! La vaccination contre la Covid-19 sera gratuite pour tous : tel est le message du Premier ministre français alors que, nous allons le voir, nous n'avons aucune assurance de son efficacité.

L'affolement partout dans le monde et particulièrement en Europe

Il traduit de grandes incertitudes, comparables à une forme de charlatanisme, dont il faut rappeler la définition : « Promotion de pratiques médicales frauduleuses ou ignorantes. » Et dans le code de déontologie médicale, le charlatanisme est défini comme le fait pour un médecin de « proposer à des malades des remèdes illusoires ou insuffisamment éprouvés en les présentant comme salutaires ou sans danger ».

Un paysan nous disait, avec son bon sens, « ça cafouille là-haut ».

16. Interview par *Brut*, 4 décembre 2020.
17. *Ibid.*

La présidente de la Commission européenne, Ursula von der Leyen, qui a certainement oublié sa formation de médecin, a annoncé un contrat avec la société américaine Moderna le 24 novembre 2020 comprenant jusqu'à 160 millions de doses de vaccin. Déjà, le 12 novembre, elle approuvait un contrat avec les sociétés pharmaceutiques BioNTech et Pfizer pour l'achat initial de 200 millions de doses à destination de l'ensemble des États membres de l'UE, ainsi que la possibilité de demander jusqu'à 100 millions de doses supplémentaires, « une fois qu'un vaccin se sera révélé sûr et efficace contre la Covid-19 ».

Ajoutons d'autres contrats signés avec l'américain Johnson & Johnson, AstraZeneca, Sanofi-GSK, Janssen Pharmaceutica NV, et aussi CureVac. On a l'impression qu'il ne faut oublier aucun des grands qui ensemble constituent ce qu'il est convenu d'appeler Big Pharma.

Voilà où mènent la terreur et la concurrence… Mais avec quel argent ? Celui de toutes celles et ceux qui travaillent dur pour entretenir les budgets des États, tandis que des millions de personnes sont en arrêt de travail ou au chômage, situations induites par des décisions de dictature sanitaire incompréhensibles.

Restons français : un vaccin muqueux de Pasteur par dispersion nasale en préparation

Nul doute que les vaccins délivrés par voie muqueuse pourraient faciliter administration et acceptabilité[18]. L'immunologiste Alain Fischer, qui va chapeauter la stratégie vaccinale française, a d'ailleurs rappelé jeudi 3 décembre un point essentiel, critique même : « Savoir si le vaccin protège contre l'infection, mais aussi s'il protège contre la transmission. »

18. Un vaccin nasal existe seulement aux États-Unis, en Angleterre et en Russie. Fluenz Tetra d'AstraZeneca pourrait être prescrit en France en 2021, sous forme quadrivalente comme tous les vaccins antigrippaux actuels. Délivré par une dose par narine, il contient des OGM et des produits embryonnaires de poulet et l'antibiotique gentamycine. Il n'est pas dépourvu d'effets secondaires chez les allergiques, est contre-indiqué chez les asthmatiques, et les enfants en déficit immunitaire ou recevant de l'aspirine (salicylés) et pendant l'allaitement.

Car un virus nous touche en deux temps : d'abord la contamination via les muqueuses et ensuite l'invasion, c'est-à-dire le passage du virus plus à l'intérieur du corps, dans les poumons pour le coronavirus et bien d'autres organes.

L'immunologie est beaucoup plus compliquée au niveau des muqueuses qu'au niveau du sang. Si nos muqueuses disposent d'un système immunitaire à part entière, il est logique de tout faire pour le stimuler. C'est une des voies choisies par Sanofi-Pasteur.

Le système immunitaire exposé au virus est certainement capable de « mémoriser » et de créer une réponse immunitaire muqueuse par l'action d'un un vaccin injectable. Cependant, si le système immunitaire muqueux est « naïf », il n'est pas certain que le vaccin injectable crée une réponse muqueuse efficace. La transmission sera-t-elle bloquée et l'infection en même temps ? Y aura-t-il uniquement protection de la muqueuse ou sera-t-elle généralisée à tout l'organisme? Un élément intéressant, l'absence d'adjuvant donc d'aluminium, de peur qu'il atteigne le cerveau.

Pierre Charneau, virologue, responsable de l'unité de virologie moléculaire et vaccinologie de Pasteur, directeur du laboratoire commun Pasteur-Théravectys qui travaille à la mise au point d'un vaccin[19], a précisé[20] au grand public plusieurs points essentiels à propos des vaccins :

---

19. Le projet de vaccin Théravectys : « C'était au départ un projet intramusculaire classique. Mais ce vaccin n'a apporté sur le modèle animal qu'une "protection" assez partielle d'un facteur 10, ce qui est notoirement insuffisant pour passer à l'homme [...]. Donc, on a en fait boosté le vaccin non pas en intramusculaire mais en instillation intra-nasale, sous la forme d'un spray intra-nasal pour amener les réponses immunitaires dans les voies respiratoires supérieures qui sont en fait la porte d'entrée du virus, et là on est passé de ce petit facteur 10 à un facteur 100 000, à notre grande surprise. On a la moitié des animaux chez lesquels on ne peut pas détecter le virus, on apporte donc une protection extrêmement intense. [...] L'intra-nasal est efficace et pas l'intramusculaire. Or je constate que l'ensemble des phases cliniques actuelles, qu'elles soient I, II ou III, font toutes de l'intramusculaire. Elles génèrent des anticorps neutralisants dans le sang mais ce qu'on montre nous, c'est que ces anticorps neutralisants ne participent que partiellement à la protection [...]. Nous en sommes au stade de validation animale et on prépare une phase clinique chez l'homme. »

20. Dans l'émission « L'heure des Pros », *Cnews*, 8 octobre 2020.

> « Distribuer un vaccin en centaines de millions de doses ne se fait pas en quelques mois. Il faut d'abord valider l'efficacité de ce vaccin dans le modèle animal puis passer à l'homme. Les phases cliniques (des candidats vaccins — N.d.A.) ont été extrêmement vite [...]. Il y a actuellement 10 phases III en cours... Pasteur commence une phase I sur l'un des candidats et nous préparons une phase I sur notre projet Théravectys. On a choisi un plan de développement cohérent, c'est-à-dire de ne pas foncer tête baissée en injectant directement chez l'homme sans passer par la case modèle animal, souris et hamsters en l'occurrence... »

> « On ne peut pas imaginer injecter chez l'homme un vaccin sans avoir démontré une très grande efficacité dans le modèle animal, d'autant que la cible vaccinale ce sont des personnes fragilisées, âgées, dont on sait qu'elles répondent beaucoup moins bien aux vaccins que les jeunes. En ce qui nous concerne, on ne peut pas envisager que notre vaccin soit prêt avant un an, un an et demi, et c'est extrêmement court comme délai ! »

Dans cette course incroyable où la concurrence financière se révèle première, les Anglais ont commencé à vacciner sous les caméras du monde entier et les applaudissements, une personne de 90 ans souriante.

Les vaccins à ARN messager : une technologie récente de Pfizer, Moderna[21], Sanofi, CureVac... Mais quelle sécurité ?

Il s'agit d'une technologie pour laquelle nous ne disposons d'aucune étude scientifique démontrant son efficacité dans les tests animaux et aucun recul quant aux effets indésirables.

---

21. Pfizer et Moderna se sont contentés d'annoncer leur succès par communiqué de presse, selon Éric Caumes.
Selon le collectif Reinfocovid, le 8 décembre 2020 : « Pfizer affirme avoir enregistré 170 cas de Covid-9 (sur 44 000 volontaires), avec une répartition remarquable : 162 dans le groupe placebo contre 8 dans le groupe vaccin. Quant à Moderna,

Cette technologie (souvent désignée sous le nom d'ARNm) consiste à inoculer un petit bout d'ARN messager choisi. Le choix se porte sur un des éléments de la séquence génétique du virus CoV-2, qui est un virus à ARN comme le VIH du sida. Ce morceau d'ARN injecté par voie intramusculaire doit aller s'insérer au niveau de l'ADN de la cellule (respiratoire en particulier) pour fabriquer de façon transitoire la protéine virale appelée Spike qui est à la périphérie du virus, celle qui crée l'adhésion aux cellules où le virus risque de se multiplier. Le système immunitaire la détecterait et, en opposition, fabriquerait des anticorps, spécifiques et en garderait la mémoire.

Début novembre 2020, quatre fabricants ont annoncé que leur vaccin était efficace ; Pfizer/BioNTech efficace à 95 % en deux doses. Il serait efficace quatorze jours après la première dose, alors pourquoi deux doses ? Le critère d'évaluation est à sept jours pour Pfizer et quatorze pour Moderna. On nage dans l'incertitude. On ne sait pas combien de temps le vaccin est efficace, s'il empêche d'attraper le virus et de le transmettre. Pour l'instant, il semble protéger de la maladie.

Il nous est annoncé dans les grands médias quelques effets indésirables :

> « Dans 84 % des cas une douleur au niveau du site de l'injection, 62 % de la fatigue, 55 % un mal de tête, 31 % des frissons et 14 % de la fièvre. Ces effets étaient sévères pour moins de 5 % des participants et étaient moins fréquents chez les personnes âgées de plus de 55 ans, la cible prioritaire. »

D'ores et déjà, d'autres effets qu'on ne peut camoufler :

- Risque de paralysie faciale, avec quatre cas diagnostiqués uniquement chez les vaccinés, mais immédiatement minimisés par la fréquence de cette paralysie statistiquement identique dans la population générale ;

il affirme que 95 des 30 000 volontaires de son essai en cours ont contracté la Covid-19 : 90 dans le groupe placebo contre 5 dans le groupe vaccin, ce qui conduit les deux sociétés à affirmer que l'efficacité du vaccin est d'environ 95 %. » Il ajoute – à juste titre – : « Nous ne savons rien des performances du vaccin à 3, 6 ou 12 mois. »

– Contre-indication vaccinale chez les allergiques du fait de deux personnes membres du service national de santé britannique[22] qui ont développé des fortes (?) réactions. Des salles de réanimation devraient être disponibles à tout moment pour toutes vaccinations.

Le Pr Caumes affirmait, le 9 décembre :

> « J'ai pu consulter le rapport de l'agence américaine du médicament, réalisé à partir des données transmises par Pfizer, afin de pouvoir commercialiser son vaccin. En lisant les 53 pages, quelque chose m'a frappé. Je n'ai jamais vu une fréquence aussi élevée d'effets indésirables pour un vaccin ! »

Quant à une modification de l'ADN, de l'avis des généticiens, elle ne devrait pas être possible, donc pas d'atteinte génomique. Cependant, Éric Caumes affirme :

> « Ces injections à base de matériel génétique (ARN messager) n'ont jamais passé le stade de la commercialisation jusqu'alors. Peut-être sont-ils révolutionnaires, mais je veux la preuve de leur fiabilité, sinon cela revient à accorder une confiance aveugle aux industriels. »

Le prix Nobel Luc Montagnier, qui suit de très près la situation vaccinale contre la Covid-19, recommande d'attendre face à la « très belle innovation » des vaccins ARNm. Il n'exclut pas d'abord la destruction par les globules blancs macrophages des ARNm et, plus tard, le fait que l'ARNm puisse survivre dans les cellules et intégrer le génome par l'action de l'enzyme transcriptase inverse. Actuellement et pour quelques années, personne ne peut informer sur les risques à long terme. Il observe déjà des réactions allergiques

22. Recommandation officielle britannique : toute personne ayant eu par le passé une importante réaction allergique à un vaccin, un médicament ou à un aliment (illustrée par des antécédents de réactions de nature anaphylactoïde ou une obligation d'être muni d'un auto-injecteur d'adrénaline) ne devrait pas se voir administrer le vaccin Pfizer/BioNTech.

qui pourraient bien se transformer en maladies auto-immunes plus tard.

De plus, les études chez l'animal ne sont pas publiées ou n'ont pas été réalisées, et on ne peut extrapoler de la souris ou du rat à l'humain sans prudence.

Quant à l'ARNm, qui entrerait dans le cytoplasme de la cellule, il ne pourrait pas pénétrer dans le noyau cellulaire contenant l'ADN.

Les vaccins à ADN de Johnson & Johnson, AstraZeneca et Inovio

Ce vaccin contient un fragment d'ADN qui va pénétrer dans les cellules. Il code pour la protéine qui peut déclencher une réponse immune. Mais ce fragment reste-t-il seulement dans le site d'injection ? et cela sera-t-il suffisant ? L'ADN serait reconnu et décodé en un fragment d'ARN capable d'induire la fabrication de la protéine Spike du virus SARS-CoV-2. Il y a donc une étape supplémentaire par rapport à un vaccin ARN.

Johnson & Johnson recommande à ses vaccinés, après l'administration du gène « Ad26.COV2.S », de prendre un antipyrétique ou un analgésique si les symptômes apparaissent : la fièvre, les douleurs musculaires et des maux de tête qui pourraient être difficiles à supporter.

Le vaccin à protéine recombinante de GSK et Sanofi

Dès septembre 2020, ces deux laboratoires annonçaient un premier essai clinique des phases I/II avec un candidat vaccin adjuvanté avec une « protéine recombinante » (glycoprotéine recombinante de spicule (S) exprimée sous forme de particules de type virus (VLP Virus-like Particles) non infectant).

Cette technique serait déjà utilisée avec un vaccin antigrippal. Mais à la suite de problèmes rencontrés dans la phase d'essai, Sanofi/GSK a annoncé en décembre 2020 que son vaccin ne serait pas disponible avant la fin 2021.

Nous savons seulement qu'il sera moins cher qu'un paquet de cigarettes. Tandis que celui d'AstraZeneca serait à prix coûtant, 2,50 euros, celui de Pfizer autour de 40 dollars et Moderna 37 dollars pour les pays développés.

Les vaccins à vecteur viral répliquant : AstraZeneca, CanSino et MSD

Les premiers vaccins contiennent d'autres virus, inoffensifs pour l'humain. Ils livreraient la carte d'identité du coronavirus pathogène. Cette méthode donne un large choix de virus « véhicules ». Ces derniers libérés ont un code génétique modifié capable de fabriquer les antigènes atténués du coronavirus. Le virus pénètre la cellule avec son matériel génétique modifié et code la protéine Spike pour que le système immunitaire fabrique les anticorps anti-CoV-2. La technique, utilisée contre le virus Ebola en 2016, est coûteuse et complexe, mais donnerait une immunité robuste et de longue durée.

Les vaccins à virus atténué(s) (4 à l'étude) et inactivé(s) (18 à l'étude) et les chinois Sinovac et Sinofarm contre la Covid-19

Les vaccins à virus atténué (conservés au froid et hors lumière) contiennent un virus vivant mais atténué dans ses effets, comme dans le désormais classique ROR. Le virus se réplique dans les cellules mais pas assez pour créer la maladie. Il permet au système immunitaire de fabriquer des anticorps neutralisants contre la maladie.

L'immunité obtenue serait durable, mais pas pour toute la vie. Elle est de 20 ans pour le ROR et pour le vaccin contre la varicelle de l'enfant et le zona de l'adulte (durée de protection inconnue et risque de récidive sans vaccin de 5 %). Quant aux vaccins HPV contre les papillomavirus (9 virus inactivés dans le Gardasil®) la protection est passée de 5, à 10, puis à 12 ans.

Malheureusement, ce type de vaccin peut aussi créer la maladie. C'est ce qui s'est passé en 2016-2017 aux Philippines avec la campagne de masse de vaccination contre la dengue via le vaccin Dengvaxia de Sanofi. Certains enfants (plus d'une centaine de cas) ont développé des *Antibody-dependant enhancement* (ADE), due à des anticorps qui ont causé la mort. Des procès sont d'ailleurs en cours dans l'archipel.

Les vaccins à virus inactivé utilisent des virus inactifs, tués par la chaleur, l'irradiation ou des produits chimiques. Le virus ne peut se répliquer, mais il conserve ses protéines contre lesquelles le système immunitaire du patient peut réagir. La protection immunitaire obtenue est plus faible que précédemment et moins durable. Des adjuvants sont donc souvent nécessaires. Les deux vaccins chinois, Sinovac et Sinopharm, qui font déjà l'objet de vaccinations massives en Chine (et bientôt dans beaucoup de pays émergents) en sont typiquement[23] !

« Il y a seulement une chose de plus dangereuse
qu'un mauvais virus, et c'est un mauvais vaccin[24]. »

Dr Mike Ryan, chef du programme
des urgences sanitaires de l'OMS

À retenir L'incertitude règne sur tous ces vaccins candidats ou déjà injectés à des personnes âgées, ou plus largement (c'est le cas en Chine), sans que nous ayons le moindre recul. Ne faut-il pas considérer qu'il peut s'agir, dans de nombreux cas, d'expérimentation sur personnes humaines avec consentement plus ou moins extorqué ? Des doutes persistent. Ceux qui refusent de discuter objectivement, scientifiquement, des vaccins les plus modernes sont enfermés dans une confiance aveugle, et sont au moins aussi sectaires que ceux qui refusent tout en bloc. L'incertitude règne sur l'efficacité des vaccins,

23. Les 2 vaccins chinois sont déjà sur le marché, vaccins classiques à virus inactivé : Sinopharm, mis au point par l'Institut des produits biologiques de Wuhan dépendant du China National Pharmaceutical Group, l'autre, Sinovac, de la Sinovac Research and Development Co., Ltd, société basée à Beijing. De nombreux pays émergents ou sous-développés ont déjà passé commande de centaines de milliers de doses. Déjà aussi des vaccinations dans des pays comme l'Indonésie. Mais l'Occident n'a aucune donnée scientifique sur ces vaccins.
24. *Times of Israël*, 22 mars 2020.

le type de protection qu'ils pourraient développer et la durée de celle-ci. Sans parler des risques de transmission. La plus grande majorité des personnes cobayes n'ont pas été testées positives au SRAS-CoV-2. Les effets secondaires ou indésirables à moyen et long terme ne sont pas connus, car nous n'avons aucun recul.
La course des laboratoires pharmaceutiques traduit une concurrence acharnée (honnête ?) pour les milliards de bénéfices qui profiteront aux directions des laboratoires et à leurs actionnaires qui suivent la bourse avec avidité.
Alors, suivons, tant que nous le pouvons, l'exemple du président de la République : faisons-nous vacciner... « quand cela aura du sens » !

Conclusion générale

La Covid-19 est à la source de ce livre. Un coronavirus a mis à l'arrêt la planète.

Dès le début de cette pandémie, les scientifiques ont divergé sérieusement et se sont même disputés. Ils ne connaîtraient pas encore le bon traitement.

Les conseillers des États et des responsables de la Santé publique, unanimement, ont opté pour un seul mot : la vaccination.

En moins d'une année nous y sommes, réjouissons-nous : des dizaines de vaccins sont là. Lequel choisir pour moi, mon enfant, mes parents âgés ?

Suivrai-je les conseils de mon médecin ou les publicités des médias ?

Pendant tout ce temps les auteurs ont veillé, l'un en Europe, l'autre en Asie. Ils ont pris conscience que ce qui rend un vaccin efficace n'a pas été expliqué.

Et que voulaient nous dire les relations mortifères entre Covid-19 et comorbidités ? Obésité, hypertension, diabète, misères de l'âge, syndrome de déficience immunitaire liée à l'âge (sida-a)... Vous allez comprendre que ceux qui ont perdu le combat avaient des défenses immunitaires faibles. Ne les connaissant pas, ils ne pouvaient les entretenir.

Cultiver ses défenses naturelles alimente notre premier vaccin. Veilleur permanent, il rend les autres vaccins efficaces en stimulant la meilleure réponse immunologique : la formation et la libération des anticorps.

La vie de la planète est donc restée suspendue aux vaccins, mais à aucun moment les officiels ne nous ont préparé à les recevoir. Vous n'avez donc pas reçu les informations vitales auxquelles vous avez fondamentalement droit.

Ce livre, appuyé de nombreux dessins et schémas, vous explique clairement l'organisation de votre système immunitaire et son fonctionnement face aux agresseurs : virus, bactéries, champignons...

Les marqueurs de nos défenses immunitaires ne se résument pas à une simple prise de sang qui nous livrerait les secrets de notre immunité.

En comprenant le fonctionnement de votre armada défensive et offensive, vous pouvez saisir la superbe organisation qui maintient notre santé au jour le jour.

- Le fonctionnement de l'état-major, la moelle osseuse, de l'intendance avec ses globules rouges, des sept bataillons de globules blancs dont les lymphocytes, du service Santé des plaquettes, et la lente circulation des fantassins lymphatiques avec ses officiers.

- Les différents corps d'armée travaillant en harmonie : le foie, le thymus, la rate, les six cents sentinelles ganglionnaires et toutes les barrières de protection.

- La soldatesque des microbes amis : son terrain d'entraînement n'est pas seulement tout au long du tube digestif. Elle s'active aussi dans nos voies respiratoires, notre foie, sur la barrière hémato-encéphalique, au niveau génital autant que cutané...

Un bon et minutieux examen clinique est donc indispensable pour juger du bon fonctionnement de tous ces organes qui travaillent dans un bel ensemble symphonique. Et, si nécessaire, en cas de maladie l'imagerie (scanner, IRM, TEP Scan...) visualise évidemment les organes tant à leur périphérie que dans leur profondeur.

Quant à la biologie, elle est un complément utile mais ne suffit pas et n'est pas obligatoire. Il s'agit de la formule sanguine complète avec les taux des différents globules du sang et de certaines familles de globules blancs

Nos défenses immunitaires sont donc les premières à la base de notre vitalité.

De 0 à 100 ans ! N'a-t-on pas vu de nombreux nonagénaires et mêmes centenaires bien-portants guérir du Covid aux quatre coins du monde ?

Elles sont pulsées nuit et jour, en permanence, par la circulation sanguine, lancée par le muscle cardiaque tant qu'il y a de la vie.

Nos défenses sont en veille et savent passer à l'action contre le ou les agresseur(s). Le plus fort, c'est qu'elles peuvent garder mémoire de l'agresseur s'il revient : il sera plus vite éliminé.

Notre armada immunitaire est donc capable de s'adapter selon l'agression, mais, reconnaissons-le, il n'est pas normal qu'elle soit si souvent débordée – on peut même dire impuissante – face aux trop nombreuses maladies nouvelles qui atteignent notre corps.

Si l'on considère, à juste titre, que le microbiote digestif contribue pour 70 à 80 % à nos défenses immunitaires, on peut logiquement en déduire que nos mauvaises habitudes alimentaires sont largement en cause.

Les excès de protections chimiques, antibiotiques, antifongiques, des pesticides nommés indûment phytosanitaires qui sont des perturbateurs endocriniens –, les OGM absorbeurs de pesticides, ont sélectionné des ennemis plus agressifs, engendrant des surmédicalisations à outrance contre les maladies auto-immunes.

Notre corps est fragile. Il n'est ni un réceptacle à pollutions, ni à excès vaccinaux, ni un consommateur de Big Pharma qui cherche à ce que tout un chacun prenne tel ou tel médicament – même quand il est inutile et peut-être dangereux.

Comprendre nos défenses immunitaires, c'est les respecter, les entretenir, savoir les stimuler, c'est viser la santé et lui donner du sens ainsi qu'à notre existence.

Ainsi bien informé, vous choisirez, comme nous, le vaccin qui vous convient.

À l'heure où vous allez fermer ce livre, la connaissance approfondie de notre système immunitaire est un trésor à bichonner, un trésor de santé que nous pouvons tous acquérir à moindres frais, et son efficacité peut être considérée comme le premier de tous les vaccins, d'autant plus que sans lui les suivants seront peu ou pas efficaces.

Cette pandémie aura eu au moins un grand avantage : nous faire prendre conscience que le surpoids, le diabète, l'hypertension et beaucoup de maladies auto-immunes peuvent être prévenus par l'entretien au jour le jour des meilleures défenses immunitaires.

À vous tous, nos vœux les plus chaleureux de 2021 à 2030[25].

Pr Henri Joyeux
et Dominique Vialard

25. Parce que des mises à jour scientifiques seront évidemment nécessaires, tant la science évolue vite.

Table

Du même auteur

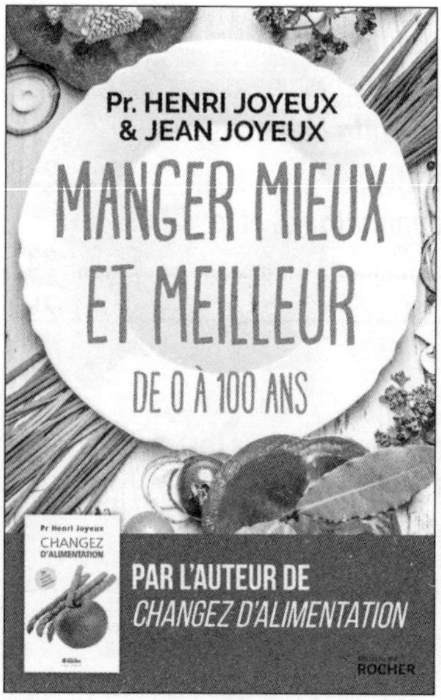

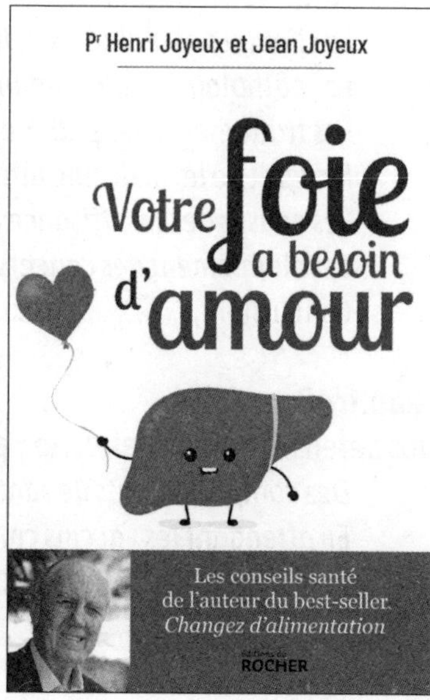

Achevé d'imprimer par Présence Graphique,
en janvier 2021,
N° d'imprimeur : 012167454

Dépôt légal : janvier 2021

Imprimé en France